普通高等教育"十一五"国家级规划教材

卫生高等职业教育规划教材

供护理类专业用

传染病护理学

—— • 第 3 版 • ——

主　编　吴光煜

副主编　陈志海　孙玉梅

编　委　（按姓名汉语拼音排序）

陈志海（北京地坛医院）

李建菊（北京地坛医院）

孙玉梅（北京大学护理学院）

王改霞（乌兰察布医学高等专科学校）

吴光煜（北京大学护理学院）

U0257349

北京大学医学出版社

图书在版编目（CIP）数据

传染病护理学 / 吴光煜主编 . —3 版 . —北京：
北京大学医学出版社，2014. 5（2025. 5 重印）
　ISBN 978-7-5659-0843-9

　Ⅰ . ①传…　Ⅱ . ①吴…　Ⅲ . ①传染病 - 护理学
Ⅳ . ① R473.5

中国版本图书馆 CIP 数据核字（2014）第 081494 号

传染病护理学（第 3 版）

主　　编：吴光煜
出版发行：北京大学医学出版社
地　　址：(100191) 北京市海淀区学院路 38 号　北京大学医学部院内
电　　话：发行部 010-82802230；图书邮购 010-82802495
网　　址：http://www.pumpress.com.cn
E - m a i l：booksale@bjmu.edu.cn
印　　刷：北京信彩瑞禾印刷厂
经　　销：新华书店
责任编辑：许　立　　责任校对：金彤文　　责任印制：罗德刚
开　　本：787 mm×1092 mm　1/16　印张：13.75　字数：344 千字
版　　次：2014 年 5 月第 3 版　2025 年 5 月第 8 次印刷
书　　号：ISBN 978-7-5659-0843-9
定　　价：25.00 元

卫生高等职业教育规划教材修订说明

北京大学医学出版社于 1993 年和 2002 年两次组织北京大学医学部和 8 所开办医学专科教育院校的老师编写了临床医学专业专科教材（第 1 版和第 2 版），并于 2000 年组织编写了护理专业专科教材（第 1 版）。2007 年同时对这些教材进行了修订再版。因这两套教材内容精炼、实用性强，符合基层卫生工作人员的培养需求，受到了广大师生的好评，并被教育部中央广播电视大学选为指定教材。"十一五"期间，这两套教材中有 24 种被教育部评为**普通高等教育"十一五"国家级规划教材**，其中 3 种入选**普通高等教育精品教材**。

进入"十二五"以来，专科教育已归入职业教育范畴。为适应新时期我国卫生高等职业教育发展与改革的需要，在广泛调研、总结上版教材质量和使用情况的基础上，北京大学医学出版社启动了临床医学、护理专业高等职业教育规划教材的修订再版工作，并调整、新增了部分教材。本套教材有 22 种入选**"十二五"职业教育国家规划教材**，修订和编写特点如下：

1. **优化编写队伍**　在全国范围内遴选作者，加大教学经验丰富的从事卫生高等职业教育工作的作者比例，力求使教材内容的选择具有全国代表性、贴近基层卫生工作人员培养需求，提高适用性；遴选知名专家担纲主编，对教材的科学性、先进性把关。

2. **完善教材体系**　针对不同院校在专业基础课设置方面的差异，对部分专业基础课教材实行双轨制，如既有《人体解剖学》《组织学与胚胎学》，又有《人体解剖学与组织胚胎学》《正常人体结构》教材，便于广大院校灵活选用。

3. **锤炼教材特色**　教材内容力求符合高等职业学校专业教学标准，基本理论、基本知识和基本技能并重，紧密结合国家临床执业助理医师、全国护士执业资格考试大纲，以"必需、够用"为度；以职业技能和岗位胜任力培养为根本，以学生为中心，使教材更适合于基层卫生工作人员的培养。

4. **创新编写体例**　完善、优化"学习目标"；教材中加入"案例""知识链接"，使内容与实践紧密结合；章后附思考题，引导学生自主学习。力求体现专业特色和职业教育特色。

5. **强化立体建设**　为满足教学资源的多样化需求，实现教材立体化、数字化建设，大部分教材配套实用的学习指导和数字教学资源，实现教材的网络增值服务。

本套教材主要供三年制高等职业教育临床医学、护理类及相关专业用，于 2014 年陆续出版。希望广大师生多提宝贵意见，反馈使用信息，以逐步修改和完善教材内容，提高教材质量。

护理专业教材目录

说明：1. "十二五"："十二五"职业教育国家规划教材（"十二五"含其配套教材）。
2. "十一五"：普通高等教育"十一五"国家级规划教材。
3. " * "：普通高等教育精品教材。
4. 辅导教材名称：《主教材名称＋学习指导》，如《内科护理学学习指导》。

序号	教材名称	版次	十二五	十一五	辅导教材	适用专业
1	医用基础化学	4		✓	✓	临床医学、护理类及相关专业
2	正常人体结构	1				护理类
3	人体解剖学	4	✓	✓	✓	临床医学、护理类及相关专业
4	组织学与胚胎学 *	4	✓	✓	✓	临床医学、护理类及相关专业
5	生理学	1				护理类
6	生物化学	1				护理类
7	疾病学基础	1				护理类
8	病理学	4	✓		✓	临床医学、护理类及相关专业
9	病理生理学	4	✓	✓	✓	临床医学、护理类及相关专业
10	病原生物与免疫	1				护理类
11	医学免疫学与微生物学	5	✓	✓	✓	临床医学、护理类及相关专业
12	医学寄生虫学 *	4	✓	✓	✓	临床医学、护理类及相关专业
13	护理药理学	4	✓	✓	✓	护理类
14	护理学基础	4	✓	✓	✓	护理类
15	健康评估	2			✓	护理类
16	内科护理学	3	✓	✓	✓	护理类
17	外科护理学	3			✓	护理类
18	妇产科护理学	3		✓	✓	护理类
19	儿科护理学	3		✓	✓	护理类
20	传染病护理学	3		✓	✓	护理类
21	急诊护理学	3		✓	✓	护理类

序号	教材名称	版次	十二五	十一五	辅导教材	适用专业
22	康复护理学	2	✓			护理类
23	精神科护理学	1				护理类
24	眼耳鼻喉口腔科护理学	1				护理类
25	中医护理学	1				护理类
26	护理管理学	5	✓	✓		护理类
27	社区护理学	2				护理类
28	老年护理学	1				护理类
29	医护心理学 *	3		✓		临床医学、护理类
30	护理礼仪与人际沟通	1				护理类
31	护理伦理学	1				护理类

全国卫生高等职业教育规划教材编审委员会

近十余年来，随着国家教育改革步伐的加快，我国职业教育如雨后春笋般蓬勃发展，在总量上已与普通教育并驾齐驱，是我国教育体系构成的重要板块。卫生高等职业教育同样取得了可喜的成绩。开办卫生高等职业教育的院校与日俱增，但存在办学、培养不尽规范等问题。相应的教材建设也存在内容与职业标准对接不紧密、职教特色不鲜明、呈现形式单一、配套资源开发不足、不少是本科教材的压缩版或中职教材的加强版、不能很好地适应社会发展对技能型人才培养的要求等问题。

进入"十二五"以来，独立设置的高等职业学校（含高等专科学校）、成人教育学校、本科院校和有关高等教育机构举办的高等职业教育（专科）统称为高等职业教育，由教育部职业教育与成人教育司统筹管理。教育部发布了**《教育部关于"十二五"职业教育教材建设的若干意见》**等重要文件，陆续制定了各专业教学标准，对学制与学历、培养目标与规格、课程体系与核心课程等10个方面做出了具体要求。职业教育以培养具有良好职业道德、专业知识素养和职业能力的高素质技能型人才为根本，以学生为中心、以就业为导向。教学内容以"必需、够用"为度，教材须图文并茂，理论密切联系实际，强调实践实训。卫生高等职业教育有很强的特殊性，编好既涵盖卫生实践所要求具备的较完整知识体系又能体现职业教育特点的教材殊为不易。

北京大学医学出版社组织的临床医学、护理专业专科教材，是改革开放以来该专业我国第二套有较完整体系的教材，历经多年的教学应用、修订再版，得到了教育部和广大院校师生的认可与好评。斗转星移，转眼间距离2008年上一轮教材修订已5年，随着时代的发展，这两套教材中部分科目需要调整、教学内容需要修订。在大量细致调研工作的基础上，北京大学医学出版社审时度势，及时启动了这两套教材的修订再版工作，成立了教材编审委员会，组织活跃在卫生高等职业教育教学和实践一线的专家学者召开教材编写会议，认真学习教育部关于高等职业教育教材建设的精神，结合当前高等职业教育学生的特点，经过充分研讨，确定了教材的编写原则和编写思路，统一了教材的编写体例，强化了与教材配套的数字化教学资源建设，为使这两套教材成为优秀的立体化教材打下了坚实的基础。

相信经过本轮修订，在北京大学医学出版社的精心组织和全体专家学者对教材的精雕细琢下，这两套教材一定能满足新时期我国卫生高等职业教育人才培养的需求，在教材建设"百花齐放、百家争鸣"的局面中脱颖而出，真正成为好学、好教、好用的精品教材。

本轮教材修订工作得到了各参编院校的高度重视和大力支持，众多专家学者投入了极大的热情和精力，在主编带领下克服困难，以严肃、认真、负责的态度出色地完成了编写任务，谨在此一并致以衷心的感谢！诚恳地希望使用本套教材的广大师生不吝提出建议与指正，使本套教材能与时俱进、日臻完善，为我国的卫生高等职业教育事业做出贡献。

感慨系之，欣为之序！

为了适应护理专业专科教育发展的需要，北京大学医学出版社按照我国教育部规定的护理学专业专科教育培养目标及教学大纲要求，组织编写了第 1 版及第 2 版《传染病护理学》，全国有多所高等院校护理学专业应用此书，受到了广大用书学校师生的好评和厚爱，并被评为教育部"十一五"国家级规划教材。2013 年教育部又发布了关于"十二五"职业教育教材建设的意见。据此，在北京大学医学出版社的组织与支持下我们再次修订本教材。

第 3 版《传染病护理学》在第 2 版基础上，根据近年来传染病的新进展，对教材原有内容进行了补充及更新，以保持其先进性。同时此次修订还对近年来我国新发生的几种传染病，如冠状病毒与新型冠状病毒感染、手足口病、恙虫病、人粒细胞无形体病、莱姆病等作了简单介绍，以使学生对其有所了解。

此次修订还在每一章正文前提出了学习目标，以使学生明确学习要求，在每章内容学习结束后，学生还可对照学习目标检查是否达到要求，以评价学习效果。其次，在每种传染病的正文前均编写 1 个临床真实案例，每个案例后面还提出了需要思考的问题，以帮助学生掌握教学内容与知识点，提高学生学习兴趣及培养学生临床思维、分析问题和解决问题的能力。另外，在正文中还加入了相关内容的知识链接，以开阔学生视野、扩大知识面、增强学生对本门课程的学习兴趣。每节后附了思考题，以引导学生自主学习。

还编写了与本教材配套的《传染病护理学学习指导》及多媒体课件，可供学生复习及参考，帮助学生理解和掌握教材内容，也可对教师教学及指导学生学习提供帮助。

在本教材编写前，编者们对教材内容进行了广泛、深入的讨论，明确了应根据护理专业培养目标要求，体现以人为中心的整体护理为主导思想来进行编写，在内容选择和编写上要具有护理专业特点、符合护理专业教学需要。在编写过程中，编者们广泛参阅了国内外有关教材和专著，并结合了我国国情及个人多年的教学和临床实践经验，反复推敲，认真参与了编撰工作。在编写时编者们还注意了要符合护理专业高等职业教育培养临床护理实用型人才的目标要求，故在教材中既编入了学生学习本门课程所必须掌握的基本理论、基本知识和基本技能，又注意了从临床护理工作实际需要出发删繁就简、深入浅出、简单、实用，因此本书是教授和学习传染病护理学理想的教材。

本书共分 7 章，第 1 章"总论"，阐述了学习传染病护理学应具备的基本医学知识、传染病的隔离与消毒及传染病常见症状的护理程序，以突出传染病护理的内容，体现护理专业教材特色。第 2～7 章介绍了《中华人民共和国传染病防治法》规定管理的病毒、细菌、立克次体、钩端螺旋体、原虫及蠕虫等病原体所致的 30 余种常见和较常见的传染病，内容包括该病的基本医学知识、护理学知识及健康教育。

由于篇幅所限，本教材只有部分传染病的护理部分按护理程序编写，以反映整体护理模式，大部分疾病只写出护理诊断和护理措施或仅写出护理措施，学生可根据范例灵活运用护理程序对患者进行整体护理。

因我国幅员辽阔，各地区传染病发病情况不尽相同，授课教师可根据教学需要、学时数及按不同地区传染病发病特点选择病种进行讲授。

本书内容丰富、简单明了、实用性强，反映了传染病学的新进展，也具有传染病护理的特色，可供高等职业教育护理专业学生、电视大学大专学生、专科层次的成人教育作为教材使用，也可作为在职临床护理人员自学提高的参考书。

尽管本书的全体编者都以高度认真、负责的态度参与了编写，但由于时间仓促、编者水平有限，缺点及疏漏在所难免，望各院校师生在使用本教材过程中能提出宝贵意见和建议。

主编　吴光煜

目录

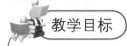

第一章

总 论

教学目标

1. 叙述感染过程中的 5 种表现。
2. 描述传染病流行过程的基本条件。
3. 解释传染病的基本特征及临床特征。
4. 会运用所学传染病的预防知识对常见传染病作出预防计划。
5. 理解隔离、消毒基本知识,并会在传染病护理工作中正确执行隔离、消毒措施。
6. 应会运用常见症状的护理程序于传染病患者的整体护理中。

传染病(communicable diseases)是由各种病原微生物(如细菌、病毒、立克次体、螺旋体、朊粒、支原体等)和寄生虫(原虫和蠕虫)感染人体后所引起的一组具有传染性、在一定条件下可造成流行的疾病。感染性疾病包括传染病和非传染性感染性疾病,是指由病原体感染所致的疾病。

传染病是对人类健康危害很大的一组疾病,历史上天花、鼠疫的流行夺去了很多人的生命。目前霍乱仍在世界各国流行,造成了巨大的经济损失。新中国成立前,我国卫生条件差,人民生活水平低,一些传染病如天花、霍乱、血吸虫病、疟疾、脊髓灰质炎等广泛流行。新中国成立后,我国实行了预防为主、防治结合的卫生方针,有些传染病如天花已经被消灭,有些传染病如脊髓灰质炎、麻疹、白喉、百日咳等发病率从此也明显下降,传染病已不再是我国引起死亡的首要原因。但也还有一些传染病,如病毒性肝炎、感染性腹泻、肾综合征出血热、狂犬病、结核病等仍广泛存在;已被消灭的传染病仍有死灰复燃之可能;与此同时,又出现一些新的传染病如艾滋病(获得性免疫缺陷综合征)、军团病、非典型性肺炎等,甲型 N1H1 流感也多次出现流行;国外流行的传染病如埃博拉出血热、朊粒病等亦有可能传入我国,因而对传染病的防治工作不能放松。

传染病护理在传染病防治工作中具有不可缺少的、重要的作用,护理专业的学生必须学习、掌握传染病的相关知识,如病原学、流行病学、临床表现、预防、消毒、隔离的知识并将护理理论运用于传染病护理实践中,以便做好传染病患者的整体护理,促进患者早日康复,而且传染病护理在控制传染病的流行、传播中也起着至关重要的作用,并且还应积极开展社区健康教育,使广大群众掌握传染病的防治知识,以便最终控制、消灭传染病。

第一节 感染与免疫

一、感染的概念

感染（infection）是病原体（pathogen）侵入人体后与人体相互作用或斗争的过程。构成传染和感染过程必须具备三个因素，即病原体、人体和它们所处的环境。有些病原体与人体宿主之间，在漫长的进化过程中，达到了互相适应、互不损害的平衡状态，如肠道中的大肠埃希菌。但大多数病原体与人体宿主之间是不相适应的，因而引起双方之间的斗争，由于斗争的结果各异，因而产生了感染过程中的各种不同表现。而临床表现明显的感染性疾病只不过是各种不同的表现之一。

二、感染过程的表现

病原体通过各种途径进入人体，就开始了感染过程，感染后的表现主要取决于病原体的致病力和机体的防御能力，同时也受当时外界环境及治疗措施的影响。此过程可产生以下5种不同结局：

（一）病原体被清除

病原体侵入人体后，可被人体的非特异性免疫屏障如皮肤和黏膜的屏障作用、胃酸的杀菌作用等所清除；亦可被人体的特异性被动免疫（如来自母体经胎盘传给胎儿的抗体或人工注射的抗体）所中和；还可被预防注射或感染后获得的特异性主动免疫而清除，人体不产生病理变化，也无临床症状。

（二）隐性感染

隐性感染（covert infection）又称亚临床感染，是指病原体侵入人体后，仅引起机体发生特异性免疫应答，而不引起或只引起轻微的组织损伤，因而无明显症状、体征，甚至生化改变，只有通过免疫学检查才能检出特异性抗体。在大多数传染病中隐性感染多见，如流行性乙型脑炎、脊髓灰质炎等。隐性感染过程结束后，大多数人可将病原体完全清除，并获得程度不等的特异性主动免疫。但亦有少数隐性感染者未能将病原体完全清除，病原体持续存在于体内，称为无症状携带者，如伤寒、乙型肝炎等，成为某传染病的重要传染源。

（三）显性感染

显性感染（overt infection）又称临床感染，是指病原体侵入人体后，不但引起机体发生免疫应答，而且通过病原体本身的作用和（或）机体的变态反应，导致组织损伤，引起病理改变，出现临床表现而发病。在大多数感染性疾病中，显性感染仅占全部受感染者的一小部分，仅少数传染病（如麻疹），大多数感染者表现为显性感染。显性感染过程结束后，病原体被清除，感染者可获得稳定而持久的免疫力，而不易再受感染，如麻疹、甲型肝炎、伤寒等。但也有些传染病感染后免疫力不巩固，易再感染而发病，如细菌性痢疾。也有少部分患者成为病原携带者，称为恢复期病原携带者。

（四）病原携带状态

病原体在人体内生长、繁殖，而人体并不出现疾病的临床表现，但能携带或排出病原体，称为病原携带状态（carrier state）。按病原体种类不同可分为带病毒者、带菌者及带虫者；按其发生于显性感染或隐性感染之后，分别称为恢复期或健康携带者；如携带病原体时间持续 3 ～ 6 个月以下或以上则称为急性或慢性携带者。由于病原携带者持续排出病原体而不表现临床症状，不易被人们注意，故成为许多传染病的重要传染源，如伤寒、痢疾、霍乱、乙型肝炎等。

（五）潜伏性感染

潜伏性感染（latent infection）是指病原体感染人体后，寄生在机体某些部位，由于机体的免疫功能足以将病原体局限化，但不能将其从这些组织中进一步清除出去或消灭掉，病原体便长期潜伏在组织中。当人体免疫功能减低时，原已潜伏在人体内的病原体便乘机繁殖，引起发病。常见的潜伏性感染如带状疱疹、疟疾、结核等。潜伏性感染期间病原体一般不排出体外，这是与病原携带者不同之处。

上述感染的 5 种表现形式，在不同传染病可有所不同，一般而言以隐性感染最常见，病原携带者次之，显性感染比例最低，但一旦出现则最容易识别。5 种表现形式也不是一成不变的，在一定条件下可以互相转变。

三、感染过程中病原体的致病作用

病原体侵入人体后能否引起疾病，与病原体的致病能力及人体的免疫功能两方面因素有关。病原体的致病力包括以下几方面：

（一）侵袭力

侵袭力（invasiveness）是指病原体侵入机体并在机体内生长、繁殖的能力。有的病原体可直接侵入人体（如钩端螺旋体）；有些细菌（如霍乱弧菌）需先黏附于肠黏膜表面才能定植下来产生肠毒素；一些病毒则常通过与细胞表面的受体结合再进入细胞内；阿米巴原虫通过其半乳糖黏附素而黏附于结肠黏膜细胞上。

（二）毒力

毒力（virulence）由毒素和其他毒力因子所组成。毒素包括内毒素和外毒素。内毒素通过激活单核 - 巨噬细胞释放细胞因子而起作用。外毒素通过与靶器官的受体结合，进入细胞内而起作用。毒力因子中，有些具有穿透能力，如钩虫丝状蚴；有些具有侵袭能力，如志贺菌；有些具有溶组织能力，如溶组织内阿米巴原虫。

（三）数量

在同一传染病中，入侵病原体的数量一般与致病能力成正比。但在不同传染病中，则能引起疾病发生的最低病原体的数量差别很大，如伤寒需要 10 万个菌体，而细菌性痢疾仅需要 10 个菌体。

（四）变异性

病原体可因环境、药物或遗传等因素而产生变异，变异的结果可使病原体的毒力增强或减弱。

四、感染过程中机体的免疫应答作用

机体的免疫应答对感染过程的表现和转归起着重要作用。免疫应答分保护性免疫应答和变态反应两大类。保护性免疫应答有利于机体抵抗病原体入侵与破坏，变态反应促进病理生理过程和组织损伤。保护性免疫应答分非特异性与特异性免疫应答。变态反应均是特异性免疫应答。

（一）非特异性免疫

非特异性免疫（nonspecific immunity）是人体对入侵的各种病原体以及其他异物的一种清除机制，又称先天性免疫或自然免疫。包括：

1. 天然屏障　有外部屏障，即皮肤、黏膜及其分泌物，如气管黏膜上的纤毛、溶菌酶等；内部屏障，如血脑屏障和胎盘屏障等。

2. 吞噬作用　单核-巨噬细胞系统具有非特异的吞噬功能，可清除体液中的颗粒状病原体，包括血液中游走的大单核细胞和肝、脾、淋巴结及各种粒细胞等。

3. 体液因子　包括补体、溶菌酶及单核-巨噬细胞和淋巴细胞被激活而释放的多种细胞因子（如白细胞介素、干扰素、肿瘤坏死因子等），可直接或通过免疫调节作用而清除病原体。

（二）特异性免疫

特异性免疫（specific immunity）是指人体对抗原识别后产生的针对该抗原的免疫反应，这种免疫力只对该抗原有作用，对其他抗原无作用，故特异性免疫通常只针对一种传染病。感染后的免疫通常都是特异性免疫，且是主动免疫。通过细胞免疫和体液免疫的相互作用而产生的免疫应答，分别由T淋巴细胞和B淋巴细胞来介导。

1. 细胞免疫　主要通过T淋巴细胞来完成。抗原进入机体，刺激T淋巴细胞致敏，致敏的T淋巴细胞与相应抗原再次相遇时，发生分化、增生，并释放出多种淋巴因子，通过细胞毒性作用和淋巴因子来杀伤病原体及其所寄生的细胞。许多细胞内寄生的病原体感染，如伤寒沙门菌、结核分枝杆菌、疱疹病毒、立克次体感染等，细胞免疫均起重要作用。此外，T淋巴细胞还有调节体液免疫的功能。

2. 体液免疫　是指B淋巴细胞在抗原刺激下所产生的一种特异性免疫。致敏B淋巴细胞受抗原刺激后，转化为浆细胞，并产生能与相应抗原结合的抗体，即免疫球蛋白（Ig）。不同抗原可诱发不同的免疫应答，因而抗体又可分为抗毒素、抗菌抗体、中和抗体等，可促进细胞吞噬功能、清除病原体。抗体主要作用于细胞外的微生物。Ig在化学结构上又分为5类，即IgM、IgG、IgA、IgD、IgE，各具不同功能。IgM在感染过程中首先出现，是近期感染的标志。IgG在临近恢复期出现，存在时间较长。IgA主要是呼吸道和消化道黏膜上的局部抗体。IgE主要作用于原虫和蠕虫。

第二节　传染病的流行过程及影响因素

一、传染病流行过程的基本条件

传染病的流行过程就是传染病在人群中的发生、发展和转归的过程。决定流行过程的三个基本条件是传染源、传播途径和人群易感性。在预防、控制和消除传染病的发生与流行时，采取管理传染源、切断传播途径、保护易感人群三项措施中的一项或两项，即可杜绝传染病的发生和流行。

（一）传染源

传染源（source of infection）是指病原体已在体内生长、繁殖并能将其排出体外的人和动物。传染源包括以下几方面：

1. 患者　是重要传染源，包括急性期及慢性期患者，尤其是轻型患者数量较多、症状轻而不易被发现，故作为传染源意义更大。

2. 隐性感染者 在某些传染病中，隐性感染者是重要传染源，如脊髓灰质炎等。

3. 病原携带者 慢性病原携带者不显出症状而长期排出病原体，在某些传染病（如伤寒、细菌性痢疾）中具有重要的流行病学意义。

4. 受感染的动物 受感染的动物以啮齿类动物最常见，其次为家畜、家禽。有些动物受病原体感染后本身发病，如狂犬病、鼠疫，也可传给人类，引起严重疾病。以动物为传染源传播的疾病，称为动物源性传染病。也有一些动物受感染后本身不发病，而可将携带的病原体传播给人，引起人类发病，如流行性乙型脑炎、钩端螺旋体病等。

（二）传播途径

传播途径（route of transmission）是指病原体由传染源排出后，经过一定的途径到达另一个易感染者体内，这种途径称为传播途径。主要有：

1. 呼吸道传播 易感者将含有病原体的空气、飞沫或尘埃吸入呼吸道而引起感染，如麻疹、白喉、流行性脑脊髓膜炎、SARS 等。

2. 消化道传播 有些传染病由于进食被病原体污染的食物、水而引起，如伤寒、细菌性痢疾等。水源被污染常引起某些传染病的暴发流行。

3. 接触传播 与传染源直接接触，病原体进入人体，如被狂犬咬伤而患狂犬病。有时传染病可通过接触被病原体污染的用具、玩具而传播，如白喉。

4. 虫媒传播 被病原体感染的吸血节肢动物（如蚊子、跳蚤、白蛉、虱等）在叮咬吸血时将病原体传播给易感者，称为虫媒传播，如流行性乙型脑炎、疟疾、流行性斑疹伤寒等。

5. 血液、体液、血制品传播 病原体存在于感染者的血液和体液中，可通过输血及血制品将病原体传给他人，称其为血液、体液、血制品传播，如乙型肝炎、丙型肝炎、艾滋病等。

6. 母婴传播 某些传染病，在母亲妊娠期间，病原体可通过胎盘感染胎儿，引起宫内感染，或新生儿通过产道时以及出生后在与母亲密切接触中受到感染，称为母婴传播，如乙型肝炎、艾滋病等。

7. 土壤传播 有些寄生虫的虫卵，如钩虫卵等，必须在土壤中发育成有感染力的蚴，经口或直接钻入皮肤而感染。有些细菌的芽胞，如破伤风杆菌芽胞，可长期存在于土壤中，通过直接接触进入皮肤伤口，而引起发病。

（三）人群易感性

对某种传染病缺乏特异性免疫力的人称为易感者（susceptible），易感者在某一特定人群中的比例决定该人群的易感性。易感者在人群中达到一定数量时，则传染病的流行很容易发生。普遍进行疫苗接种，进行主动免疫可降低人群易感性，对控制传染病的流行起一定作用。

二、影响流行过程的因素

（一）自然因素

主要是地理、气候和生态条件等，对传染病流行过程的发生、发展有重要影响，如长江流域某些湖沼地区有适合于钉螺生长的地理、气候环境，这就形成了血吸虫病的地区性分布特点。自然因素还可通过降低机体的非特异性免疫力而促进流行过程的发展，如寒冷可减弱呼吸道抵抗力，使呼吸道传染病多发生于冬、春季节。炎热的夏季使人的胃酸分泌减少，而有利于消化道传染病的发生和流行。某些自然生态环境为传染病在野生动物之间的传播创造了良好条件，如鼠疫、钩端螺旋体病等，人类进入这些地区时亦可受染，称为自然疫源性传染病。

（二）社会因素

包括社会制度、经济和生活条件，以及文化水平等，对传染病的流行过程有决定性的影响。新中国成立以来，我国坚持实行以预防为主的防治传染病的策略和措施，为控制各种传染病的流行发挥了决定性的作用。

第三节 传染病的特征

一、基本特征

传染病与其他疾病的主要区别在于其具有下列基本特征：

（一）有病原体

每一种传染病都是由特异性的病原体所引起的，检查病原体在确定传染病的诊断时具有重要意义。

（二）有传染性

这是传染病与其他感染性疾病的主要区别，但传染性（infectivity）大小不同。排出病原体的时期就是传染期，不同传染病其传染期长短不一，了解各种传染病的传染期是决定患者隔离期的重要依据。

（三）有流行病学的特征

传染病的流行过程，在自然因素和社会因素影响下表现出各种特征：

1. 有流行性（epidemilologic features） 传染病可在人群中流行，依据发生病例数的多少不同可分为散发、流行、大流行、暴发流行。①散发：系指某种传染病在某地常年的发病情况或常年发病率的一般水平；②流行：当某病发病率显著高于常年发病率的一般水平或为散发发病率的数倍时则称为流行；③大流行：当某病在一定时间内迅速波及全国各地，甚至范围超出国界或洲界时，则称为大流行；④暴发：在某一地区或集体单位中，多数病例的发病时间高度集中于一个短时间之内，则称为暴发。

2. 有地方性（endemicity） 由于自然因素与社会因素的不同，某些传染病仅局限在一定的地理范围内发生，表现有地方性的特点，如血吸虫病仅发生在长江以南地区。

3. 有季节性（seasonal） 有的传染病的发生与流行受季节的影响，如流行性乙型脑炎，在北方地区只发生在夏、秋季的7、8、9三个月内，有明确的季节性，与蚊虫的孳生、活动有关。

（四）有感染后免疫

人体感染病原体后，无论是显性或隐性感染，均能产生针对该病原体及其产物（如毒素）的特异性免疫，从而阻止病原体的侵入或限制其在体内生长、繁殖或消灭病原体。通过血清中特异性抗体检测可知其是否具有免疫力。感染后免疫（postinfection immunity）属主动免疫。由于病原体的种类不同，感染后所获免疫的持续时间长短和强弱也不同。大多数病毒性传染病感染后免疫持续的时间最长，往往可保持终身。细菌、螺旋体、原虫性传染病感染后免疫持续的时间较短，而蠕虫感染后通常不产生保护性免疫，如血吸虫病等。

二、临床特征

（一）病程发展具有阶段性

急性传染病的发生、发展和转归多有一定的阶段性，一般可分为以下几个时期：

1. 潜伏期 从病原体侵入人体起，至受感染者开始出现临床症状止的时期，称为潜伏期（incubation period）。通常相当于病原体在体内繁殖、转移、定位引起组织损伤和功能改变，导致临床症状出现之前的整个过程。各种传染病潜伏期的长短不一，短的仅数小时，大多数在数天内，有的可长达数月或数年，但一般都有一个相对不变的限定时间（最长、最短）。潜伏期是确定传染病检疫期及密切接触者医学观察期的重要依据，对一些传染病的诊断也有一定参考意义。有些传染在潜伏期末已具有传染性。

2. 前驱期 从患者开始感到不适至出现该病的明显症状时为止的一段时间称为前驱期（prodromal period）。该期症状多无特异性，为许多传染病所共有，可表现为发热、头痛、乏力、食欲缺乏及肌肉酸痛等，一般持续 1 ~ 3 日。起病急骤者可无此期表现。前驱期已具有传染性。

3. 症状明显期 在症状明显期（period of apparent manifestation）期间不同种传染病各自出现该病具有特征性的症状、体征及实验室检查所见。病情由轻转重，到达顶峰，然后随机体免疫力的产生，病原体被抑制并被逐渐清除，病情减轻进入恢复期。此期易产生并发症。

4. 恢复期 患者机体免疫力增长至一定程度，体内病理生理过程基本终止，症状及体征基本消失，临床上称为恢复期（convalescent period）。在此期间体内可能还有残余病理改变（如伤寒）或生化改变（如病毒性肝炎），病原体还未完全消除（如霍乱、痢疾），许多患者的传染性还要持续一段时间。

有些传染病患者进入恢复期后，已稳定退热一段时间，由于潜伏于组织内的病原体再度繁殖至一定程度，使初发病的症状再度出现，称为复发（relapse），见于伤寒、疟疾等。当病情进入恢复期后，体温尚未稳定下降至正常时，发热等初发症状再度出现，则称为再燃（recrudescence）。也有些传染病患者在恢复期结束后，机体功能仍长期未能复常者称为后遗症，多见于中枢神经系统传染病，如流行性乙型脑炎。

（二）常见症状及体征

1. 发热 发热（fever）是传染病最常见的临床表现，不同病原体引起的发热其热程及热型均不相同，如热型可见稽留热、弛张热、间歇热、波状热等。

2. 皮疹 皮疹（rash）也是传染病常见临床表现之一，不同传染病其皮疹出现时间、形态、出现部位等各异。有些皮疹是某些传染病所特有的，而同样的皮疹可见于不同传染病，

知识链接

中毒症状

1. 毒血症 即病原体在机体内生长、繁殖的过程中，产生外毒素及其他代谢产物，以及细菌裂解时释放出的内毒素等不断进入血流，可引起一系列中毒症状，如发热、头痛、全身不适、疲乏、关节肌肉疼痛、食欲减退及恶心等，严重者可出现中毒性休克。

2. 菌血症 细菌或其他病原体可存在于血液中，但并不繁殖，此期做培养可获病原体。

3. 败血症 细菌在血液中繁殖，并产生各种毒素，引起严重感染中毒症状。

4. 脓毒血症 当机体免疫力低下，细菌的数量和毒力特别强时，在患者的其他组织器官中发生转移性化脓灶。

同样的传染病也可出现不同皮疹。另外，各种发疹性传染病出现皮疹的时间有一定规律，如水痘在发热同一天出疹，猩红热常在发热第2日出疹，天花在第3日，麻疹在第4日，斑疹伤寒在第5日，伤寒在第6日出疹。常见的皮疹类型有斑疹（如麻疹）、丘疹（如病毒感染）、红斑疹（如猩红热）、疱疹（如水痘）、荨麻疹（如急性血吸虫病）、出血疹（如肾综合征出血热）等。

3．出现毒血症、菌血症、败血症、脓毒血症等。

4．肝、脾肿大和淋巴结肿大　由于病原体及其代谢产物的作用，出现单核-巨噬细胞系统充血、增生性反应，临床表现为肝、脾大和淋巴结肿大。

第四节　传染病的诊断与治疗原则

一、传染病的诊断原则

对传染病作出早期、正确诊断，不仅能使患者得到及时、有效的治疗，而且还有利于早期采取隔离、消毒、预防等措施，防止传染病的传播。传染病的诊断应综合分析下列几方面的资料：

（一）临床资料

全面、准确、详尽地询问病史，进行系统、细致的身体评估，对确定传染病的临床诊断极为重要，特别应注意有诊断价值的体征，如伤寒的玫瑰疹、麻疹的口腔黏膜斑等。另外，发病的诱因和起病的方式对传染病的诊断有重要的参考价值，应加以注意。

（二）流行病学资料

流行病学资料在传染病的诊断中占有重要地位，包括年龄、职业、籍贯、发病季节、居住与旅游地点、个人及周围卫生情况、密切接触史及预防接种史等。

（三）实验室检查

实验室检查对某些传染病和寄生虫病的诊断具有非常重要的意义，尤其是病原学检查可为诊断提供直接依据，血清免疫学检查亦是确诊某些传染病的重要条件，其他实验室检查也可对诊断提供帮助。

1. 一般实验室检查　包括血液、尿液、粪便常规检查和生化检查。

（1）血液常规检查：白细胞计数与分类对传染病诊断有一定价值。一般来说，细菌性感染白细胞总数增加（但有例外，如伤寒、布氏杆菌病等白细胞总数不增高，甚至减少）。病毒性感染白细胞总数大多减少（但流行性乙型脑炎、狂犬病等白细胞总数增加）。原虫感染时白细胞总数也常减少，如疟疾。蠕虫感染时嗜酸性粒细胞增加，如钩虫病、血吸虫病等。

（2）尿常规检查：如出现大量蛋白尿有助于肾综合征出血热的诊断。

（3）粪便常规检查：有助于感染性腹泻和蠕虫感染的诊断。

（4）血生化检查：有助于病毒性肝炎的诊断等。

2. 病原学检查

（1）直接检出病原体：许多传染病可通过显微镜或肉眼检出病原体而确诊，如从血液和骨髓涂片检出疟原虫；皮肤及脑脊液涂片检出脑膜炎球菌；粪便中检出阿米巴原虫；通过孵化法在粪便中检出血吸虫毛蚴等，均可迅速确诊。

（2）病原体分离：细菌、螺旋体、真菌等通常可用人工培养基分离培养，如伤寒沙门菌、痢疾杆菌等,是临床常用的诊断方法;病毒分离则需应用组织细胞培养或动物接种。用以分离病原体的检测标本有血液、尿液、粪便、皮疹、脑脊液、痰、骨髓等。为提高病原体的检出率,应在病程早期及应用抗病原体药物治疗前采集标本,并及时送检和要注意标本的保存、运输。

3. 病原体核酸检查　用分子生物学技术检测病原体特异性 DNA 和 RNA,有病原学诊断价值。

4. 免疫学检测　应用已知的病原体抗原或抗体检测血清或体液中的相应抗体或抗原,是最常用的免疫学检测方法。

(1) 特异性抗原检测:病原体特异性抗原的检测,有助于在病原体直接分离培养不成功的情况下提供病原体存在的直接证据,其诊断意义往往较抗体检测更为可靠,如乙型肝炎表面抗原(HBsAg)、e 抗原(HBeAg)的检测,可为诊断提供明确根据。目前常用方法为酶联免疫吸附试验(ELISA)及放射免疫测定(RIA)等。

(2) 特异性抗体检测:在传染病早期,特异性抗体在血清中往往尚未出现或滴度很低,而在后期或恢复期则抗体滴度显著升高,故用急性期及恢复期双份血清检测其抗体由阴性转为阳性或滴度升高 4 倍以上往往有重要的意义。检测的抗体是 IgG 或 IgM,对近期感染或既往感染有鉴别诊断意义。常用的检测方法有:凝集试验(agglutination test)、补体结合试验(complement fixation test)、中和反应(neutralization test)、放射性免疫(RIA)、酶联免疫吸附试验(ELASA)等。

(3) T 细胞亚群检测:可了解细胞免疫功能状态,常用于艾滋病的诊断。

(四) 其他检查

常用①影像学检查:X 线检查常用于诊断并殖吸虫病;计算机断层扫描(CT)及磁共振检查(MRI)常用于诊断脑囊虫病等。②B 型超声波检查:用于诊断肝硬化、肝脓肿等。③内镜检查:如纤维结肠镜检查常用来诊断慢性腹泻、血吸虫病等。④活体组织检查:对某些传染病确定诊断也有重要的意义,如慢性肝炎等。

二、传染病的治疗原则

传染病治疗的目的不仅在于治愈患者,还应注意控制传染源,防止传染病进一步传播。应采取综合治疗原则,同时应加强护理及做好隔离、消毒工作。

(一) 一般治疗

一般治疗包括相应的隔离措施;支持疗法,即根据不同的疾病过程给以适当的营养物质,保证足够的热量,维持水、电解质平衡,以提高机体防御能力和免疫功能;良好的护理及心理治疗等措施。

(二) 病原治疗

病原治疗是针对病原体的特异性治疗措施,既可清除病原体,控制病情发展,治愈患者,又有控制与消除传染源的作用,是治疗传染病的关键措施。常用的治疗有:

1. 抗菌治疗　针对细菌和真菌的药物主要为抗生素及化学制剂。应根据病原学诊断选择抗菌药物,最好根据细菌培养及药物敏感试验结果选药。应用时应严格掌握适应证,另外还应注意用量要适当、疗程要充足,并密切观察药物不良反应。

2. 抗病毒治疗　包括广谱抗病毒药如利巴韦林、抗 RNA 病毒药如奥斯他韦、抗 DNA 病毒药如阿昔洛韦等。

3. 抗寄生虫治疗　原虫及蠕虫感染的病原治疗常用化学制剂,如甲硝唑、吡喹酮等。

4. **抗毒素治疗** 抗毒素是应用细菌毒素免疫动物而获得的，注射后可中和患者血液和组织液内毒素，达到治疗的目的，如白喉和破伤风抗毒素。

（三）对症治疗

对症治疗不但可减轻患者痛苦，而且通过调整患者各系统的功能，达到减少机体消耗、保护重要器官功能，使损伤减少到最低限度的目的。例如高热时采取降温措施；抽搐时采取镇静治疗；脑水肿时采取脱水疗法；严重毒血症时应用肾上腺皮质激素等，都可帮助患者度过危险期，促进早日康复。

（四）免疫治疗

应用干扰素、胸腺素等药物可参与免疫调节，提高机体免疫力。特异性免疫制剂，如乙肝高效免疫球蛋白等可提高机体特异性免疫功能。

（五）康复治疗

有些传染病如流行性乙型脑炎，急性期后可能留有后遗症，可采用物理治疗等康复措施，以帮助患者恢复机体功能。

（六）中医治疗

有些中药有抗微生物、调节免疫功能及对症治疗等作用，对某些传染病有较好疗效。针灸在治疗瘫痪等后遗症方面也有较好作用。

第五节　传染病的预防

传染病的预防是一项非常重要的工作，做好此项工作可以减少传染病的发生及流行，甚至可以达到控制和消灭传染病的目的。预防工作应掌握针对传染病流行的三个环节采取综合性措施的原则和根据不同传染病的特点针对主要环节重点采取相应措施的原则。

一、管理传染源

（一）对传染患者的管理

早期发现传染源才能及时进行管理。传染病报告制度是早期发现、控制传染病的重要措施，可使防疫部门及时掌握疫情，采取必要的流行病学调查及防疫措施。根据《中华人民共和国传染病防治法》的规定及时上报，是每位医疗、防疫人员必须做到的。按此法规定我国将法定传染病分为3类管理（根据当时传染病流行情况病种可能有所调整）：

甲类：为强制管理的烈性传染病，包括鼠疫、霍乱。城镇要求发现后2小时内通过传染病疫情监测信息系统上报，农村不超过6小时。

乙类：为严格管理的传染病，包括传染性非典型肺炎、艾滋病、病毒性肝炎、脊髓灰质炎、人感染高致病性禽流感、麻疹、流行性出血热、狂犬病、流行性乙型脑炎、登革热、炭疽、细菌性和阿米巴性痢疾、肺结核、伤寒和副伤寒、流行性脑脊髓膜炎、百日咳、白喉、新生儿破伤风、猩红热、布鲁氏菌病、淋病、梅毒、钩端螺旋体病、血吸虫病、疟疾、人感染 H_7N_9 禽流感。城镇要求发现后6小时内通过传染病疫情监测信息系统上报，农村不超过12小时。但乙类传染病中的传染性非典型肺炎、炭疽中的肺炭疽、脊髓灰质炎，必须采取甲类传染病的报告、控制措施。

丙类：为监测管理的传染病，包括流行性感冒、流行性腮腺炎、风疹、急性出血性结膜炎、麻风病、流行性和地方性斑疹伤寒、黑热病、棘球蚴病、丝虫病、除霍乱、细菌性和阿米巴性痢疾、伤寒和副伤寒以外的感染性腹泻病、手足口病要求 24 小时内报告。

（二）对传染病接触者的管理

与传染源密切接触过的健康人，在该病的最长潜伏期内称为接触者。接触者可能受到感染而处于疾病的潜伏期，有可能是传染源。对接触者应根据具体情况采取检疫措施、医学观察、预防接种或药物预防。

（三）对病原携带者的管理

在人群中发现病原携带者，应对其采取管理、治疗、随访观察、调整工作岗位等措施，特别是对于食品制作和供销人员、炊事员及托幼机构工作人员应定期检查，及时发现病原携带者，及时治疗及调换工作。

（四）对动物传染源的管理

如属有经济价值的家禽、家畜，应尽可能加以治疗，必要时宰杀后加以消毒处理；如无经济价值的则应予以杀灭。

二、切断传播途径

（一）一般卫生措施

应根据不同传播途径采取不同措施：

1. 对消化道传染病　应着重管理、保护水源；加强饮食卫生管理；管理粪便；讲究个人卫生及消灭苍蝇、蟑螂等。

2. 对呼吸道传染病　应着重保持室内空气流通；必要和可能时进行空气消毒；提倡呼吸道传染病流行季节戴口罩等。

3. 虫媒传染病　大力开展杀虫（蚊子、苍蝇、跳蚤、虱子等）、灭鼠的群众运动，也为重要的切断虫媒传染病传播途径的卫生措施。

（二）消毒

广义的消毒（disinfection）包括消灭传播媒介即杀虫措施在内，狭义的消毒是指消灭污染环境的病原体而言。做好消毒工作，是切断传播途径的重要措施（详见本章传染病的隔离与消毒）。

三、保护易感人群

（一）提高非特异性免疫力

平时养成良好的卫生习惯、规律的生活方式、改善营养、加强体育锻炼等均可增强人群的非特异性免疫力。

（二）提高特异性免疫力

提高特异性免疫力是预防传染病非常重要的措施。

1. 自动免疫（active immunization）　接种疫苗、菌苗及类毒素之后，可使机体产生对病毒、细菌和毒素的特异性主动免疫，免疫力常出现于接种后 1 ~ 4 周，可保持数月或数年。我国已将多种传染病的预防接种列入了计划免疫项目中（见附录 3）。

2. 被动免疫（passive immunization）　接种抗毒素、特异性高价免疫球蛋白、丙种球蛋白后，可使机体产生特异性被动免疫。常用于治疗及对接触者的紧急预防，免疫力仅持续 2 ~ 3 周。

（三）预防服药

有些传染病可通过预防服药进行预防，如对流行性脑脊髓膜炎密切接触者可口服磺胺药；对疟疾可口服乙胺嘧啶进行预防。

第六节 传染病的隔离和消毒

一、传染病的隔离

（一）隔离的定义

隔离（isolation）是把传染患者（传染源）与健康人和非传染患者分开，安置在指定地方，进行集中治疗和护理，以防传染和扩散。

（二）传染病科设施要求

1. 传染病科门诊的设置

（1）传染病科门诊应与普通门诊分开，并应附设挂号收费处、药房、治疗室、化验室、观察室等，以便和普通门诊患者分开。

（2）传染病科门诊内分别设置消化道传染病、呼吸道传染病等诊室，每个诊室为一个隔离单位，只诊治一种传染患者。

2. 传染病房的设置

（1）传染病房内有患者生活区与医护人员工作区两部分，由较宽的内走廊与之隔开（图1-1）。患者生活区面向开放式外走廊，其中包括病室、厕所、患者洗浴间，专供患者使用。

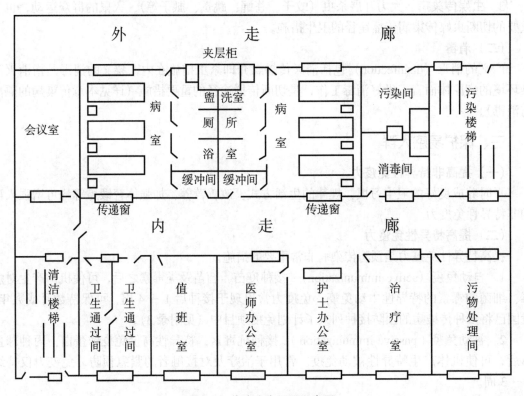

图1-1 传染病房平面示意图

所有污染衣物、送检标本、尸体等均经外走廊送出。医护人员工作区包括卫生通过间、医护办公室、治疗室、储藏室等，供工作人员使用。每个病室均应附设缓冲间，供工作人员穿脱隔离衣、洗手、进出病室之用。每个病室与内走廊之间设置供递送药品和器材用的传递柜，柜门有里外两层，使用后要随时将柜门关闭，以保持内走廊少受污染。每个病室通向外走廊的窗下分别设置传递窗和污衣、标本存放柜。

(2) 传染病房应有消毒设备，如消毒柜、紫外线灯、熏箱、气溶胶喷雾器等，并应有污物处理、污水净化装置，以及完善的防蚊、蝇和空调设备。

3. 传染病房内的区域划分及隔离要求　根据污染程度及工作需要，将传染病房划分为清洁区、污染区与半污染区。

(1) 清洁区 (cleaning area)：指未与患者接触、未被病原微生物污染的区域，如值班室、配餐室、会议室等。

隔离要求：①患者和患者接触过的物品不得进入清洁区；②工作人员不得穿工作服、戴帽子、戴口罩、穿隔离鞋进入清洁区。

(2) 污染区 (contaminated area)：指常与患者接触、经常被病原微生物污染的区域，包括病室、患者洗浴间、厕所、入院处置间等。

隔离要求：①工作人员进入污染区时需按要求穿隔离衣、戴帽子、戴口罩、穿隔离鞋；②非单一病种的病房，工作人员需按不同病种穿隔离衣进入病室工作，离开病室时严格消毒双手；③污染区的一切用物必须经严格消毒后方可进入半污染区。

(3) 半污染区 (cleaning-contaminated area)：指有可能被病原微生物污染的区域，如内走廊、医护办公室、治疗室等。

隔离要求：①工作人员进入半污染区时一般不穿隔离衣，以减少交叉感染机会；②患者不得进入半污染区；③由病室携带回的物品应先消毒后再放入治疗室内一定位置。

(三) 隔离管理制度

1. 隔离单位应有标记，病室门口挂隔离衣，走廊放置消毒液，一般传染病房门口不需有消毒脚垫，但是收容霍乱患者时门口要有消毒脚垫，并4小时更换一次。

2. 患者不得擅自离开病区，不同病种患者不得互相接触、串门。如需去其他科室检查应由医护人员陪同，并采取相应的隔离措施，以防止病原体的扩散。

3. 按不同病种及传播途径分开使用医疗器械，如体温计、听诊器、叩诊锤等，用完必须消毒。

4. 患者痊愈出院时应进行卫生整顿 (淋浴、更衣)，病床、被褥、家具等须经彻底清洗、消毒后才能给他人使用。

5. 甲类传染病患者禁止探视，其他传染病患者可定时在指定地点隔栏探视或电视探视。陪护危重患者的家属可在医护人员指导下，穿隔离衣、戴口罩、帽子进入病室陪护或探视。

6. 工作人员进入隔离单位必须穿隔离衣、戴口罩、戴帽子。穿隔离衣只能在指定范围内活动，不得进入清洁区。不得在病室内坐卧、吸烟、进食。双手接触患者或污染后必须消毒。工作人员应定期进行体检、带菌检查及预防注射。

7. 在传染病医院，患者用过的污染物品从病房取出后有严格的传送路线。医生、护士都要按照这条路线把污染物品送到指定的"污染端"，再由负责消毒的工作人员从病房的"污染端"送到供应室的"污染端"，消毒后再从供应室的"清洁端"取出来。患者的检测标本送到实验室也有一定的路线，以免扩大污染面积。对于一些有高度传染性患者的排泄物，都要经过处理再倒掉。通过对污染物品的严格处理和消毒，限制病原体的播散。

8．传染患者的生活垃圾按医疗废物进行管理。

（四）隔离种类

1．呼吸道隔离　适用于经空气和飞沫传播的各种呼吸道传染病，分别采取空气隔离、飞沫隔离。空气隔离适用于病原微生物的微粒子直径≤5μm（病毒核直径小于5μm），如肺结核、水痘等；飞沫隔离适用于病原微生物的飞沫核直径＞5μm（病毒核直径大于5μm），如手足口病、百日咳、白喉、流行性感冒、流行性腮腺炎等。

（1）相同病种患者住同一房间，床与床之间距离为2m。

（2）接近患者时应戴口罩、帽子，必要时穿隔离衣。

（3）患者的体液、与体液接触过的物品需进行消毒处理。

（4）患者一般不能外出，如需要到其他科室检查时应戴口罩。

（5）病室用紫外线进行空气消毒，每日2次；通风每日不少于3次；地面擦洗每日2次；室内保持一定温度和湿度。

2．消化道隔离　适用于经粪-口途径传播的消化道传染病，如伤寒、细菌性痢疾等。

（1）不同病种患者最好分房收容，如条件不允许，不同病种患者也可同居一室，但每个患者之间必须实行隔离，床边挂上"床边隔离"标记。

（2）密切接触患者时要穿隔离衣，护理不同病种患者要更换隔离衣。护理完患者要严格消毒双手。

（3）患者的用具、餐具、便器要专用，用后要消毒。患者的呕吐物及排泄物也应进行消毒。

（4）患者之间交换用物、书报等要注意消毒。

（5）病房设纱窗、纱门，做好防蝇、灭蝇及灭蟑螂工作。

3．严密隔离　适用于由强毒力病原体感染所致的、有高度传染性和致死性的传染病，以防止经空气和接触传播，如霍乱、鼠疫、肺炭疽、传染性非典型肺炎、人感染高致病性禽流感等。

（1）患者应住单人房间，门上标明"严密隔离"标记。门口设置用消毒液浇洒的脚垫，门把手包以消毒液浸湿的布套。

（2）病房内设备固定、专用，室内物品须经严密消毒处理后方可拿出室外。

（3）工作人员进入严密隔离病房，根据需要另戴帽子、口罩及穿隔离衣、围裙，换隔离胶鞋。

（4）患者的食具、便器、排泄物、分泌物均按不同的处理方法严密消毒处理。

（5）患者禁止出病室，禁止探视和陪住。

（6）病室每日须消毒，患者出院或死亡，其病室必须进行终末消毒。

4．虫媒隔离　适用于以昆虫作为媒介的传染病，如流行性乙型脑炎、疟疾等。

（1）病室应有防蚊设备，经常检查纱门、纱窗是否完好，并应喷洒灭蚊药物。

（2）由虱子传播的传染病，患者入院时要做好灭虱和卫生管理工作。

5．接触隔离　适用于病原体直接或间接的接触皮肤或黏膜而引起的传染病，如狂犬病、破伤风等。

（1）不同病种患者应分室收住。

（2）接触患者应穿隔离衣、戴帽子、戴口罩，护理不同病种患者时须更换隔离衣并洗手。

（3）为患者换药及进行护理时应戴橡皮手套，已被污染的用具和敷料应严密消毒或焚烧。

（4）患者出院或死亡，病室应进行终末消毒。

6. 血液和（或）体液隔离　适用于由血液、体液及血制品传播的传染病，如乙型肝炎、丙型肝炎、梅毒、艾滋病等。

（1）同病种患者同居一室。

（2）若患者的血液、体液有可能污染工作服时，需穿隔离衣。接触患者的血液、体液时需戴手套，必要时戴护目镜。

（3）医疗器械应进行严格消毒，有条件时可使用一次性用品。

（4）被患者的血液或体液污染的物品，应销毁或装入污物袋中，并做好标记，送出病房进行彻底消毒处理或焚烧。

（5）当触摸患者或接触到患者的血液或体液时，要认真洗手后再检查或护理其他患者。

知识链接

隔离系统

1983 年，美国疾病控制中心（CDC）提出的隔离系统分为两类，以类目为特征的隔离系统又称其为 A 系统，可分为 7 大类，即呼吸道隔离、肠道隔离、严格隔离、接触隔离、结核菌隔离、引流物 - 分泌物隔离、血液 - 体液隔离，隔离措施是以切断传播途径为依据；以疾病为特征的隔离系统又称其为 B 系统，B 系统则按照疾病所需选择隔离措施，即"依病选择"。

2009 年卫生部颁布的《医院隔离技术规范》是按照 B 系统分类的。规定黄色为空气传播的隔离，粉色为飞沫传播的隔离，蓝色为接触传播的隔离。

二、传染病的消毒

（一）消毒目的

是消除或杀灭由传染源排出到外环境中的病原体，从而切断传播途径，控制传染病的传播。

（二）消毒种类

1. 疫源地消毒　疫源地消毒（disinfection of epidemic focus）指对有传染源存在或曾经有过传染源的地点所进行的消毒。

（1）随时消毒：随时对传染源的排泄物、分泌物、污染物品进行消毒，以便及时杀灭从传染源排出的病原体，防止传播。

（2）终末消毒：是指传染源已离开疫源地所进行的最后一次彻底的消毒措施，以便杀灭残留在疫源地内各种物体上的病原体。如患者出院、转科或死亡，对其所住病室和用物等的消毒。

2. 预防性消毒　预防性消毒（preventive disinfection）对可能受到病原体污染的物品和场所进行的消毒，以预防传染病的发生，如病室的日常卫生处理、餐具消毒、空气消毒等。

（三）消毒方法

1. 物理消毒法

（1）机械消毒：如涮洗、清扫、拍打、通风等，只能清除或减少细菌，对病毒或立克次体无效。

（2）热消毒：如煮沸、高压蒸汽灭菌、焚烧等方法，可杀灭各种病原体。

（3）辐射消毒法：如日晒法、紫外线、红外线、微波消毒、γ射线和高能电子束等。紫外线有广谱杀菌作用，但穿透力差，对乙型肝炎病毒无效。γ射线可在常温下对不耐热物品灭菌，有广谱杀菌作用，但设备昂贵。

（4）低温等离子灭菌：通过过氧化氢低温等离子体进行灭菌，具有快速、清洁、无毒等优点。消毒过程中通过特定方式使医疗器械和手术器械上的多种微生物失去活性，从而达到灭菌目的。主要应用于临床的医疗材质和几何形状都符合要求的器材。

2. 化学消毒法　某些化学消毒剂可作用于病原体蛋白、酶系统或核酸系统，使之氧化、变性、凝固、裂解，从而影响病原体的生理功能，甚至结构破坏而被杀灭。

（1）氧化消毒剂：如过氧乙酸、过氧化氢等，主要靠其强大的氧化能力来灭菌，但有较强的腐蚀性和刺激性。

（2）含氯消毒剂：如84消毒液等，这类消毒剂在水中产生次氯酸，具有强大的杀菌作用，杀菌谱广、作用快，其余氯毒性低、价廉，但对金属制品有腐蚀作用。适用于餐具、水、环境、疫源地等消毒。

（3）醛类消毒剂：常用的有甲醛、戊二醛，具有广谱、高效、快速的杀菌作用，适用于精密仪器、内镜的消毒。

（4）碘类、醇类消毒剂：如2.5%碘酊、0.5%碘伏、安多福、安尔碘、75%乙醇等，具有广谱和快速的杀菌作用，可供皮肤、食具和医疗器械的消毒。

（5）杂环类气体消毒剂：主要有环氧乙烷、环氧丙烷等，为一种广谱、高效消毒剂，常用于医疗器械、精密仪器及皮毛类消毒。

第七节　传染病的护理

一、传染病护理工作特点

传染病有很多不同与其他疾病的特点，故对传染病患者的护理有其特殊性，特别是由于传染病具有传染性，在一定条件下可以造成传播，故对传染病患者的护理除做好常规护理外，还要做好消毒、隔离。传染病护理工作特点是：

1. 执行严格的消毒、隔离制度和管理方法　严格的消毒、隔离制度和管理方法是传染病护理工作的重点，因传染病院（科）是传染病患者集中的场所，易造成院内、外交叉感染，为了有效地控制传染病的传播，要求医护人员、患者及家属必须严格执行隔离、消毒制度。为了做好这一工作，传染病院（科）的工作人员必须了解各种病原体的性质、各种传染病流行过程的三个环节，掌握各种隔离技术和消毒方法。各种管理制度，如传染病院（科）的组织设施、探视及陪住制度等也要严格按照消毒、隔离的原则进行。

2. 密切观察病情变化　由于大多数传染病发病急骤、病情危重、变化快、并发症多，故传染科护理人员应以高度责任感密切、细致、准确地观察病情，及时发现病情变化，配合医生分秒必争地采取抢救措施，挽救患者生命。

3. 传染病流行前应做好准备工作　由于某些传染病具有季节性特征，每当流行高峰患者数量增多，危重患者增加，故须根据传染病不同病种，在每次流行高峰前做好充分准备。

4. 护理工作范围广泛 作为传染科护士不仅要参加治疗和护理患者，还要指导患者、家属、工作单位做好消毒、隔离工作，并要进行预防传染病的健康教育。

5. 护士是传染病责任报告人 传染科护士是传染病的责任报告人之一，应严格执行传染病报告制度。

二、传染病的常见症状及护理程序

（一）发热

1. 护理评估

（1）病史：对于发热患者应询问：①起病缓急、发热程度、热程、热型；②伴随症状：如有无皮疹、腹泻、黄疸、意识障碍、头痛、食欲缺乏、呕吐、体重减轻等；③原因及诱因：医疗诊断为何种疾病，有无受凉、劳累等诱因；④处理经过：所应用的针对病原的治疗、退热药物及降温措施的名称、用法及效果等；⑤有无因发热引起的心理反应：如恐惧、紧张、不安；或由于持续高热诊断不明确所引起的焦虑；或有无因住院经济负担过重造成的心理压力；⑥有无传染病接触史。

（2）身体评估：重点评估生命体征、营养状况、意识状态、面色、有无皮疹、皮肤弹性有无减退、全身浅表淋巴结有无肿大、扁桃体大小及有无分泌物、颈部软硬度、肺部叩诊音、呼吸音及啰音、心率及心音强弱、腹部压痛及肝脾大小、神经系统检查等。

（3）实验室及其他检查：血、尿、便常规及病原学、有关血清学、脑脊液、肝功能检查，必要时做胸部 X 线及 B 型超声波检查等。

2. 护理计划 以护理诊断"体温过高：与病原体感染有关"为例制订护理计划。

（1）目标

1）体温下降直至体温恢复正常，患者舒适感增加。

2）由发热引起的身心反应减轻、消失。

3）患者 / 家属会复述发热的原因、诱因、治疗方法及预防措施等。

4）患者 / 家属会实施简单物理降温措施。

（2）护理措施

1）病情观察：应注意观察生命体征、意识状态、出入量、体重、发热引起的身心反应的变化、治疗及护理效果等。

2）环境：发热患者病室应保持适宜的温度、湿度，一般室温维持在 18 ～ 20℃，湿度 60% 左右为宜，还应注意通风、避免噪声。

3）休息：传染病患者在症状明显期多表现为高热，故应绝对卧床休息，保持心情平静，注意勤变换体位，使患者有舒适感。

4）饮食护理：应给以高热量、高蛋白、高维生素、易消化的流质或半流质饮食，注意补充足够的液体，必要时静脉输液以保证入量。

5）降温措施：可采用物理降温，如温水擦浴、乙醇擦浴、冰袋、冰帽、冰毯、冷盐水灌肠等。但应注意有些传染病在出疹期禁用物理降温和乙醇擦浴，以避免对皮肤的刺激。对持续高热物理降温效果不明显者可按医嘱采用药物降温，护士应了解解热剂的成分、药理作用、禁忌证等，避免发生不良反应及过敏反应。还应注意用量不宜过大，以免大量出汗引起虚脱。

高热伴惊厥者，可应用亚冬眠疗法治疗。在冰敷前先肌肉或缓慢静脉注射冬眠药物（氯丙嗪和异丙嗪），待患者安静后再在头部及大血管处放置冰袋，使患者体温维持在37～38℃，以后酌情每2～4小时肌注半量冬眠药物。亚冬眠疗法维持时间依病情而定。此疗法可使人体新陈代谢处于低水平，耗氧量减少，使中枢神经系统处于保护性抑制状态，减轻脑细胞损害。护理人工冬眠患者时应注意观察生命体征；随时吸痰以保持呼吸道通畅；并应注意做好皮肤护理，防止冻伤。

6）口腔、皮肤护理：协助患者在饭后、睡前漱口，病情危重者给予口腔护理，避免口腔内感染。患者大量出汗后应给以用温水擦拭，更换内衣、寝具，保持皮肤清洁、干燥，预防感染。

7）药物治疗的护理：病原体感染引起的发热需进行病原治疗，护士应了解病原治疗药物的作用、用法、剂量、用药间隔时间、药物不良反应等，严格按规定用药，以保证药物疗效。

8）健康教育：向患者解释发热的原因、诱因、治疗及有关的传染病预防知识，鼓励患者提出问题，并给予耐心解答，以使其解除焦虑。同时，还应向患者、家属介绍发热时的休息、饮食、饮水要求及物理降温方法，使其参与护理活动，学会自我护理。

（3）评价

1）体温降至正常，发热引起的身心反应消失，患者感到舒适。

2）患者/家属已能说出发热的有关知识，并能正确执行1～2种物理降温措施。

（二）皮疹

1. 护理评估

（1）病史：对于出现皮疹的患者应询问：①皮疹出现时间、初发部位、发展情况、皮肤损害性质、损害程度；②伴随症状：询问有无发热、瘙痒等伴随症状；③原因及诱因：询问引起皮疹的疾病，有无食物或药物过敏史等；④处理经过：应用药物的名称、方法、不良反应、效果等；⑤传染病接触史及预防接种史。

（2）身体评估：重点评估生命体征，意识状态，面色，皮疹的性质、部位、形态，全身浅表淋巴结有无肿大，扁桃体大小及有无分泌物，颈部软硬度，肝脾大小，神经系统检查等。

（3）实验室及其他检查：血常规、粪便常规及病原学、有关血清学、脑脊液检查等。

2. 护理计划 以护理诊断"皮肤完整性受损：皮疹：与病原体和（或）代谢产物造成皮肤血管损伤有关"为例制订护理计划：

（1）目标：

1）皮肤不发生继发性损伤及感染。

2）患者/家属能说出加重皮肤损伤的各种因素。

3）患者/家属会实施最有效的皮肤自我护理。

（2）护理措施：

1）病情观察：①生命体征；②意识状态；③皮疹性质、数量、部位的变化；④伴随症状的变化；⑤治疗及护理效果等。

2）病室应保持整洁、定时通风、定时空气消毒。

3）休息：皮疹较重、伴有发热等症状者应卧床休息。

4）饮食：应避免进食辛辣、刺激性食物。

5）皮肤护理：

①注意保持皮肤清洁，每日用温水轻擦皮肤，禁用肥皂水、乙醇擦拭皮肤。

②有皮肤瘙痒者应避免搔抓，防止皮肤损伤造成感染。应注意修剪指甲，幼儿自制能力差，可将手包起来。皮肤剧痒者可涂止痒剂等。

③皮肤结痂后让其自行脱落，不要强行撕脱，翘起的痂皮可用消毒剪刀剪去。疹退后若皮肤干燥可涂以润肤露保护皮肤。

④对大面积瘀斑的坏死皮肤应注意保护，定时进行皮肤消毒。翻身时应注意避免拖、拉、拽等动作，防止皮肤擦伤，并应防止大、小便浸渍。也可使用保护性措施，如海绵垫、气垫等，尽量不使其发生破溃。

⑤若皮疹发生破溃后应注意及时处理，小面积者可涂以 0.5% 碘伏或抗生素软膏，大面积者给以用消毒纱布包扎，防止继发感染。如有感染者给以定时换药，必要时敷以中药以促进组织再生。医务人员操作前注意洗手，还应注意病室空气，定时消毒。

⑥衣着应宽松、舒适、柔软，内衣裤应勤换洗。床褥应保持清洁、松软、平整、干燥，必要时被服高压消毒后使用。

⑦有些发疹性传染病可伴有口腔黏膜疹，应注意作好口腔护理，每日用温生理盐水彻底清洗口腔 2 ~ 3 次，每次进食后用温水清拭口腔，以保持口腔清洁、黏膜湿润。

6）药物治疗的护理：根据引起皮疹的不同病因，配合医生进行原发病治疗，注意用药方法、剂量、效果及不良反应等。

7）向患者 / 家属讲解皮肤护理的重要性及加重皮肤损伤的因素，并教授其上述皮肤护理的方法。

（3）评价

1）皮肤保持完好，无继发损伤及感染。

2）患者 / 家属能说出加重皮肤损伤的各种因素，并能正确执行皮肤护理。

（三）**焦虑**

1. 护理评估

（1）病史：①评估焦虑的原因：如是否由于本人及社会关系网对患传染病及消毒、隔离认识不足；或由于疾病痛苦；或担心疾病预后不良；或忧虑患病对工作、学习的影响等；②根据焦虑表现评估焦虑等级及持续时间；③评估由于焦虑所致的日常活动的变化，如对食欲、睡眠及处理个人卫生能力的影响；④评估患者对焦虑的应对能力，能否用恰当的应对机制进行应对。

（2）身体评估：注意有无心率、血压、呼吸频率、面色、出汗、注意力、定向力、语速、语调等改变。

2. 护理计划 以护理诊断"焦虑：与住院隔离和（或）不了解疾病的预后有关"为例制订护理计划。

（1）目标

1）患者能描述自己的焦虑及其应对方式。

2）焦虑所引起生理和心理的不适感减轻。

3）患者会应用有效的应对机制来控制焦虑。

（2）护理措施

1）观察患者焦虑表现：如面色变化、出汗、坐立不安、注意力不能集中、失眠、厌食、尿频、定向力变化等，根据其表现评估焦虑程度。

2）与患者进行有效的沟通，尊重患者，态度要和蔼，耐心倾听患者叙述，鼓励其述说，认同患者目前的应对方式。

3）提供安全、舒适的环境，减少对患者的不良刺激。

4）针对患者焦虑原因进行指导与教育：首先，使患者认识自己的焦虑，帮助其分析产生焦虑的原因，针对焦虑原因进行指导与教育，如向患者介绍住院环境，生活制度，消毒隔离的目的、方法、要求、解除隔离的标准及隔离时间。说明隔离的目的是保护患者、保护他人、防止交叉感染，希望患者自觉遵守隔离制度。护理人员对患者要热情，千万不可流露出怕传染的厌恶情绪。

对于进行抢救的患者，护士应保持镇静，守候在患者身边，密切观察病情变化，及时采取措施。应态度认真、动作迅速、技术熟练、工作有条不紊，并向患者介绍周围环境，这些都会使患者产生可信赖感、安全感，从而消除焦虑、紧张不安心理。对于慢性传染患者，应向其介绍疾病发展过程、预后、治疗过程中的注意事项、复发因素等。护士应对患者表示理解与同情，并根据每个患者的不同情况教会其应对措施。

5）指导患者使用松弛术，如进行深而慢的呼吸、气功、按摩、听轻松愉快的音乐等，也有助于减轻焦虑。

（3）评价

1）焦虑减轻，舒适感增加。

2）患者已学会应用有效的应对机制来控制焦虑。

思考题

1. 感染过程有哪几种表现？分别叙述每种表现的定义。
2. 传染病流行过程的基本条件是什么？
3. 传染源包括什么？常见的传播途径有哪几种？
4. 传染病有哪几个基本特征？病程发展分哪几个阶段？是如何划分的？
5. 传染病的预防从哪几方面进行？各有哪些措施？为什么？
6. 传染病的隔离有哪几种？各种隔离有哪些具体措施？
7. 对有发热、皮疹及有焦虑症状的传染病患者如何按护理程序进行护理？

（吴光煜　李建菊）

第二章

病毒感染性疾病

学习目标

1. 说出本章各种病毒感染性疾病的病原学特点。
2. 结合各种病毒感染性疾病的发病机制解释其临床表现。
3. 描述各种病毒感染性疾病的常用实验室及其他检查。
4. 解释各种病毒感染性疾病的治疗要点。
5. 结合各种病毒感染性疾病的流行病学制订预防措施。
6. 应会进行各种病毒感染性疾病患者的整体护理及健康教育。

第一节 病毒性肝炎

病毒性肝炎（viral hepatitis）是由多种肝炎病毒引起的以肝损害为主要表现的全身性疾病。按病原学分类，目前已确定的有甲型病毒性肝炎、乙型病毒性肝炎、丙型病毒性肝炎、

案例 2-1

患者男性，28岁。因发热、食欲缺乏1周，尿黄3天入院。

患者近1周来发热，体温38℃左右，伴乏力、食欲缺乏、厌油腻、恶心，未吐，近3天来尿黄，入院治疗。既往体健，无肝病史。

身体评估：T 37.3，BP 110/70mmHg，一般状况好，皮肤、巩膜明显黄染，心肺未见异常，腹软，肝肋下2.0cm，脾侧位肋下可及。

实验室检查：ALT 1500U/L，AST 1270U/L，A/G 4.2/2.0，血清胆红素126.8μmol/L，PTA（凝血酶原活动度）60%。

初步诊断：病毒性肝炎（急性黄疸型）。

问题：

1. 该患者诊断依据是什么？还需要进一步做哪些检查以明确病原学诊断？
2. 为了解该患者可能的感染途径，还需进一步收集哪些信息？
3. 对于该患者应如何治疗？
4. 对该患者进行护理评估还需收集哪些资料？如何护理？

丁型病毒性肝炎及戊型病毒性肝炎。各型病毒性肝炎临床上均以乏力、食欲减退、肝大、肝功能异常为主要表现，部分病例可出现黄疸。甲型和戊型肝炎主要表现为急性肝炎，乙型、丙型、丁型肝炎大多呈慢性感染，少数可发展为肝硬化，甚至发生肝细胞癌。近年来又发现了庚型肝炎病毒和输血传播病毒，尚待进一步研究。

【病原学】

（一）甲型肝炎病毒（hepatitis A Virus，HAV）

属嗜肝 RNA 病毒科，无包膜，球形。HAV 只有一个抗原抗体系统和一个血清型，感染后早期出现 IgM 型抗体，一般持续 8 ~ 12 周，IgG 型抗体可长期存在。

HAV 抵抗力较强，但加热 100℃ 5 分钟、紫外线照射 1 小时和含氯消毒剂等均可使其灭活。

（二）乙型肝炎病毒（hepatitis B Virus，HBV）

属嗜肝 DNA 病毒科。在电镜下观察，HBV 感染者血清中可见 3 种病毒颗粒：① Dane 颗粒；②小球型颗粒；③管状颗粒。Dane 颗粒是完整的 HBV 颗粒，分为包膜及核心两部分，包膜上蛋白质即乙型肝炎表面抗原（HBsAg），核心部分含环状双股 DNA、DNA 聚合酶（DNAP）、核心抗原（HBcAg）和 e 抗原（HBeAg），是病毒复制的主体。

HBV 抵抗力很强，对低温、干燥、紫外线及一般化学消毒剂均能耐受，煮沸 10 分钟、高压蒸汽、过氧乙酸、戊二醛和含氯消毒剂均可使其灭活。

HBV 的抗原抗体系统：

1. 表面抗原（HBsAg）和抗体（抗 -HBs）　人体感染 HBV 后 3 周便可在血中出现 HBsAg，在急性乙型肝炎患者中持续 5 周 ~ 5 个月，在慢性乙型肝炎患者和无症状携带者血中可持续存在多年。除血液外，HBsAg 还可存在于各种体液和分泌物，如唾液、尿液和精液之中。HBsAg 消失后数周血中出现具有保护作用的抗 -HBs，可保持多年。抗 -HBs 阳性见于乙肝恢复期、过去感染或预防接种后。

2. 核心抗原（HBcAg）和抗体（抗 -HBc）　HBcAg 主要存在于受感染的肝细胞核内，血液中不易测到。HBcAg 可诱生抗体，即抗 -HBc，血液中的抗 -HBc 有两型，即抗 -HBc IgM 和抗 -HBc IgG，前者在 HBsAg 阳性后 2 ~ 4 周出现，只存在于乙型肝炎的急性期和慢性乙型肝炎的急性发作期。抗 -HBc IgM 下降消失后出现抗 -HBc IgG，可持续多年，是 HBV 既往感染的标志。

3. e 抗原（HBeAg）和 e 抗体（抗 -HBe）　HBeAg 稍后于（或同时）HBsAg 在血液中出现，是 HBV 活动性复制和传染性强的标志。抗 -HBe 在 HBeAg 消失后出现，表示 HBV 复制减少和传染性减低，一般持续 1 ~ 2 年。

4. HBV DNA　位于 HBV 核心部分，与 HBeAg 几乎同时出现在血液中，是 HBV 复制和具有传染性的标志。

（三）丙型肝炎病毒（hepatitis C Virus，HCV）

为单股正链 RNA 病毒，人感染 HCV 后可在血液中检出 HCV RNA 和抗 -HCV。抗 -HCV 为非保护性抗体，而是具有传染性的标志，又分为 IgM 型和 IgG 型。HCV RNA 阳性是病毒感染和复制的直接指标。

（四）丁型肝炎病毒（hepatitis D Virus，HDV）

HDV 是一种必须有 HBV 共生才能复制的缺陷病毒。在慢性 HDV 感染时可在血清中检出 HDVAg、抗 -HDV，包括抗 -HDV IgM 和抗 -HDV IgG。抗 -HDV 不是保护性抗体。血清或肝组织中 HDV RNA 是诊断 HDV 感染最直接的依据。

（五）戊型肝炎病毒（hepatitis E Virus，HEV）

为 RNA 病毒。在 HEV 感染者血中可检出抗 -HEV，抗 -HEV IgM 在发病初期产生，阳性是近期 HEV 感染的标志，抗 -HEV IgG 多数于发病后 6 ～ 12 个月阴转。戊型肝炎患者发病早期，粪便和血液中存在 HEV，用 RT-PCR 法可检测到 HEV RNA。

【流行病学】

（一）传染源

1. 甲型肝炎和戊型肝炎 传染源是急性患者和亚临床感染者。甲型肝炎患者在起病前 2 周和起病后 1 周从粪便中排出 HAV 的量最多，传染性最强。

2. 乙型、丙型、丁型肝炎 传染源分别是急性、慢性（含肝炎后肝硬化）乙型、丙型、丁型肝炎患者和病原携带者。

（二）传播途径

1. 甲型、戊型肝炎 以粪 - 口传播为主，水源污染和水生贝类（如毛蚶）受染可致暴发流行。日常生活接触传播多散在发病。

2. 乙型肝炎 HBsAg 可通过各种体液排出体外，如血液、精液、阴道分泌物、唾液、乳汁、泪液、尿液、汗液等。其传播途径主要有：

（1）血液和血制品传播：如输入染有乙肝病毒的血液和血制品，或使用染有乙肝病毒的注射器、医疗器械等均可造成传播。

（2）母婴传播：也是重要传播途径，包括宫内感染、围生期传播、分娩后传播。围生期传播或分娩过程是母婴传播的主要方式。分娩后传播主要是母婴间密切接触。

（3）日常生活接触传播：如同家庭、同学校内的密切接触也可引起 HBV 感染。

（4）性接触传播：也是乙型肝炎的传播途径。

3. 丙型肝炎 HCV 感染主要通过输血、注射途径、血液透析等传播，日常生活接触、母婴传播、性接触传播也为可能的传播途径。

4. 丁型肝炎 主要通过血液传播，日常生活接触传播也为可能的传播途径。

（三）易感人群

1. 甲型、戊型肝炎 抗 -HAV 阴性者为甲型肝炎易感人群，以幼儿、学龄前儿童发病最多，但遇有暴发流行时各年龄组均可发病，感染后免疫力可持续终身。戊型肝炎显性感染主要发生于成人。

2. 乙型、丙型、丁型肝炎 抗 -HBs 阴性者为乙型肝炎易感人群。乙肝高危人群包括 HBsAg 阳性母亲的新生儿、HBsAg 阳性者的家属、反复输血或血制品者、血液透析患者、

知识链接

乙肝疫苗的预防作用

目前我国的病毒性肝炎防治已取得重大进展。通过实施"预防为主"的乙肝疫苗免疫策略，新生儿的乙肝疫苗接种率达到 95% 以上，儿童的乙肝病毒表面抗原携带率降至 1% 以下。乙肝病毒携带者数量已由 9.75% 降至 7.18%，预计至 2020 年，该数字将降到 3%。

接触血液的医务工作者等。乙肝多发生于婴幼儿及青少年。丙型肝炎多见于成年人。

（四）流行特征

甲型肝炎的发病率有明显的秋、冬季高峰。戊型肝炎也有明显季节性，流行多发生于雨季或洪水后。乙型、丙型、丁型肝炎无明显季节性。

【临床表现】

潜伏期：甲型肝炎：2～6周，平均4周。乙型肝炎：1～6个月，平均3个月。丙型肝炎：2周～6个月，平均40日。丁型肝炎：4～20周。戊型肝炎：2～9周，平均6周。

（一）急性肝炎

各型肝炎病毒均可引起急性肝炎（acute hepatitis）。

1. 急性黄疸型肝炎

（1）黄疸前期：甲型、戊型肝炎起病较急，有畏寒、发热，体温在38～39℃。乙型、丙型、丁型肝炎多起病缓慢，常无发热。黄疸前期常见症状为显著乏力、食欲减退、厌油腻、恶心、呕吐、腹胀、右季肋部疼痛等，有时有腹泻或便秘，尿色逐渐加深，至本期末呈浓茶色。少数病例以发热、头痛、上呼吸道感染症状为主要表现。本期ALT即可明显异常。本期平均持续5～7日。

（2）黄疸期：发热消退，但尿色更黄，巩膜、皮肤也出现黄染，于1～2周达高峰。有些患者可有大便颜色变浅，皮肤瘙痒等梗阻性黄疸表现。肝大，一般在肋下1～3cm，有压痛及叩击痛，脾也可有轻度肿大。肝功能检查ALT和胆红素升高，尿胆红素阳性。此期持续2～6周。

（3）恢复期：黄疸逐渐消退，症状减轻以至消失，肝、脾缩小，肝功能逐渐恢复正常。此期持续2周至4个月，平均1个月。

2. 急性无黄疸型肝炎　远较急性黄疸型肝炎常见，整个病程不出现黄疸，症状较轻，常不易被发现。恢复较快，大多在3个月内恢复。

（二）慢性肝炎

乙型、丙型、丁型肝炎可迁延不愈变成慢性肝炎（chronic hepatitis）。慢性肝炎是指急性肝炎病程超过半年未愈者、或发病日期不明、或虽无肝炎病史但影像学或肝活检病理学检查符合慢性肝炎表现者。慢性肝炎主要症状有乏力、食欲缺乏、腹胀、肝区痛、便溏等。体征主要有肝病面容、肝掌、蜘蛛痣、脾大等。肝功能检查主要有ALT、AST异常、血清白蛋白降低、球蛋白升高等。可按病情分为轻度、中度、重度。

（三）重型肝炎（肝衰竭）

所有肝炎病毒均可导致重型肝炎（肝衰竭，liver failure），我国以乙型肝炎最多。发病诱因多为起病后未适当休息、精神刺激、营养不良、嗜酒、服用损害肝药物、妊娠、合并感染等。表现一系列肝衰竭症候群：出现极度乏力；严重消化道症状；精神、神经症状，如嗜睡、性格改变、行为异常、意识障碍等肝性脑病表现；黄疸进行性加深（血清总胆红素≥171μmol/L 或每日上升≥17μmol/L）；肝进行性缩小；有明显出血倾向、PTA＜40%；还可出现中毒性鼓肠、肝臭或少量腹水，也可有扑翼样震颤及病理反射。

1. 急性重型肝炎（急性肝衰竭（acute liver failure））　亦称暴发型肝炎。发病初类似急性黄疸型肝炎，但病情发展迅猛，起病2周内出现Ⅱ度以上肝性脑病为特征的肝衰竭症候群。本型病死率高。患者常因肝肾综合征、脑疝、消化道出血等死亡，病程不超过3周。

2. 亚急性重型肝炎（亚急性肝衰竭（subacute liver failure））　亦称亚急性肝坏死。以急性黄疸型肝炎起病，发病 15 日～26 周出现肝衰竭症候群。肝性脑病症状多出现于疾病的后期。病程可长达数月，患者常死于消化道出血、肝肾综合征、肺部或腹腔等处感染，存活者易发展为坏死后肝硬化。

3. 慢性重型肝炎（慢性肝衰竭（chronic liver failure）） 在肝硬化基础上，肝功能进行性减退或失代偿。出现腹水或其他门脉高压表现、肝性脑病、血清总胆红素升高、白蛋白＜ 30g/L、凝血功能障碍、PTA ≤ 40。

（四）淤胆型肝炎

淤胆型肝炎（cholestatic hepatitis）亦称毛细胆管炎型肝炎。起病类似急性黄疸型肝炎，但症状较轻，主要表现为较长期（3 周以上）肝内梗阻性黄疸，如可出现皮肤瘙痒、粪便颜色变浅、肝大和梗阻性黄疸的化验结果。大多数患者可顺利恢复。

【并发症】

甲型与戊型肝炎仅引起急性肝炎，并发症少见。慢性肝炎肝内并发症多发生于 HBV 和（或）HCV 感染，主要有肝硬化、肝细胞癌、脂肪肝。肝外并发症有胆道炎症、糖尿病、甲状腺功能亢进、再生障碍性贫血、心肌炎、肾小球肾炎等。重型肝炎可引起肝性脑病、继发感染、出血、电解质紊乱及肝肾综合征等严重并发症。

【实验室及其他检查】

（一）肝功能检查

1. 血清酶的检测 ①血清丙氨酸转氨酶（ALT）：又称谷丙转氨酶（GPT），最常用，是判断肝细胞损害的重要指标。急性肝炎在黄疸出现前 3 周，ALT 即开始升高，直至黄疸消退后 2～4 周恢复正常。慢性肝炎患者病情活动进展时 ALT 也升高。重型肝炎由于大量肝细胞坏死，ALT 随黄疸迅速加深反而下降，呈酶 - 胆分离现象。②天门冬氨酸转氨酶（AST），又称谷草转氨酶（GOT），意义与 ALT 相同。③其他血清酶类：如乳酸脱氢酶（LDH）、γ 谷氨酰转肽酶（γ-GT）、碱性磷酸酶（ALP）等在肝炎时也可升高。

2. 血清白蛋白检测 慢性肝炎、重型肝炎和肝硬化时常有血清白蛋白减少，丙种球蛋白升高，形成白 / 球（A/G）比值下降，甚至倒置，反映肝功能的显著损害，对诊断有一定参考价值。

3. 血清胆红素检测 急性或慢性黄疸型肝炎、活动性肝硬化时血清胆红素升高，重型肝炎时血清胆红素常超过 171μmol/L。直接胆红素在总胆红素中的比例还可反映淤胆的程度。

4. 凝血酶原时间（PT）、凝血酶原活动度（PTA）检测 凝血酶原主要由肝合成，肝病时凝血酶原时间延长，并与肝损害程度呈正相关。PTA ＜ 40% 是诊断重型肝炎的重要依据，也是判断预后的敏感指标。

5. 血氨检测 血氨升高提示肝性脑病，但两者之间无必然联系。

（二）尿三胆检测

急性肝炎黄疸期尿胆红素及尿胆原均增加。

（三）肝炎病毒标记物检测

1. 甲型病毒性肝炎 血清抗 -HAV IgM 呈阳性，具有诊断意义。抗 -HAV IgG 阳性则提示过去感染 HAV 而产生的免疫或疫苗接种后反应。

2. 乙型病毒性肝炎 检测血清① HBsAg 与抗 -HBs；② HBeAg 与抗 -HBe；③抗 -HBc，也可分别检测抗 -HBc IgM、抗 -HBc IgG；④ HBV DNA。

3. 丙型病毒性肝炎 检测血清①抗 -HCV：抗 -HCV IgM 阳性提示 HCV 现症感染，抗

HCV IgG 阳性提示 HCV 现症感染或既往感染。② HCV RNA：阳性是病毒感染和复制的直接标志。

4. 丁型病毒性肝炎　血清或肝组织中的 HDVAg 和（或）HDV RNA 阳性有确诊意义。抗 -HDV IgM 可用于丁型肝炎早期诊断，抗 -HDV IgG 是诊断丁型肝炎的可靠指标。

5. 戊型病毒性肝炎　急性肝炎患者抗 -HEV IgM 阳性，即可诊断为戊型病毒性肝炎。恢复期抗 -HEV IgG 滴度比急性期高 4 倍者，提示 HEV 新近感染，有诊断意义。

【诊断要点】

1. 流行病学资料　秋冬或夏秋季出现肝炎流行高峰、食物或水型爆发流行资料均有利于甲型和戊型肝炎的诊断。有与乙型肝炎患者密切接触史，特别是 HBV 感染的母亲所生婴儿及有注射、输血或使用血制品等历史，对乙型和丙型肝炎的诊断有重要价值。

2. 临床诊断

（1）急性肝炎：有起病较急、发热、食欲缺乏、恶心、呕吐、厌油腻等症状；检查有肝大、压痛及叩痛，少数患者有脾大；化验 ALT 升高，病程在 6 个月以内，如血清胆红素升高可诊为急性黄疸型肝炎，血清胆红素正常可诊为急性无黄疸型肝炎。

（2）慢性肝炎：病程超过半年，有肝炎症状、体征及肝功能异常可诊为慢性肝炎。

（3）重型肝炎：急性黄疸型肝炎起病 2 周内迅速出现Ⅱ度以上肝性脑病为特征的肝衰竭症候群，可诊断为急性重型肝炎。病程在 15 日～ 26 周出现肝衰竭症候群，可诊断为亚急性重型肝炎。在肝硬化基础上出现亚急性重型肝炎表现者，可诊断为慢性重型肝炎。

3. 病原学诊断　根据肝炎病毒标记物检测，可对病毒性肝炎进行病原学分型。

【治疗要点】

各型肝炎的治疗原则均以足够的休息、营养为主，辅以适当药物，避免饮酒、过劳和肝损害药物。

（一）急性肝炎

强调早期卧床休息，症状明显好转后再逐渐增加活动。饮食应清淡，保证足够的热量及维生素 B 族和维生素 C、适量蛋白质。进食量过少时可由静脉补充葡萄糖和维生素 C。

因急性丙型肝炎易转为慢性，故强调早期进行抗病毒治疗，应用干扰素可取得满意疗效，疗程 24 周。

（二）慢性肝炎

1. 非特异性保肝药　如各种维生素、葡醛内酯等。

2. 降酶药　如甘草酸类、联苯双酯、水飞蓟宾类、五味子制剂等。

3. 抗病毒药　对于慢性乙肝和慢性丙肝的抗病毒治疗非常重要，常用核苷类抗病毒药物、干扰素等。

（1）慢性乙型肝炎的抗病毒治疗：①核苷类抗病毒药：对 HBV-DNA 阳性的慢性乙型肝炎或肝硬化患者，可以使用核苷类抗病毒药物，目前可以选择的药物有四种，包括拉米夫定（每片 100mg）、阿德福韦酯（每片 10mg）、恩替卡韦（每片 0.5mg）、替比夫定（每片 600mg）。可以根据患者情况选择其中一种，基本用法为每日 1 片。治疗过程中要监测 HBV-DNA 及肝功能，以确定疗效，并防止耐药发生。②干扰素治疗：慢性乙型肝炎患者还可以使用普通干扰素（300 万单位或 500 万单位，肌内注射，隔日一次）、聚乙二醇干扰素（每周皮下注射一次）治疗，基本疗程为 6 个月，需要注意干扰素不良反应。失代偿期肝硬化患者不能使用干扰素治疗。

（2）慢性丙型肝炎的抗病毒治疗：对 HCV-RNA 阳性的慢性丙型肝炎患者，首选使用聚乙二醇干扰素加利巴韦林治疗。经济困难的患者也可以使用普通干扰素。对利巴韦林有严重不良反应的患者，也可以单用干扰素，但疗效均不及首选方案。

4. 免疫调节药　如胸腺素等。

5. 中医中药　根据症状辨证施治。

（三）重型肝炎（肝衰竭）

1. 一般支持疗法　因重症肝炎患者消化道症状严重，故以静脉营养治疗为主，可静脉滴注 10% ~ 25% 葡萄糖溶液，配合特制的氨基酸、新鲜血浆或白蛋白组成的营养液。并应注意补充足量的维生素 B、C 及 K。可行锁骨下静脉穿刺插管术，以保证顺利输液。注意维持水、电解质及酸碱平衡。

2. 抗病毒治疗　选择核苷类药物，尽早进行抗病毒治疗。

3. 阻断肝坏死、促进肝细胞再生　可应用促肝细胞生长因子、前列腺素 E_1 等。

4. 免疫调节疗法　可应用胸腺素等。

5. 并发症的防治

（1）肝性脑病（hepatic enaphalopathy）的防治：①氨中毒的防治：口服不易吸收的广谱抗生素，减少氨的生成；口服乳果糖，以使肠腔呈酸性，减少氨的产生及吸收；并应注意保持大便通畅；②维持氨基酸平衡：输入支链氨基酸或以支链氨基酸为主的制剂；③防治脑水肿（cerebral edema）：应用 20% 甘露醇进行脱水治疗。

（2）出血的防治：使用止血药物；也可输入新鲜血、血小板或凝血因子等。

（3）继发感染的防治：早期诊断感染，根据药敏试验选用抗生素。

（4）肾功能不全的防治：应注意避免诱发因素，如消化道出血、过量利尿、严重感染、血容量不足等均可诱发肾功能不全。已发现肾功能不全者给以相应处理。

6. 人工肝支持系统和肝移植（liver transplantation）　人工肝支持系统是替代已丧失的肝功能，清除患者血中的毒性物质、暂时降低血清胆红素水平、有利于肝功能的恢复、延长生存时间。对于晚期肝硬化及肝衰竭患者可应用肝移植手术治疗。

知识链接

肝移植

近年来我国肝移植技术取得重大进展，肝移植术早已成为一项成熟的治疗终末期肝病的方法，成功率、存活率和术后生活质量均大幅度提高。我国肝移植手术成功率达到 99% 以上，移植受者的 1 年、5 年、10 年的存活率已经分别高达 90%、80% 和 70%，亲属间肝移植成活率更高。

【预防】

（一）管理传染源

1. 患者的隔离　甲型、戊型肝炎隔离至发病后 3 周。慢性乙型和丙型肝炎分别按病毒携带者管理。

2. 对病毒携带者的管理　对无症状 HBV 和 HCV 携带者应进一步检测各项传染性指标，

阳性者禁止献血和从事饮食、托幼、自来水等工作。

3. 对密切接触者 与甲型肝炎密切接触者检疫 45 日，其余类型肝炎检疫期尚未确定。

（二）切断传播途径

1. 甲型和戊型肝炎 重点在于切断传播途径，如加强水源和粪便管理，做好饮水消毒和食品卫生工作，搞好环境和个人卫生。

2. 乙型、丙型、丁型肝炎 重点在于防止通过血液和体液的传播。

（1）加强血源管理，保证血液、血制品及生物制品的安全生产与供应，对献血员和每一份血制品都要用最敏感的方法检测 HBsAg 和抗 -HCV，阳性者不得献血，阳性血液不得使用。对被血液和体液污染物品要进行严格消毒。

（2）提倡使用一次性注射用具；对各种医疗器械应进行严格消毒。

（3）严格掌握血液和血制品使用指征。

（4）加强托幼单位和服务行业卫生管理，洗漱用具专用；公用餐具、茶具、面巾、理发用具应按规定进行消毒处理。

（5）接触患者后用肥皂和流动水洗手。

（6）采取主动和被动免疫阻断母婴传播途径。

（三）保护易感人群

1. 甲型肝炎

（1）主动免疫：易感人群可接种甲型肝炎减毒活疫苗。

（2）被动免疫：对甲型肝炎患者的密切接触者，可应用丙种球蛋白肌内注射，以预防发病，剂量为 0.05～0.1ml/kg。注射时间越早越好，不宜迟于接触后 7～10 日。

2. 乙型肝炎

（1）主动免疫：接种乙肝疫苗是我国控制乙型肝炎传播和流行的最关键措施。适用于乙型肝炎易感人群。高危人群必须接种乙肝疫苗，主要包括新生儿、与 HBV 感染密切接触者、医务工作者、长期血液透析者、有血液疾患需长期受血者等。现普遍采用的是 0、1、6 个月的接种程序。凡新生儿，尤其是 HBsAg 阳性的母亲所娩下的新生儿，在出生后 24 小时内应立即接种乙肝疫苗，按照 0、1、6 个月的程序注射 3 次，保护率为 85% 以上。

（2）被动免疫：适用于已暴露于 HBV 的易感者及母亲是 HBeAg 阳性所娩下的新生儿，在接种乙肝疫苗的同时应联合使用高效价乙肝免疫球蛋白（HBIG），剂量为 0.05～0.07ml/kg，肌内注射，保护期约 3 个月。

3. 戊型肝炎 疫苗也已研制成功。

知识链接

乙肝疫苗

中国当前临床使用的乙肝疫苗是基因工程疫苗，安全有效，副作用小。接种乙肝疫苗后人体乙肝表面抗体（抗 -HBs）转阳率在 95% 以上，有效保护期在 5 年以上，抗体滴度越高，免疫力越强，免疫保护持续时间也越长。

【护理】

（一）急性肝炎

1. 护理评估

（1）病史及心理、社会资料

1）病史：①应询问热程、热型及发热程度；②食欲缺乏发生时间、既往和目前每日进食种类、进食量、体重变化、对饮食知识的了解程度；③恶心及呕吐发生时间、每日呕吐次数、呕吐量、呕吐物性状；④乏力发生时间、乏力对日常生活的影响；⑤黄疸发生时间、是否进行性加重、有无皮肤瘙痒、瘙痒部位及程度、是否影响睡眠、对皮肤自我护理知识的了解程度；⑥有无出血表现；⑦患者神志及精神状态有无变化。

2）流行病学资料：应询问当地有无肝炎流行；是否与肝炎患者有过密切接触；个人饮食及饮水卫生情况；是否经常在外就餐；是否有注射、输血及使用血制品的历史；家族中是否有人感染肝炎；是否进行过肝炎疫苗接种等。

3）心理、社会评估：①对肝炎一般知识的了解情况、对预后的认识、对所出现的各种症状的心理反应及表现；②对患肝炎后住院隔离的认识，是否有被人歧视、嫌弃或孤独感，是否有意回避他人；③患病后是否对工作、学习、家庭造成影响，家庭经济情况；④社会支持系统对肝炎的认识及对患者的关心程度；⑤患者的应对能力等。

（2）身体评估：生命体征、身高、体重、神志状态、营养状况、黄疸部位及程度、皮肤有无搔抓痕迹及破损、肝脾大小、压痛及叩痛等。

（3）实验室及其他检查：肝功能、肝炎病毒标记物检测、B型超声波检查等，以了解肝损害情况及确定肝炎病原学分型。

2. 主要护理诊断

（1）具有传染性：与病毒性肝炎是传染病有关。

（2）活动无耐力：明显乏力；与病毒性肝炎导致肝细胞受损有关。

（3）营养失调：低于机体需要量；与摄入不足和（或）呕吐有关。

（4）有皮肤完整性受损的危险：与胆盐沉着刺激皮肤引起瘙痒有关。

（5）知识缺乏：缺乏病毒性肝炎的防治知识。

（6）焦虑：与住院隔离有关；与不了解疾病预后或病情严重、预后不良有关。

3. 护理计划及评价（举例）

知识缺乏：缺乏急性病毒性肝炎的防治知识。

（1）目标

1）患者能复述急性肝炎的防治知识，并能正确实施治疗、护理计划。

2）能解释皮肤瘙痒原因，并会正确执行皮肤自我护理。

3）患者、家属能复述本病的传播途径，并能正确实施预防措施。

（2）主要护理措施

1）根据患者的文化程度、接受能力以及知识缺乏程度安排教育内容，首先向患者讲解病毒性肝炎的类型及治疗、护理知识：

①休息：在目前无特效治疗药物的情况下，休息是治疗急性肝炎的重要措施。应强调患者早期卧床休息，因安静卧床可增加肝血流量，降低代谢率，有利于肝细胞炎症病变的恢复，防止发生重型肝炎。在发病后1个月内，除进食、洗漱、排便外，其余时间应卧床休息。当症状好转、黄疸减轻、肝功能改善后，可每日轻微活动1～2小时，以患者不感觉疲

劳为度。以后随病情进一步好转，可逐渐增加活动量。出院后仍应继续休息 1 ~ 3 个月，恢复日常活动及工作后，仍应避免过劳及重体力劳动。

②饮食：合理的营养、适宜的饮食也是治疗急性肝炎的重要措施。因合理的饮食可以改善患者的营养状况，促进肝细胞修复及再生，有利于肝功能恢复。在急性肝炎早期患者消化道症状较明显，因此应给予易消化、清淡饮食，少量多餐，应保证有足够的热量（2000 ~ 2500 卡 / 日）、蛋白质及维生素 C，如入量过少可给予糖水、果汁，或静脉输入10% 葡萄糖及维生素 C。蛋白质每日 1.0 ~ 1.5g/kg，并多进水果、蔬菜等含维生素 C 丰富的食物。但随着病情好转，食欲改善，食量增加，则应防止营养过剩，对于体重增加较快的患者，应适当控制饮食，最好能维持体重在病前水平或略增。

③用药：按医嘱应用保肝药，不滥用药物，特别应禁用损害肝药物。

④禁酒：肝炎患者应禁饮酒，因乙醇能严重损害肝。

⑤保持乐观情绪：急性肝炎患者如过分忧郁、焦虑、情绪波动，都会造成中枢神经系统功能紊乱，免疫功能减退，不利于肝病变恢复，故应指导患者正确对待疾病，保持稳定、乐观情绪。

2）讲解皮肤自我护理知识：黄疸型肝炎患者由于胆盐沉着刺激皮肤神经末梢，可以引起皮肤瘙痒。应指导患者进行皮肤自我护理，具体措施为：①穿着布制柔软、宽松内衣裤，常换洗，并保持床单位清洁、干燥，使患者有舒适感，可减轻皮肤瘙痒；②每日用温水擦拭全身皮肤一次，不用有刺激性的肥皂与化妆品；③皮肤瘙痒重者可给以局部涂擦止痒剂，也可口服抗组胺药；④及时修剪指甲，避免搔抓引起皮肤破损，如皮肤已有破损者应注意保持局部清洁、干燥，预防感染；⑤必要时可采用转移患者注意力的方法减轻皮肤瘙痒。

3）讲解病毒性肝炎的预防知识：告之患者所患肝炎的传播途径、隔离期、隔离措施、消毒方法及家属如何进行预防等。如患甲型、戊型肝炎患者和健康人之间应做好消化道隔离，食具、茶具、生活用具严格分开；注意个人卫生，做到饭前、便后用肥皂和流动水洗手；对患者用物及排泄物进行消毒。其他类型肝炎在发病期或血中有病毒复制标记物存在时应视为有传染性，必须做好血液及生活接触隔离。讲解甲、乙型肝炎疫苗预防接种的重要性。

（3）评价

1）患者已按要求实施治疗、护理计划。

2）皮肤瘙痒减轻或消失，未发生破损及感染。

3）患者、家属明确所患肝炎类型及传播途径，并已执行预防措施。

（二）重型肝炎的主要护理措施

1. 病情观察　①乏力、消化道症状是否进行性加重；②黄疸变化；③肝浊音界变化；④并发症的观察：观察精神、神经症状，及时发现肝性脑病先兆；观察出血表现；观察感染表现；严格记录出入量，及时检查尿常规、比重、血尿素氮、肌酐等，及时发现肾衰竭。

2. 休息　绝对卧床休息，保持安定情绪。

3. 饮食　给以低脂、低盐、高糖、高维生素、易消化流食或半流食，限制蛋白质摄入量，每日蛋白质应少于 0.5g/kg，总热量成人至少每日 1200 ~ 1600 卡。重型肝炎患者往往有明显食欲缺乏，应鼓励患者进食，采取少量多餐；经常更换食物品种；注意食物色、香、味和加调味品等方法以增加患者食欲。进食不足者应输入 10% ~ 25% 葡萄糖加适量胰岛素或更高浓度葡萄糖溶液，总液量以 1500 ~ 2000ml/d 为宜，不宜过多。

4. 并发症的护理

（1）肝性脑病：使用利尿剂、进高蛋白饮食、消化道大出血或放腹水患者易诱发肝性脑病，应注意观察，发生肝性脑病后协助医生进行抢救并给以相应护理。

（2）出血：常见出血部位是鼻出血、牙龈出血、注射部位出血、消化道出血等。

1）及时取血查血型、血红蛋白及凝血功能等，并配血备用。

2）告知患者不要用手指挖鼻或用牙签剔牙、不用硬牙刷刷牙，刷牙后有出血者可用棉棒擦洗或用水漱口。注射后局部至少压迫 10～15 分钟，以避免出血。

3）若发生出血时，根据不同出血部位给以相应护理。

（3）继发感染：常见的感染部位是口腔、肺部、腹腔、肠道、皮肤等，可出现相应的症状及体征。应采取预防感染的措施：①保持病室空气流通，减少探视；②做好病室环境消毒，每日对地面、家具、空气消毒 2～3 次，防止交叉感染；③做好口腔护理，定时翻身，及时清除呼吸道分泌物，防止口腔及肺部感染；④注意饮食卫生及餐具的清洁和消毒，防止肠道感染；⑤患者的衣服、被褥保持清洁，防止皮肤感染；⑥发生感染时及时按医嘱应用抗菌药物。

（4）肝肾综合征（hepatorenal syndrome）：肝肾综合征常是重型肝炎患者死亡的原因，上消化道出血、大量利尿、大量及多次放腹水、严重感染等易诱发肾衰竭，发生肝肾综合征者给以相应护理。

【健康教育】

1. 进行预防病毒性肝炎的健康教育，甲型、戊型肝炎应预防消化道传播，其余各类型肝炎主要应预防血液传播。凡接受输血、应用血制品、接受大手术等患者，出院后应定期检测肝功能及病毒标记物，以便早期发现由血液传播所致的各型肝炎。强调疫苗接种对预防甲、乙型肝炎的重要作用。

2. 甲型、戊型病毒性肝炎是自限性疾病，不会转成慢性，无需特殊治疗，应向患者讲述休息、饮食对该类型肝炎治疗的重要作用。乙、丙、丁型肝炎部分患者可转为慢性，故应强调急性肝炎彻底治愈的重要性，讲述肝炎迁延不愈对个人、家庭、社会造成的危害，按医嘱实施恰当、合理的治疗措施，促进患者早日康复。

3. 患者出院后定期复查，急性肝炎患者出院后第 1 个月每半个月复查一次，以后每 1～2 个月复查一次，半年后每 3 个月复查 1 次，定期复查 1～3 年。

4. 介绍各型病毒性肝炎的预后及慢性化因素，一般甲型、戊型表现为急性肝炎，预后良好，而其余各型肝炎部分患者均可迁延不愈、反复发作，发展为慢性肝炎、肝硬化，甚至肝癌。反复发作的诱因为过度劳累、暴饮暴食、酗酒、不合理用药、感染、不良情绪等，应帮助患者分析复发原因，予以避免。还应教会患者自我监测病情。

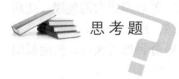
思 考 题

1. 病毒性肝炎按病原学如何分型？临床上病毒性肝炎分几型？
2. 按临床分型各型病毒性肝炎各有何不同临床表现及实验室检查所见？
3. 急性及重型肝炎的治疗要点是什么？
4. 各型肝炎的流行病学及预防措施是什么？有何不同？

5. 对于一个 HBsAg 阳性的产妇，如何阻断母婴传播？

6. 对急性及重型肝炎患者如何进行整体护理？

7. 如何进行病毒性肝炎的健康教育？

（陈志海　吴光煜）

第二节　流行性乙型脑炎

案例 2-2

患儿女性，8岁。因高热、抽搐2天，神志不清1天，于8月12日入院。

患儿近2天来高热，体温39～40.5℃，伴头痛、恶心、呕吐5次，为胃内容，并有全身抽搐3次，近1天来神志不清逐渐加重，而入院。

体检：T 41℃，P 120次/分，R 32次/分，BP 90/50mmHg，呼吸表浅，节律不整，呈双吸气，深昏迷，瞳孔左＞右，对光反应迟钝，心肺腹未见异常，颈抵抗（＋），巴氏征（＋）。

实验室检查：血白细胞数15×10⁹/L，中性粒细胞85%。

血清乙脑病毒抗体IgM（＋）。

诊断：流行性乙型脑炎。

问题：

1. 该患儿诊断流行性乙型脑炎的依据是什么？

2. 该患儿是否危重？其危重表现是什么？呼吸、瞳孔异常变化说明什么？

3. 对该流行性乙型脑炎患儿治疗要点是什么？

4. 对该流行性乙型脑炎患儿的护理应注意哪几个关键问题？如何护理？

流行性乙型脑炎（epidemic encephalitis B）简称乙脑，是由乙脑病毒引起的以脑实质炎症为主要病变的急性传染病。本病经蚊虫传播，临床上以高热、意识障碍、抽搐、脑膜刺激征及病理反射为特征。重症者常出现中枢性呼吸衰竭，病死率高达20%～50%，并留有神经系统后遗症。

【病原学】

乙脑病毒属虫媒病毒B组，呈球形，核心为单股正链RNA，外有脂蛋白的包膜。此病毒能寄生在人或动物的细胞内，尤其在神经细胞内更适宜生长繁殖，故又称嗜神经病毒。

乙脑病毒抵抗力不强，易为常用消毒剂杀灭，加热56℃，30分钟即可灭活，但耐低温和干燥。

【流行病学】

（一）传染源

乙脑是人畜共患的自然疫源性疾病，人和动物（包括猪、牛、羊、马、鸡、鸭、鹅等）均可成为传染源。在乙脑流行区，家禽、家畜的感染率很高，其中猪的感染率可达100%（尤其是幼猪），且病毒血症持续时间长、血中病毒数量大，故猪是本病的主要传染源，往往在人类流行前 1～2 个月，已在猪中广泛传播。人感染乙脑病毒后，仅发生短期病毒血症，且血中病毒数量较少，故患者及隐性感染者作为传染源的意义不如动物重要。

（二）传播途径

本病主要通过蚊虫叮咬传播。蚊虫吸血后，病毒先在肠道内繁殖，然后移至唾液腺，经叮咬传播给人或动物，再由动物感染更多蚊虫。蚊虫感染乙脑病毒后，可带毒越冬并经卵传代，故蚊虫也是乙脑病毒的长期储存宿主。

（三）人群易感性

人对乙脑病毒普遍易感，感染后大多数为隐性感染，乙脑患者与隐性感染者之比为 1 ∶（1000～2000）。感染后可获持久免疫力。

（四）流行特征

本病具有严格季节性，我国主要流行于夏、秋季，约有 90% 的病例发生在 7、8、9 三个月内。发病年龄以 10 岁以下儿童居多，近年来发病年龄有上升趋势。乙脑集中暴发少，呈高度散发性，家庭成员中少有同时多人发病。

【发病机制与病理变化】

人被带乙脑病毒的蚊虫叮咬后，病毒即进入人体，在单核-巨噬细胞内繁殖，继而进入血液循环引起病毒血症，如不侵入中枢神系统则呈隐性感染。当机体防御功能降低或病毒量多、毒力强时，病毒可通过血脑屏障进入中枢神经系统，引起中枢神经系统广泛性损害。

乙脑主要病变以脑实质广泛性炎症为主，尤以大脑皮质、中脑、丘脑等最为严重。由于病变的程度及部位不同，故临床上出现多样化的神经系统症状。

【临床表现】

潜伏期 10～14 日（4～21 日）。典型的临床经过分为四期：

（一）初期

病程第 1～3 日。起病急，体温在 1～2 日内升高达 39～40℃，伴头痛、恶心、呕吐，多有精神倦息或嗜睡，少数患者可有颈强直或抽搐。

（二）极期

病程第 4～10 日。初期症状逐渐加重，主要表现有：

1. 持续高热　为乙脑必有的症状，体温常高达 40℃ 以上，多呈稽留热型，持续 7～10 日，重者可达 3 周。发热越高、热程越长，病情越重。

2. 意识障碍　为本病的主要症状，表现为嗜睡、昏睡、谵妄或昏迷。意识障碍多发生于病程第 3～8 日，通常持续 1 周左右，重者可达 4 周以上。昏迷越深、持续时间越长，病情越重。

3. 惊厥或抽搐　是乙脑严重症状之一，多见于病程第 2～5 日。主要由于高热、脑实质炎症、脑水肿、脑疝、痰阻或舌根后倒引起缺氧所致。先有面部、眼肌、口唇的小抽搐，随后出现肢体阵挛性抽搐或全身强直性抽搐，历时数分钟至数十分钟不等，均伴有意识障碍。频繁抽搐导致发绀，甚至呼吸暂停，使脑缺氧和脑水肿加重。

4. 呼吸衰竭（respiratory failure）是本病最严重的表现和主要死亡原因，多发生于深度昏迷患者。循环衰竭（circular failure）少见，常与呼吸衰竭同时存在。

（1）中枢性呼吸衰竭：常因脑实质炎症，尤其是延脑呼吸中枢损害、脑水肿、脑疝和低钠性脑病等引起。表现为呼吸节律不规则及幅度不均，如呼吸表浅、双吸气、叹息样呼吸、潮式呼吸及下颌呼吸等，最后呼吸停止。脑疝患者常出现颞叶钩回疝（主要压迫中脑）及枕骨大孔疝（压迫延脑），除表现上述呼吸异常外，尚有脑疝的其他表现，如剧烈头痛、喷射性呕吐、昏迷加重或烦躁不安、血压升高、脉搏减慢、瞳孔变化、肌张力增强及不易控制的反复抽搐等。

（2）外周性呼吸衰竭：多由于脊髓病变引起呼吸肌麻痹、呼吸道痰阻、蛔虫阻塞喉部或并发肺部感染等所致。主要表现为呼吸先增快后变慢、胸式或腹式呼吸减弱、呼吸困难、发绀，但呼吸节律整齐。

（3）混合性呼吸衰竭：中枢性及外周性呼吸衰竭并存。

高热、抽搐和呼吸衰竭是乙脑极期的严重症状，三者相互影响，互为因果。

5. 其他神经系统症状和体征 ①常有浅反射（如腹壁反射与提睾反射）减弱或消失，深反射（如膝腱反射、跟腱反射）先亢进后消失；②因锥体束病变可出现病理反射，如巴氏征阳性等；③常出现脑膜刺激征，如颈强直、克氏征阳性；④其他神经受损症状和体征，依病变部位和程度不同而异，如可出现吞咽困难、语言障碍、强直性瘫痪、震颤、大小便失禁等。

（三）恢复期

多数患者于病程 8 ～ 11 日后进入恢复期，体温逐渐下降，神志逐渐转清，以后语言、表情、运动及各种神经反射逐渐恢复，通常 2 周左右完全恢复。部分患者需 1 ～ 3 个月以上的恢复期。少数重症患者可有低热、神志迟钝、痴呆、失语、多汗、吞咽困难、肢体瘫痪等，经积极治疗后大多数患者于 6 个月内恢复。

（四）后遗症期

5% ～ 20% 重症患者在发病半年后仍留有精神、神经症状，称为后遗症。其中以失语、强直性瘫痪、扭转痉挛、痴呆、精神失常等较为常见，经积极治疗后可有一定程度的恢复。

【并发症】

发生率约 10%，以支气管肺炎最为常见，多因昏迷患者呼吸道分泌物不易咳出，或因应用人工呼吸器后引起。其次为肺不张、尿路感染、褥疮等。重症患者亦可出现应激性溃疡致上消化道大出血。

【实验室及其他检查】

（一）血常规

白细胞总数常在（10 ～ 20）×10^9/L，中性粒细胞增至 80% 以上。

（二）脑脊液

压力增高，外观清亮或微混，白细胞计数多在（50 ～ 500）×10^6/L，分类早期以中性粒细胞为主，以后则以单核细胞为主。蛋白轻度增高、糖正常或偏高，氯化物正常。

（三）血清学检查

1. 特异性 IgM 抗体检测 最早在病程第 4 日即出现阳性，3 周内阳性率达 70% ～ 90%，可作为早期诊断之用。

2. 血凝抑制试验 病程第 5 日抗体可阳性，效价于第 2 周达高峰，持续时间长，可用于临床诊断及流行病学调查，临床诊断需双份血清效价呈 4 倍增高才有意义。

（四）病毒分离

病程第 1 周死亡病例的脑组织用组织培养法可获得病毒，但脑脊液和血中不易分离到。

【诊断要点】

1. 流行病学资料 有明显的季节性，发生于 7、8、9 三个月。

2. 临床表现 起病急、高热、头痛、呕吐、意识障碍、抽搐、严重患者可有呼吸衰竭。脑膜刺激征阳性，可出现病理反射。

3. 实验室检查 血白细胞及中性粒细胞均增高；脑脊液呈无菌性脑膜炎改变；血清学检查乙脑 IgM 抗体阳性为确诊依据。

【治疗要点】

本病尚无特效抗病毒药物，应采用中西医结合等综合治疗措施，重点做好高热、惊厥、呼吸衰竭等危重症状抢救，是提高治愈率、降低病死率之关键。

> **知识链接**
>
> ### 乙脑治疗原则
>
> 乙脑的治疗原则中最重要的是把"三关"，即发热关、惊厥关、呼吸衰竭关。高热治疗以物理降温为主；惊厥治疗可用安定、水合氯醛等；呼吸衰竭可予吸氧、翻身拍背、吸痰、机械通气处理。

（一）一般治疗

住院隔离治疗，及时补充必要的营养物质，注意水和电解质平衡。

（二）对症治疗

1. 发热 物理降温为主，药物降温为辅，同时注意降低室温，使体温控制在 38℃ 左右，药物降温可用解热镇痛药。高热伴频繁抽搐者可用亚冬眠疗法，用氯丙嗪和异丙嗪每次 0.5 ~ 1mg/kg 肌内注射，每 4 ~ 6 小时一次。

2. 惊厥或抽搐 应针对引起惊厥或抽搐的不同原因进行治疗。

（1）脱水治疗：如因脑水肿所致者，以脱水治疗为主，常用 20% 甘露醇静脉滴注或推注，每次 1 ~ 2g/kg，根据病情每 4 ~ 6 小时重复使用。

（2）镇静剂：如因脑实质病变引起的惊厥或抽搐，常使用抗惊厥药物，地西泮（安定）为首选药，成人每次 10 ~ 20mg，小儿每次 0.1 ~ 0.3mg/kg，肌内注射或缓慢静脉滴注。此外，还可用水合氯醛、苯巴比妥钠等。

（3）保持呼吸道通畅：如因呼吸道分泌物阻塞所致脑细胞缺氧引起惊厥或抽搐者，应给以吸痰、吸氧、保持呼吸道通畅，必要时行气管切开。

3. 呼吸衰竭

（1）脱水治疗：脑水肿、脑疝所致呼吸衰竭，应进行脱水治疗。

（2）呼吸中枢兴奋剂的应用：对自主呼吸减弱者，常应用洛贝林、哌甲酯、二甲弗林等。

（3）血管扩张剂的应用：近年来采用 654-2、阿托品，以改善脑微循环，对抢救乙脑中枢性呼吸衰竭也有效。

（4）气管插管、气管切开及呼吸机的应用：气管插管适用于呼吸衰竭发展迅速或呼吸突然停止者。气管切开适用于深昏迷、痰阻塞，经多种处理呼吸功能仍恶化者；脑干型呼吸衰竭；呼吸肌麻痹经吸痰、吸氧仍不能维持其换气功能者。如自主呼吸停止或呼吸微弱、有严重换气障碍者，可应用呼吸机辅助呼吸。

（三）其他治疗

1. 肾上腺皮质激素 可减轻炎症反应，保护血脑屏障，减轻脑水肿。

2. 抗菌药物 已合并细菌感染者，可适当选用抗菌药物。

（四）恢复期及后遗症的治疗

恢复期患者应加强护理，注意营养，防止褥疮及继发感染，并给以中西医结合治疗。有后遗症者，应根据不同情况采用相应的综合治疗措施，如针灸、按摩及各种功能康复锻炼等。

【预防】

应采取以防蚊、灭蚊和预防接种为主的综合预防措施。

（一）管理传染源

加强对猪的管理，流行季节前对猪进行疫苗接种，能有效地控制乙脑在人群中的流行。

（二）切断传播途径

防蚊、灭蚊是预防本病的重要措施，应注意消灭蚊虫孳生地，也可应用灭蚊药物。流行季节采用各种防蚊措施，如蚊帐、驱蚊剂等。

（三）保护易感人群

采用流行性乙型脑炎灭活疫苗进行预防接种，可提高人群免疫力。

知识链接

乙脑疫苗

流行性乙型脑炎灭活疫苗是由地鼠肾组织培养制备的。此疫苗安全性大、反应轻、效果好，人群保护率可达85%～98%。一般接种2次，间隔7～10日，第2年加强接种1次。疫苗接种应在乙脑开始流行前1个月完成，注射后2～3周产生免疫力。接种对象为6个月～10岁儿童和从非流行区进入流行区的人员。

【护理】

（一）主要护理诊断

1. 体温过高：与乙脑病毒感染有关。
2. 急性意识障碍：与脑实质炎症、脑水肿有关。
3. 有窒息的危险：与乙脑所致惊厥有关。
4. 有受伤的危险：与乙脑所致惊厥有关。
5. 气体交换受损：与呼吸衰竭有关。
6. 营养失调：低于机体需要量：与持续高热及呕吐、摄入减少有关。
7. 自理缺陷：与乙脑所致神经系统病变有关。
8. 有感染的危险：与昏迷时间较长有关。
9. 有皮肤完整性受损的危险：褥疮：与昏迷、长期卧床有关。
10. 潜在并发症：颅内压增高、脑疝。

（二）主要护理措施

精心、细致的护理对提高治愈率、降低病死率、防止后遗症的发生具有重要作用。

1. 虫媒隔离。
2. 病情观察　①生命体征：尤应注意体温变化，每1～2小时测体温一次；观察呼吸频率、节律，以判断有无呼吸衰竭。②意识状态：注意意识障碍是否继续加重。③惊厥：发作先兆、发作次数、每次发作持续时间、每次抽搐部位和方式。④颅内压增高及脑疝的先兆：

除观察生命体征、意识状态外，还应重点观察瞳孔大小、形状、两侧是否对称、对光反应等。⑤准确记录出入量。⑥并发症：如有无肺部感染及褥疮等症状及体征。

3. 休息　绝对卧床休息。昏迷患者应取头高脚低位，呈15°~30°，头偏向一侧，待病情好转后可酌情采取侧卧位。

4. 饮食　乙脑患者应按不同病期给以不同饮食，以补充营养。初期及极期应给以清淡流质饮食，如西瓜汁、绿豆汤、菜汤、牛奶等。昏迷及有吞咽困难者给以鼻饲或静脉输液，保证每日入量1500~2000ml，并注意电解质平衡。恢复期应逐渐增加有营养、高热量饮食。

5. 症状护理

（1）发热：乙脑患者体温不易下降，常采用综合措施控制体温。①物理降温：可采用乙醇擦浴、冷盐水灌肠或在大血管处放置冰袋等方法，特别要注意降低头部温度，如在头部使用冰帽、冰枕，必要时可以使用冰毯等，在使用冰帽时要用保护帽。采用冰帽、冰袋物理降温要注意防止局部冻伤或坏死。②药物降温：可应用解热药，注意用量不宜过大。对于高热并频繁抽搐的患者可采用亚冬眠疗法，连续治疗3~5日。③降低室温：可使用空调，将室温降至28℃。

（2）惊厥或抽搐：应注意早期发现惊厥或抽搐先兆，及时处理。惊厥先兆为烦躁、眼球上翻、口角抽动、肢体紧张等。

1）针对引起抽搐的不同原因进行处理：

①因脑水肿所致者，进行脱水治疗时，护理应注意：a. 脱水剂应于30分钟内注入，注射速度过慢影响脱水效果。b. 准确记录出入量，注意维持水、电解质平衡。c. 因甘露醇等脱水剂是高渗液体，应注意患者心脏功能，防止发生心功能不全。

②因脑实质病变引起的抽搐，可按医嘱使用抗惊厥药物。护理时应注意给药途径、作用时间及不良反应，特别应注意观察抗惊厥药对呼吸的抑制。

③因呼吸道分泌物阻塞引起抽搐者，应给以吸痰、吸氧，并加大氧流量至4~5L/min，以迅速改善脑组织缺氧。

④因高热所致者，在积极降温的同时按医嘱给以镇静剂。

2）预防惊厥或抽搐发作、防止窒息及外伤：

①将患者放置于光线暗、安静的房间内，防止声音、强光刺激。各种检查、护理、治疗操作集中进行，尽可能减少对患者的刺激，防止惊厥发作。

②保持呼吸道通畅：当有惊厥或抽搐发作时，应立即放置患者于平卧位，头偏向一侧，清除呼吸道分泌物；松解衣服和领口；如有义齿应取下；用开口器置于上下齿列之间，防止舌咬伤。如有舌后坠堵塞呼吸道，立即用舌钳拉出。

③持续吸氧。

④专人守护，设置床档，必要时用约束带约束患者，防止坠床。

⑤惊厥发作时切勿用力牵拉或按压患者肢体，以防引起骨折。

（3）呼吸衰竭：应针对引起呼吸衰竭的原因给以护理。

1）保持呼吸通畅：因呼吸道分泌物梗阻引起者，及时、彻底吸痰是解除呼吸道梗阻的有力措施，并加强翻身、拍背引流等以助痰排出。若痰液黏稠可雾化吸入相关药物以稀释痰液。

2）吸氧：在保持呼吸道通畅基础上保证氧气供给。

3）按医嘱给以治疗呼吸衰竭药物。

4）如经以上处理无效，需进行气管插管、气管切开或应用呼吸机的患者，护士应协助医生进行上述治疗操作，并应向家属说明治疗目的及步骤，以减轻其焦虑或恐惧，并应给以相应护理。

（4）意识障碍：除上述保持一定体位、保持呼吸道通畅、吸氧、维持水电解质平衡等措施外，意识障碍时还应注意预防并发症的护理。

①皮肤护理：需给患者2~3小时翻身一次，用热湿毛巾擦洗骨突起处，并做局部按摩，每日至少2~3次；如有排泄物污染床褥，应及时清洗、更换，保持床单位清洁、干燥、平整无褶；搬动患者时应将患者抬离床面，不要拖、拉，以免擦伤皮肤；骨突起处应垫海绵垫、气圈，如有条件者可睡气垫床；注意观察受压部位皮肤，有无发红、苍白。

②口腔护理：每日做口腔清洗2次；口唇涂以甘油以防干裂；若发现口腔或上呼吸道感染时应及时处理。

③眼睛护理：如眼睑闭合不全者，每日清洗眼睛1~2次，并用生理盐水湿纱布或眼罩进行保护。

④泌尿系统护理：昏迷患者一般需留置导尿管，应每4小时放尿一次；定时更换导尿管及集尿袋；定时清洗尿道外口，女性患者定时冲洗外阴；大便后肛门及其周围也应冲洗干净。

⑤肢体瘫痪患者，应将肢体放于功能位，并进行肢体按摩及被动运动，防止肌肉挛缩及功能障碍。

6. 恢复期及后遗症的护理

（1）对于恢复期患者应注意增加营养、防止继发感染。

（2）对遗留有精神、神经后遗症者，可进行中西医结合的综合治疗，护士应给以积极、耐心的护理，从生活上关心、照顾患者；有肢体瘫痪者给予被动肢体活动，以防止肌肉萎缩；鼓励并指导患者进行功能锻炼，帮助其尽快康复。

（3）观察患者神志、各种生理功能、运动功能的恢复情况。

7. 心理护理　刚清醒的患者其思维能力及接受外界刺激的能力均较差，感情脆弱，易哭、易激动，应使患者保持安静，避免不良刺激，帮助患者适应环境，直至恢复正常。对躯体活动受限或有语言障碍的患者，护士应以高度责任心、同情心给予关心与照顾，并鼓励患者积极治疗，持之以恒，使功能障碍减低到最低程度。

【健康教育】

1. 进行预防教育，特别强调防蚊、灭蚊和进行乙脑疫苗接种对预防乙脑的重要作用。

2. 讲述乙脑的发病原因、主要症状特点、治疗方法、病程及预后等。本病无特效治疗，病情轻者约2周完全恢复，病情重者病死率在20%以上，存活者可留有不同程度的后遗症，使患者及家属对乙脑有所了解，以便能配合医护进行治疗。

3. 对于乙脑恢复期遗留有精神、神经症状者，应向患者及家属讲述积极治疗的意义，尽可能使患者的功能障碍于6个月内恢复，以防成为不可逆性后遗症，增加家庭及社会负担。还应教育家属不要嫌弃患者，并教其切实可行的护理措施，如鼻饲、按摩、肢体功能锻炼及语言训练等方法，促进患者康复。

 思 考 题

1. 流行性乙型脑炎病原是什么？

2. 流行性乙型脑炎临床表现分几期？各期有何表现？

3．流行性乙型脑炎如何治疗？应重点做好哪几个症状的治疗以降低病死率？

4．流行性乙型脑炎的流行病学特点是什么？如何预防？

5．流行性乙型脑炎护理重点应注意哪几个问题？如何护理？

（陈志海　吴光煜）

第三节　肾综合征出血热

案例 2-3

患者男性，23岁，农民。因发热、头痛、腰痛4天就诊。

患者近4天来发热，体温39℃多，并伴有头痛、腰痛、恶心、呕吐、食欲减退、乏力，自服感冒药无效，自觉病情加重，而来诊。患者家中常有老鼠出没。

身体评估：T 35.5℃，BP 80/40mmHg，P110次/分，R 24次/分，神清，重病容，面部、颈部皮肤潮红，双侧腋下皮肤可见出血点及条状出血斑，球结膜充血、水肿，咽部充血，心肺未见异常，肝、脾未触及。

实验室检查：血WBC12.5×10^9/L，中性粒细胞72%，淋巴细胞23%，异型淋巴细胞5%。

尿常规：尿蛋白（+++），WBC 2～5/HP，RBC 3～8/HP，管型2～3/HP。

肾综合征出血热抗体IgM（+）。

诊断：肾综合征出血热。

问题：

1．本患者诊断肾综合征出血热的依据是什么？

2．现患者正处于此病哪一期？为什么？

3．对此肾综合征出血热患者治疗要点是什么？

4．对此患者可提出哪些护理诊断？如何护理？

肾综合征出血热（hemorrhagic fever with renal syndrome，HFRS）是由汉坦病毒引起的自然疫源性疾病，又称流行性出血热（epidemic hemorrhagic fever，EHF），鼠为主要的传染源。临床上以发热、充血、出血、休克和急性肾衰竭为主要表现。

【病原学】

肾综合征出血热病原为汉坦病毒属布尼亚病毒科，是 RNA 病毒。病毒的核衣壳蛋白有

知识链接

汉坦病毒

汉坦病毒至少可分为20个血清型，我国所流行的主要是Ⅰ型汉坦病毒和Ⅱ型汉城病毒。目前认为Ⅰ型病毒感染者的病情重于Ⅱ型病毒感染者，可能与其毒力较强有关。

较强的免疫原性和稳定的抗原决定簇，宿主感染病毒后核衣壳蛋白抗体出现最早，有利于早期诊断。膜蛋白中含有中和抗原，诱导宿主产生的中和抗体具有保护作用。

汉坦病毒不耐热、不耐酸，高于37℃和pH5.0以下易灭活，对乙醚、氯仿和去氧胆酸盐等脂溶剂敏感，对紫外线、乙醇和碘酊等消毒剂也很敏感。

【流行病学】

（一）传染源

许多脊椎动物可携带此病毒，主要是啮齿类动物。我国主要的宿主动物和传染源是黑线姬鼠、褐家鼠，林区则主要是大林姬鼠。患者早期的血和尿中携带病毒，但一般不会造成传染。因此，人不是主要传染源。

（二）传播途径

本病有多种途径传播，主要有：

1. 呼吸道传播　携带病毒的鼠类排泄物如尿、粪等污染空气，人经呼吸道吸入后感染。

2. 消化道传播　进食携带病毒的鼠类排泄物污染的食物，经口腔黏膜、胃肠道黏膜感染。

3. 接触传播　被鼠咬伤或破损的伤口直接接触携带病毒鼠类的血液、排泄物等。

4. 母婴传播　孕妇感染本病后，可经胎盘感染胎儿。

5. 虫媒传播　经由鼠的寄生虫 - 螨类亦可能通过吸血传播本病。

（三）人群易感性

人群普遍易感，并以显性感染为主，隐性感染率为5%～8%。感染后可获终身免疫，且各型之间有交叉免疫。

（四）流行特征

本病广泛流行于亚、欧的许多国家，我国为重疫区。虽全年均可发病，但有明显的高峰季节。其中以黑线姬鼠传播的发病高峰在11月～次年1月、次高峰在5～7月；以褐家鼠传播的发病高峰在3～5月；以大林姬鼠传播的发病高峰在夏季。发病以男性青壮年农民和工人居多，不同人群发病的多少与接触传染源机会的多少有关。

知识链接

本病传染源鼠类特点

黑线姬鼠背面为黄褐色，背部中央有一黑褐色纵纹，灰白色腹部，常见于田野、林缘。褐家鼠是广大农村和城镇的最主要害鼠，常栖息于厨房、食堂、下水道、垃圾堆、菜地、果园等处。大林姬鼠主要栖息于针阔混交林中，冬季可以活动于雪被下，主要以夜晚活动为主。

【发病机制与病理变化】

本病发病机制复杂，至今尚未完全阐明。病毒进入人体后随血流侵入组织器官，进一步增殖后再进入血流引起病毒血症（viremia）。由于病毒感染和感染后引起的免疫反应导致细胞结构和器官功能损伤，其发生机制包括：

1. 病毒直接作用　病毒直接作用于感染细胞，导致结构和功能损害。

2. 免疫损伤

（1）Ⅲ型变态反应（免疫复合物损伤型）：病毒抗原与机体产生的特异性抗体结合，形成免疫复合物（immune complex，IC），IC 沉积在患者皮肤小血管壁、肾小球基底膜、肾小管和肾间质血管等处，激活补体，造成小血管壁及肾病变。IC 还可与血小板结合，致凝血功能障碍，导致出血。故 IC 的形成和沉积是本病血管、肾损伤及其他病理变化的重要原因。

（2）其他免疫反应：与Ⅰ型、Ⅱ型及Ⅳ型变态反应等均有关，引起一系列临床症状和脏器功能损伤。其他还有细胞免疫反应等也参与了致病作用。

全身小血管的广泛损伤是本病的最基本病理改变。

【临床表现】

潜伏期 7 ～ 14 日（4 ～ 46 日）。典型病例可有以下 5 期经过，非典型和轻型患者可有越期现象，而重型患者则可出现发热期、休克期、少尿期互相重叠。

（一）发热期

病程第 1 ～ 3 日，除发热外，主要为全身中毒症状、毛细血管损伤和肾损伤的表现。

多数起病急骤，体温常在 39 ～ 40℃，以稽留热多见。热程多在 3 ～ 7 日，较少超过 10 日。一般体温越高、热程越长，病情越重。

全身中毒症状表现为全身酸痛、头痛、腰痛，少数患者出现眼眶痛。头痛、腰痛及眼眶痛，一般称"三痛"，是由于血管扩张、组织的充血、水肿所引起。多数患者还可出现恶心、呕吐、食欲减退、腹泻、腹痛等消化系统症状，是由于胃肠道充血、水肿所致。重症患者可出现嗜睡、烦躁、谵妄等神经、精神症状。

毛细血管损伤一般出现于发热 2 ～ 3 日后，主要为充血、渗出水肿和出血表现。皮肤充血可见面部、颈部及胸部皮肤潮红，一般称"三红"，重者呈"酒醉貌"。渗出水肿表现为眼睑、球结膜水肿，轻者眼球转动时结膜有漪涟波，重者球结膜呈水疱样，部分患者可出现腹水。出血表现在皮肤及黏膜有出血点，皮肤出血以腋下、胸背部最为突出，常呈搔抓样或条索状；黏膜出血见于软腭，呈针尖样出血点。少数患者可有鼻出血、咯血、血尿或黑便。

发热 2 ～ 3 日即可出现肾损害，主要表现为尿量减少、蛋白尿（proteinuria）和尿镜检发现管型等。

（二）低血压休克期

病程第 4 ～ 6 日，一般可持续 1 ～ 3 日，短者数小时，长者可达 6 日以上。本期特点为热退后其他症状反而加重。多数在发热末期或热退同时出现血压下降，开始可表现为面色潮红、四肢温暖，之后则转为面色苍白、口唇青紫、四肢厥冷、尿量减少、脉搏细弱、血压下降等。若不能得到有效控制，长期组织灌注不良，则可促进弥散性血管内凝血（disseminated intravascalar coagulation，DIC）、脑水肿、急性呼吸窘迫综合征、急性肾衰竭等的发生。

（三）少尿期

一般在病程第 5 ～ 8 日，可持续 2 ～ 5 日，短者 1 日，长者可达 10 日以上。本期的主要表现是少尿（oliguria）或无尿（anuria）、氮质血症（nitremia）、酸中毒（acidosis）和水、电解质紊乱。一般以 24 小时尿量少于 500ml 为少尿，少于 50ml 为无尿。氮质血症的表现可有厌食、恶心、呕吐、腹胀、腹泻、顽固性呃逆，严重者可有头晕、头痛、嗜睡，甚至昏迷等。酸中毒表现为呼吸增快或 Kussmaul 深大呼吸。电解质平衡紊乱则以高钾、低钠、低钙为主。钠、水潴留则进一步加重组织水肿，可出现腹水，严重者可出现高血容量综合征（hypervolemia syndrome）和肺水肿表现，如水肿、血压升高、脉压增大、脉搏洪大、颈静脉怒张、心率增快等。由于 DIC、血小板功能障碍等使出血加重，有些患者表现为皮肤瘀斑增加、鼻出血、呕血、便血、咯血、血尿，甚至颅内出血等。

（四）多尿期

多发生在病程第 9 ~ 14 日，通常持续 7 ~ 14 日，短者 1 日，长者可达数月，甚至 1 年。由于此期肾小管重吸收功能尚未恢复，因而肾的浓缩功能差，加之体内潴留的尿素氮等物质的渗透性利尿作用，尿量开始逐渐增加。可分为 3 期：①移行期：尿量由每日 500ml 增加至 2000ml，但尿素氮及肌酐等反而上升，症状加重。②多尿早期：每日尿量超过 2000ml，氮质血症未见改善，症状仍重。③多尿后期：每日尿量超过 3000ml，氮质血症逐渐好转，精神、食欲逐渐恢复。一般每日尿量可达 4000 ~ 8000ml，少数可高达 10000ml 以上。若不能及时补充水和电解质，则易发生低血容量性休克、低钠、低钾等。此期，由于机体抵抗力下降，易继发感染，进而引发或加重休克。

（五）恢复期

在病程第 3 ~ 4 周后，尿量逐渐减少至正常（2000ml/d 以下），精神、食欲基本恢复正常。肾功能的完全恢复则需要 1 ~ 3 个月，重者可达数月或数年之久。

【并发症】

1. 腔道出血　多见于休克期、少尿期和多尿早期。腔道出血可表现为消化道出血、腹腔出血、阴道出血以及肺出血等。

2. 肺水肿（lung edema）　多见于休克期和少尿期。一种为 ARDS（肺间质水肿），一种为心源性肺水肿（肺泡内渗出），其中 ARDS 的死亡率高达 67% 之多。

3. 继发感染　少尿期或多尿早期最易发生。常见消化道、呼吸道、泌尿道感染及败血症（septicemia）等。

【实验室及其他检查】

（一）血常规

白细胞开始可正常，3 ~ 4 日后升高达（15 ~ 30）× 10^9/L。早期以中性粒细胞升高为主，3 ~ 4 日后以淋巴细胞升高为主，并出现异型淋巴细胞，有助于早期诊断，且数目越多提示病情越重。红细胞数、血红蛋白在发热后期及低血压休克期因血液浓缩而升高，少尿期下降。血小板也减少。

（二）尿常规

病程第 2 日出现尿蛋白，第 4 ~ 6 日尿蛋白常为（+++）~（++++）。尿镜检可见管型、红细胞及巨大融合细胞。部分患者尿中可出现膜状物，为大量蛋白和脱落上皮的凝聚物。

（三）血液生化检查

1. 血尿素氮、Cr（肌酐）　多在低血压休克期开始升高，少数发热期即升高。

2. 血气分析　发热期由于过度通气可有呼吸性碱中毒，休克期、少尿期则以代谢性酸中毒为主。

3. 血清电解质　血 Na^+、Cl^-、Ca^{2+} 在各期多降低；血 K^+ 在发热期、休克期处于低水平，少尿期升高，多尿期又降低。

（四）血清学检查

1. 特异性抗原检查　早期患者的血清、外周血细胞及尿沉渣细胞中均可检出病毒抗原。

2. 特异性抗体检查　IgM 抗体于病后 1 ~ 2 日即可检出，1：20 为阳性。IgG 抗体出现较晚，1：40 为阳性。IgM 抗体阳性及 IgG 抗体大于 1：40 即有诊断价值，可作为早期确定诊断的方法。双份血清抗体滴度升高 4 倍以上有诊断意义。

【诊断要点】

1. 流行病学资料　在流行季节，发病前 2 个月内到过疫区，有鼠类接触史。

2. 临床表现　主要根据三大主征和病程的五期经过。前者即：①发热及中毒症状；②充血、出血及外渗症状；③肾功能损害症状。病程中的"三红""三痛"、皮肤搔抓样或条索样出血，热退后症状反而加重等均为其重要特点。后者为发热期、低血压休克期、少尿期、多尿期和恢复期。但应注意非典型者可以越期或几期重叠。

3. 实验室检查　白细胞增加、出现异型淋巴细胞、大量蛋白尿或短时间增加较多以及特异性血清学指标等。

【治疗要点】

治疗原则为"三早一就"，即早发现、早休息、早治疗、就近治疗及以综合疗法为主。

（一）发热期

1. 抗病毒治疗　发病 4 日内可应用利巴韦林 800 ～ 1000mg/d，加入 10% 葡萄糖液中静滴，持续 3 ～ 5 日。

2. 减轻外渗　可给予路丁、维生素 C 等静滴，以降低血管通透性。给予 20% 甘露醇静滴，以提高血浆渗透压。

3. 减轻中毒症状　可给予地塞米松静滴，同时还有减轻外渗的作用。呕吐频繁者可给予甲氧氯普胺肌注。

4. 预防 DIC　适当给予低分子右旋糖酐或丹参静滴，以降低血液黏稠度，预防 DIC。必要时应用肝素。

（二）低血压休克期

1. 补充血容量　应早期、快速和适量地补充血容量，液体应晶体液与胶体液结合，晶、胶液比为 3∶1，晶体液以平衡盐液为主，胶体液常用低分子右旋糖酐、血浆、白蛋白等，根据低血压程度估计输液量，争取在 4 小时内使血压稳定。

2. 纠正酸中毒　给予 5% 碳酸氢钠溶液，不但能纠正酸中毒，而且有扩容作用。

3. 改善微循环　可应用血管活性药，如多巴胺等。

（三）少尿期

1. 严格控制入量　原则是量出为入，宁少勿多。每日补液量为前一日排出量再加 500 ～ 700ml。输入液以高渗葡萄糖液为主，以补充能量，减少蛋白质的分解。

2. 利尿、导泻　给予呋塞米（速尿），从小量开始，逐渐加大用量至每次 100 ～ 300mg。导泻常用甘露醇 20g，每日 2 ～ 3 次口服，亦可采用 50% 硫酸镁或大黄煎水口服。

3. 透析疗法　对于明显氮质血征、高血钾及高血容量综合征的患者可进行透析疗法，临床多采用血液透析。

（四）多尿期

多尿早期治疗同少尿期。多尿后期主要是：①维持水、电解质平衡：给予半流质和含钾饮食，补液以口服为主，不能进食者静脉补液。②防治继发感染：注意预防呼吸道和泌尿道感染，发生感染后应及时处理。

（五）恢复期

应加强营养，注意休息，逐渐增加活动量，定期复查肾功能等。

【预防】

(一) 管理传染源

防鼠、灭鼠是预防本病的关键。

(二) 切断传播途径

加强食品卫生及个人防护，防止鼠类排泄物污染食物，不用手接触鼠类及其排泄物。进入疫区或野外工作人员应按要求戴口罩，穿"五紧服"，系好领口、袖口等，并避免被鼠类咬伤。还应注意防螨、灭螨。

(三) 保护易感人群

高危人群应接种疫苗，我国已研制出双价肾综合征出血热疫苗，产生特异性抗体的阳性率可达90%以上。

【护理】

(一) 主要护理诊断

1. 体温过高：与汉坦病毒感染有关。

2. 组织灌注量改变：与血管壁损伤造成血浆大量外渗有关。

3. 体液过多：组织水肿：与血管通透性增加及肾损害有关。

4. 皮肤完整性受损：皮疹：与血管壁损伤造成出血有关。

5. 焦虑 / 恐惧：与病情重和缺乏疾病相关知识有关。

6. 潜在并发症：出血、肺水肿、继发感染。

(二) 主要护理措施

1. 病情观察　本病具有病情危重且变化快的特点，其治疗的关键在于及早发现和防治休克、急性肾衰竭和出血等。因此，及时而准确的病情观察是本病护理的重点：①监测生命体征及意识状态的变化；②充血、渗出及出血的变化：如"三红"、"三痛"的变化；皮肤瘀斑的分布、大小及有无破溃；有无腔道出血等表现；③严格记录24小时出入量，注意尿量、颜色、性状及尿蛋白的变化；④氮质血症的表现：注意有无厌食、恶心、呕吐、顽固性呃逆等症状；⑤有关检查：血尿素氮、肌酐、电解质及酸碱平衡的监测及血小板、凝血功能检查等。

2. 休息　发病后应立即绝对卧床休息，且不宜搬动，以免加重组织及脏器的出血。恢复期患者仍要注意休息，逐渐增加活动量。

3. 饮食　应注意：①给予高热量、高维生素、清淡可口、易消化的流质或半流质饮食；②发热期应注意适当补充液体；③少尿期应限制液体入量、钠盐及蛋白质的摄入，以免加重钠水潴留、氮质血症。患者口渴时，可以采用漱口或湿棉签擦拭口腔的方法以缓解口渴；④多尿期应注意液体及钾盐等的补充，指导患者多食用含钾高的食物，如橘子、香蕉等；⑤消化道出血的患者应予禁食。

4. 症状护理

(1) 高热：以物理降温为主，如应用冰袋、冰囊等，但注意不能采用乙醇或温水擦浴，以免加重皮肤损害。禁用强烈退热药，以免大量出汗促使患者提前进入休克期。

(2) 循环衰竭：①迅速建立静脉通路，按医嘱准确、迅速输入液体扩充血容量，并应用碱性液及血管活性药，以迅速纠正休克。快速扩容时，注意观察心功能，避免发生急性肺水肿；②给予吸氧；③患者可因出血而致循环衰竭，应做好交叉配血、备血，为输血做好准备；④做好各种抢救的准备工作，备好抢救药品及抢救设备；⑤密切观察治疗效果。

(3) 急性肾衰竭：①按量出为入、宁少勿多的原则，严格控制液体入量；②利尿、导泻治疗时，密切观察患者用药后的反应，协助排尿、排便，观察其颜色、性状及量，并及时做好记录；③出现高血容量综合征者，应立即减慢输液速度或停止输液；使患者取半坐位或坐位，双下肢下垂，并报告医生；④做血液透析或腹膜透析的患者，给以相应护理。

5. 皮肤、黏膜的护理　①减少对皮肤的不良刺激：保持床铺清洁、干燥、平整；衣服应宽松、柔软，出汗较多时应及时更换；②帮助患者保持舒适体位，用软垫适当衬垫，并及时变换体位；③避免推、拉、拽等动作，以免造成皮肤破损；④做好口腔护理，保持口腔黏膜的清洁、湿润，及时清除口腔分泌物及痰液；⑤保持会阴部清洁，留置导尿者应做好无菌操作，定时膀胱冲洗。

【健康教育】

1. 进行预防教育　大力宣传防鼠、灭鼠的重要性，推广各种有效的防鼠、灭鼠措施；注意加强食品卫生和个人防护；提倡高危人群接种疫苗，以预防本病。

2. 向患者及家属介绍本病的发生、发展过程，说明本病目前尚无特效治疗药物，且病情变化快并危重。患者应按医护要求进行治疗，以便顺利康复。

3. 由于肾功能的完全恢复需要较长时间，出院后仍需继续休息 1～3 个月，加强营养，并定期复查血、尿常规及肾功能，以了解肾功能恢复情况。

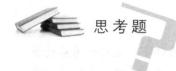 思考题

1. 典型肾综合征出血热临床表现分几期？各期有何表现？
2. 肾综合征出血热各期的治疗要点是什么？
3. 肾综合征出血热的流行病学特点及预防措施是什么？
4. 如何护理肾综合征出血热患者？

（陈志海　孙玉梅）

第四节　狂　犬　病

案例 2-4

患儿男性，8岁。因近4日来低热、烦躁，近2日来恐惧不安、喉部发紧，不能进食、进水而入院治疗。一个月前曾被野犬咬伤右侧面部及手臂，当时未做任何处理。

身体评估：T 37.5℃，P115次/分，神志清楚，惊恐状态，恐水明显，大量流涎、出汗，心肺检查正常，四肢运动、感觉正常。

初步诊断：狂犬病。

问题：

1. 该患儿诊断狂犬病依据是什么？如何进一步确诊？
2. 患儿发病原因是什么？
3. 该患儿被咬伤后应如何处理？为什么？
4. 对该患儿应如何治疗及护理？

狂犬病（rabies）又称恐水症（hydrophobia），是由狂犬病病毒所引起的，以侵犯中枢神经系统为主的急性传染病，人因被病兽咬伤而感染。临床表现以特有的恐水、怕风、恐惧不安、咽肌痉挛、进行性瘫痪为特征。死亡率几乎达100%。

【病原学】

狂犬病病毒属核糖核酸型的弹状病毒，病毒中心为单股负链RNA，外绕以蛋白质衣壳，表面有脂蛋白和糖蛋白包膜。从患者和病兽体内分离的病毒称"野毒株"或"街毒株"，其特点是致病力强，街毒株经多次在兔脑内传代后成为"固定毒株"，其毒力减弱，对人和犬失去致病力，因其仍保留抗原性，故可供制备疫苗之用。

狂犬病病毒易被紫外线、季胺化合物、碘酊、乙醇等灭活，加热100℃ 2min可灭活。

【流行病学】

（一）传染源

主要传染源为狂犬，其次为猫、狼、狐狸、食血蝙蝠等野生动物亦能传播本病。近年来有多起报道，人被"健康"的犬、猫抓咬后而患狂犬病。一般认为狂犬病患者很少感染他人。

知识链接

犬狂犬病

几乎所有的温血动物都可以感染狂犬病病毒，但在自然条件下，主要的易感动物是犬科、猫科、鼬科、浣熊科、啮齿类和翼手类动物等。狂犬早期的主要表现是性情明显改变，在轻微的刺激下会咬人，主动攻击生人。狂犬过了发病早期就进入兴奋期，表现为坐立不安，跑来跑去，咬叫无常，不能辨认生人和熟人，出现攻击人的疯狂状态。进入晚期后，狂犬很快发生呼吸困难，全身衰竭死亡。

（二）传播途径

狂犬病病毒主要通过病兽咬伤、抓伤、舔伤人体的皮肤或黏膜侵入体内，也可由染毒唾液污染各种伤口、黏膜而引起感染。偶可通过剥病兽皮、进食被病毒污染的肉类及吸入蝙蝠洞穴中含病毒的气溶胶而发病。

（三）人群易感性

人群普遍易感。人被病兽咬伤而未做预防接种者，发病率为15%～30%，若及时处理伤口和接种疫苗后，发病率可降至0.15%。被狂犬咬伤后是否发病，与被咬伤部位、创伤程度、病兽种类、衣着厚薄、人体免疫情况、伤口局部处理情况、有无及时进行疫苗接种等因素有关。

【发病机制与病理改变】

狂犬病病毒对神经组织有强大的亲和力，病毒侵入人体后在入侵处及其周围横纹肌细胞内小量繁殖，而后沿周围神经的轴索呈向心性扩散至中枢神经系统，主要侵犯脑干、小脑等处的神经细胞，然后再从中枢神经沿周围神经呈离心性扩散，侵入各器官、组织，尤以唾液腺、舌部味蕾、嗅神经上皮等处的病毒量较多。由于迷走、舌咽和舌下神经核受损，致吞咽肌及呼吸肌痉挛，因而出现恐水、呼吸困难、吞咽困难等症状。交感神经受累可使唾液腺和汗腺分泌增加。迷走神经节、交感神经节和心脏神经节受损，可引起心血管功能紊乱和猝死。

病理改变：主要是急性弥漫性脑脊髓炎。

【临床表现】

潜伏期一般为 1 ～ 3 个月（5 日至 10 数年）。典型临床经过分三期：

（一）前驱期

常有低热、头痛、倦怠、恶心、烦躁、恐惧不安，对声、风、光等刺激敏感，并有咽喉紧缩感。已愈合的伤口及其神经支配区有痒、痛、麻及蚁走感，为最有意义的早期症状。本期持续 2 ～ 4 日。

（二）兴奋期

患者逐渐进入高度兴奋状态，突出表现为表情极度恐怖、恐水、怕风、发作性咽肌痉挛和呼吸困难，并可有体温升高（38 ～ 40℃）。恐水为本病特有的表现，患者极渴但不敢饮水，饮后也无法下咽，甚至闻及水声、看见水，或仅提及"饮水"均可引起咽肌严重痉挛。其他如风、光、声、触动等刺激，也可引起咽肌痉挛，严重发作时可出现全身肌肉阵发性抽搐。因呼吸肌痉挛可导致呼吸困难和发绀。因交感神经功能亢进，可出现大汗、流涎、瞳孔散大、对光反应迟钝、心率增快、血压升高等。多数患者神志清晰，部分患者可出现精神失常、幻听等。本期持续 1 ～ 3 日。

（三）麻痹期

患者痉挛发作停止，进入全身弛缓性瘫痪，渐由安静进入昏迷状态，最后因呼吸、循环衰竭而死亡。本期持续时间短，为 6 ～ 18 小时。

本病全程一般不超过 6 日。

【实验室及其他检查】

（一）血常规及脑脊液

白细胞总数轻至中度增多，中性粒细胞占 80% 以上。脑脊液细胞数及蛋白质可稍增多，糖及氯化物正常。

（二）免疫学检查

1. 检测抗原　取患者脑脊液或唾液直接涂片、咬伤部位皮肤组织、角膜印片等，通过免疫荧光抗体技术检测特异性抗原，阳性率可达 98%。此外，还可使用快速狂犬病酶联免疫吸附法检测病毒抗原。

2. 检测抗体　用快速荧光焦点抑制试验可检测血清和脑脊液中的中和抗体，方法快捷，特异性和敏感性均较高。

（三）病原学检查

取患者的唾液、脑脊液、泪液或脑组织接种鼠脑分离病毒，或取动物或死者脑组织做切片染色，镜检找内基小体，阳性时可确诊。

【诊断要点】

1. 流行病学资料　有被狂犬或可疑动物咬伤或抓伤史。

2. 临床表现　伤口感觉异常及有恐水、怕风等典型症状，即可做出狂犬病的临床诊断。

3. 实验室检查　确诊则需检查病毒抗原、病毒分离或尸检发现脑组织内基小体可确诊。

【治疗要点】

目前尚无特效疗法，以对症、综合治疗为主，包括：

1. 单室严密隔离，防止唾液污染，尽量使患者保持安静，减少光、风、声等刺激，狂躁时可用镇静剂。

2. 防止呼吸肌痉挛导致窒息，加强监护、给氧，必要时作气管切开。

3．维持水电解质平衡、纠正酸中毒。

4．有心血管系统功能障碍时，应采取相应的措施。

5．有脑水肿时给脱水剂。

【预防】

因本病缺乏特效疗法，预防有着特别重要的意义。

（一）管理传染源

以犬的管理为主，捕杀野犬、家犬进行登记与疫苗接种，是预防狂犬病最有效的措施。对狂犬、狂猫及其他狂兽应立即击毙并焚毁或深埋。

（二）伤口处理

及时、有效地处理伤口可明显降低狂犬病发病率。

1．伤后应尽快用20％肥皂水或0.1％苯扎溴胺（新洁尔灭）或用清水反复清洗伤口至少半小时，伤口深时要用注射器灌注反复冲洗，力求去除狗的涎液。注意苯扎溴胺不可与肥皂水合用。

2．冲洗后用75％乙醇反复擦洗消毒，最后涂上碘酊。

3．伤口一般不予止血、不缝合、不包扎，以便排血引流。

4．若咬伤部位为头、颈部或严重咬伤者还需用抗狂犬病免疫血清或抗狂犬病免疫球蛋白，在伤口底部及周围行局部浸润注射（免疫血清皮试阳性应进行脱敏试验）。

5．需注意预防破伤风及细菌感染，必要时使用破伤风抗毒素及抗菌药物。

（三）预防接种

1．主动免疫　对高危人群如暴露于狂犬病的工作人员，应做暴露前预防接种。被犬、猫或患狂犬病的动物咬伤，或被可疑狂犬病动物吮舐、抓伤、擦伤皮肤或黏膜者均应接种疫苗，做暴露后预防接种。目前我国常用的是地鼠肾疫苗，此疫苗具有免疫原性强、安全可靠等优点。

（1）暴露前预防接种：共接种3次，于0、7、21日各肌内注射一针（2ml），2～3年加强注射一次。

（2）暴露后预防接种：全程5针，在30日内注完，分别在0、3、7、14和30日各肌内注射一针（2ml）。严重咬伤者可加用疫苗，全程10针，即当日至第6日每日一针，后分别于10、14、30、90日再各注射一针。

2．被动免疫　被动免疫制剂有人抗狂犬病免疫球蛋白和免疫血清，以人抗狂犬病免疫球蛋白为佳。遇有创伤严重或创伤发生在头面、手、颈等处，咬人动物又确有狂犬病可能时，应立即注射。成人剂量为20IU/kg，总量一半在伤口底部及周围进行浸润注射，剩余剂量做臀部肌内注射。

知识链接

预防狂犬病

①尽量不要带宠物犬到狂犬病流行地区，如携带，应尽早为犬只接种狂犬病疫苗。②人与宠物犬都要避免被流浪犬、猫或野生动物咬伤。不要接触、收养来历不明的流浪犬、猫等动物。③一旦发生被疑似狂犬病动物咬伤、抓伤或黏膜被舔等暴露情况，要及时到医院急诊，寻求处置。

【护理】

（一）主要护理诊断

1. 恐惧：恐水：与吞咽肌痉挛有关。

2. 体液不足：与饮水、进食困难及多汗有关。

3. 气体交换受损：与呼吸肌痉挛有关。

4. 潜在并发症：惊厥、呼吸衰竭、循环衰竭。

（二）主要护理措施

1. 接触隔离，患者住单人房间。

2. 病情观察 ①生命体征；②恐水、恐风表现及变化；③抽搐部位及发作次数、频度；④麻痹期应密切观察呼吸衰竭与循环衰竭的进展；⑤记录出入量。

3. 休息 应绝对卧床休息，狂躁患者应注意安全，必要时给予约束。

4. 饮食 应给予鼻饲高热量流质饮食，如插鼻饲管有困难，插管前可在患者咽部涂可卡因溶液。必要时静脉输液，维持水、电解质平衡。

5. 保持呼吸道通畅 及时清除口腔及呼吸道分泌物，必要时做好气管切开的准备工作。

6. 减少肌肉痉挛的措施

（1）保持病室安静、光线暗淡，避免风、光、声的刺激。

（2）避免水的刺激，不在病室内放置水容器；不使患者闻及水声；不在患者面前提及"水"字；输液时注意将液体部分遮挡；操作过程勿使液体触及患者。

（3）各种检查、治疗与护理操作尽量集中进行，操作时动作要轻巧，以减少对患者的刺激。

7. 发生呼吸、循环衰竭时给以相应护理。

8. 药物治疗的护理 遵医嘱给予狂躁患者镇静剂，镇静剂易抑制呼吸，应观察用药后的反应，如观察患者呼吸情况、分泌物、瞳孔状态，让患者头偏向一侧以避免镇静过度和分泌物过多引起窒息。

9. 心理护理 对狂犬患者应倍加爱护与同情，因大多数患者（除后期昏迷者外）神志清醒，内心恐惧不安，恐水使患者更加痛苦，故对待患者应关心体贴、语言谨慎，多用安慰性语言，做好治疗与专人护理，使患者有安全感。

【健康教育】

1. 向群众宣传狂犬病的传染源、传播途径及严重危害等，说明本病缺乏特效疗法，病死率几乎达100%。

2. 进行预防教育，管理好家犬，说明被犬、猫咬伤后要及时、有效地处理伤口及进行预防接种的重要意义，督促患者进行预防接种。

3. 讲述狂犬病的临床表现，恐水、怕风、兴奋、狂躁原因，嘱家属避免刺激患者，配合治疗及护理。

 思 考 题

1. 狂犬病的临床表现分几期？各期有什么表现？

2. 狂犬病的传染源及传播途径是什么？

3. 有一患者被野狗咬伤右手后来诊，你应当采取哪些措施以预防患者发生狂犬病？

4．如何护理狂犬病患者？

（陈志海　李建菊）

第五节　艾　滋　病

案例 2-5

患者男性，22岁，职员。半年前感乏力、盗汗、全身不适，近3个月来出现低热，体温在37.5℃左右，近1个月来症状加重，发热更高，体温达38℃以上，并有明显食欲不振、消瘦。患者近1年来有多次同性性行为史。

身体评估：T 38.5℃，P 88次/分，BP110/70mmHg，R 24次/分，上胸部皮肤可见充血性斑丘疹，口腔可见白色膜状物，易拭去，两肺可闻湿性啰音，肝肋下2cm，有压痛，脾肋下可及。

实验室检查：抗-HIV初筛试验（+）。口腔膜状物涂片可见真菌孢子。

初步诊断：艾滋病。

问题：

1．该患者诊断艾滋病依据是什么？为进一步确诊还需作哪些检查？

2．该患者还可能合并哪几种机会性感染？有什么表现？

3．对于该艾滋病患者治疗要点是什么？

4．对于该患者进行护理评估还需收集哪些资料？如何护理？

艾滋病（acquiredimmunodeficiencysyndrome，AIDS）即人类免疫缺陷综合征，是由人类免疫缺陷病毒（human immunodeficiency virus，HIV）引起的，因全身免疫功能缺陷而导致致命的机会性感染（opportunistic infection）和恶性肿瘤的致死性传染病。1981 年在美国发现，至今流行全球，具有发病缓慢、传播迅速、病死率高的特点。

【病原学】

HIV 病毒为单股 RNA 病毒，属于逆转录病毒科慢病毒属中的人类慢病毒组，具有逆转录酶（RT），病毒呈椭圆形，直径为 100～200nm，具有双层外壳，外壳是类脂包膜，是糖蛋白 gpl20（外膜蛋白）和 gp41（透膜蛋白），HIV 中心有 60～80nm 直径的核心，由逆转录酶、DNA 多聚酶和结构蛋白等构成。

HIV 是一种变异性很强的病毒。根据 HIV 的基因差异，分为 HIV-1 型和 HIV-2 型。目前全球流行的主要是 HIV-1 型，HIV-1 可进一步分为不同的亚型。HIV-2 的生物学特性与 HIV-1 相似，但其毒力和传染性均较低，潜伏期较长，临床发作进展较慢，症状较轻。我国主要流行株为 HIV-1 型，1999 年起，在部分地区发现并证实我国有少数 HIV-2 型感染者。

HIV 主要感染 CD_4^+T 淋巴细胞，也能感染单核 - 巨噬细胞、B 细胞、小神经胶质细胞和骨髓干细胞等。HTV 感染人体后可刺激人体产生针对病毒多种蛋白的抗体（抗 -HIV），但其中和作用低，不产生持久的保护性免疫。故凡抗 -HIV 阳性者的血清均具有传染性（与抗原同时存在）。

HIV 的抵抗力不强，对热敏感，56℃，30 分钟或巴氏消毒法均可使其灭活。在室温下较稳定，经 4 ~ 7 天病毒部分灭活，但仍能复制；常用消毒剂均可灭活 HIV，如 75% 的乙醇、0.2% 的次氯酸钠、1% 的戊二醛、20% 的乙醛和丙酮、乙醚及漂白粉等，但对电离辐射、紫外线及 0.1% 的甲醛均不敏感。

HIV 存在于感染者的血液及体液中（包括精液、唾液、乳汁、宫颈分泌物、脑脊液以及泪液等），还存在于脑组织及淋巴结中。

【流行病学】

知识链接

艾滋病流行情况

艾滋病是当前全球最严重的公共卫生问题。2013 年全球共约有 3530 万人携带 HIV。其中有 210 万为 10 ~ 19 岁的青少年。绝大多数艾滋病病毒携带者在低收入和中等收入国家。2012 年新感染人数估计 230 万人。HIV 携带者中 69% 生活在撒哈拉以南非洲地区。迄今为止，估计死于艾滋病的人有 3600 万人，2012 年有 160 万人。

我国的流行情况（至 2013 年底）：1985 年我国发现首例病例，目前 HIV 已传染到我国全部 31 个省、自治区和直辖市，流行的趋势极为严峻。至 2013 年 10 月我国 HIV 感染者和艾滋病患者共 43.4 万人。2003 年以前以血液传播为主，目前以性传播为主要途径。2013 年新增感染者 90% 经性传播感染，70% 为异性传播，20% 为同性传播。青少年感染人数上升，2008 年全国报告青年学生（15 ~ 24 岁）感染率仅 0.9%，到 2012 年底上升到了 1.7%。男男同性传播比例上升，大学生感染人群中 95% 是男性，70% 经男男性途径感染。

（一）传染源

凡 HIV 感染者（抗 -HIV 阳性的无症状病毒携带者）及艾滋病患者均是传染源，抗 -HIV 感染者是具有更重要意义的传染源。人类是唯一的传染源，其血液、精液、子宫和阴道分泌物中含有大量病毒。

（二）传播途径

1. 性传播　是本病主要传播途径（包括男性同性恋、异性恋及双性恋）。性病和性传播疾病的流行可促进本病的传播。

2. 血液传播　通过静脉吸毒者之间共用污染的注射器与针头、输入 HIV 污染的血液或血制品，以及不规范的单采血浆等传播。

3. 母婴垂直传播　感染本病的孕妇可经宫内、围生期和母乳喂养传播。

4. 其他途径　如病毒携带者的器官移植、人工授精；医护人员意外地被 HIV 污染的针头或其他物品刺伤等亦可感染。

（三）人群易感性

人群普遍易感，本病多发生于青壮年，男多于女，高危人群包括：①男性同性恋者或双性恋者，性乱交者；②静脉药瘾者；③血友病患者及多次接受输血和血制品者；④HIV 感染 /AIDS 母亲所生的婴儿。

【发病机制与病理变化】

HIV 既有嗜淋巴细胞性又有嗜神经性，它主要攻击的靶细胞包括 CD_4^+ 淋巴细胞、B 淋巴细胞、单核 - 巨噬细胞及自然杀伤细胞等，其攻击的结果是造成机体的免疫功能缺陷，从而导致各种机会性感染和恶性肿瘤的发生。

HIV 经血液或体液进入人体后，侵入相应的靶细胞。在逆转录酶的作用下，病毒以其单股 RNA 作为模板逆转录为双股 DNA，DNA 不断复制后，部分存留于细胞质中，部分作为前病毒与宿主细胞核的染色体相整合，而使 HIV 的基因在感染者的体内潜伏下来。

经过一段潜伏感染阶段（2 ~ 10 年）后，病毒的前病毒基因被激活，通过逆转录酶再合成 HIV 的单股 RNA 及多重病毒蛋白，组装为成熟的 HIV 颗粒，并以芽生的方式释出，继续感染新的靶细胞。被感染的靶细胞不断遭到破坏，淋巴细胞免疫功能及 CD_4^+ 的数量下降，寿命缩短；另外，感染了 HIV 的骨髓干细胞也可使 T 淋巴细胞等的生成减少，最终导致机体细胞免疫功能耗竭，进而发生各种机会性感染及肿瘤等。

【临床表现】

HIV 感染后可分为三期：

（一）急性期

约在感染 HIV 病毒后 7 ~ 10 天，此期症状轻微，易被忽视，约 50% 的感染者有轻微或短暂的症状，急性起病，有发热、头痛、肌肉关节痛、盗汗、乏力、腹泻、皮疹、淋巴结肿大等，也可表现为无菌性脑膜炎，数天至 2 周症状消失。临床上多数患者难以肯定真正的急性感染期。此期可查到 HIV RNA 和 p24 抗原，5 周左右抗 -HIV 才呈阳性，血小板可减少，CD_4^+ / CD_8^+ 比例倒置。

（二）无症状期

也称为临床潜伏期。本期可由 HIV 原发感染或急性感染期发展而来。虽无任何临床症状，但可检测到抗 -HIV、HIV RNA、p24 抗原。此期可持续 2 ~ 10 年或更长。本期具有传染性。部分患者表现为持续性全身淋巴结肿大（persistent generalized lymphadenopathy，PGL），可长期仅限于淋巴结肿大，部分发展为 AIDS。PGL 特点为：浅表淋巴结肿大，至少持续 3 个月以上，除腹股沟淋巴结以外，至少有 2 个直径在 1cm 以上的肿大淋巴结，一般活动度好、无压痛、无粘连，可缩小、消失或重新出现。活检为淋巴结反应性增生。

（三）艾滋病期

在长期无症状或 PGL 的基础上，患者出现原因不明的发热、乏力、盗汗、厌食、慢性腹泻、体重下降 ≥ 10%、全身淋巴结肿大、肝脾肿大及 $CD_4^+ T$ 淋巴细胞计数明显下降，HIV 血浆病毒载量明显升高等。在此基础上发生致命的机会性感染和恶性肿瘤。

1. 机会性感染　由于严重的细胞免疫缺陷而出现多种条件致病菌感染。

（1）呼吸系统：常见的有肺孢子菌肺炎、肺结核、巨细胞病毒肺炎等。

（2）消化系统：常见的有口腔白色念珠菌病；巨细胞病毒所致的口腔炎、食管炎或肠炎；隐性孢子虫肠炎等。

（3）中枢神经系统：新隐球菌脑膜炎、弓形虫脑病、结核性脑膜炎等。

（4）其他：皮肤与黏膜可发生卡波西肉瘤及舌乳头状瘤。眼部可发生巨细胞病毒视网膜炎等。

2. 卡波西肉瘤（KS）　可发生在皮肤、黏膜、内脏、淋巴结、肝、脾等处。早期皮肤卡波西肉瘤通常是红色或紫红色斑疹或丘疹，数量多，迅速扩大，周围常伴有棕黄色瘀斑，在疾病进展期常融合成蓝紫色或棕色斑块或结节。晚期多合并机会性感染。

知 识 链 接

肺孢子菌肺炎

肺孢子菌肺炎（PCP）是艾滋病患者最常见的机会性感染，主要临床表现为发热、干咳、进行性加重的呼吸困难，发绀。肺部体征少。肺部影像学检查可见间质性肺炎，呈网格状或毛玻璃样改变。当艾滋病患者出现上述表现，或肺部感染抗生素治疗效果差时应警惕肺孢子菌肺炎。是艾滋病患者主要的死亡原因。

【实验室及其他检查】

（一）血常规

有不同程度的贫血及白细胞数减低。

（二）免疫学检查

淋巴细胞总数下降；淋巴细胞绝对计数下降；CD_4^+T 淋巴细胞明显下降 [正常 $(0.8 \sim 1.2) \times 10^9/L$]，$CD_4^+/CD_8^+ < 1.0$（正常 $1.2 \sim 1.5$）。

（三）病毒及特异性抗原、抗体检测

1. HIV 抗体检测　HIV-1/HIV-2 抗体检测，包括筛查试验（初筛和复检）和确证试验。HIV-1/HIV-2 抗体筛查常用 ELISA 法，确证试验常用免疫印迹法（WB）。

2. HIV 抗原检测　用 ELISA 法测血清 HIV p24 抗原，有助于抗体产生窗口期的诊断。

3. HIV RNA 检测。

4. 病毒载量测定　此测定可了解疾病进展、提供抗病毒治疗依据、评估治疗效果等，也是 HIV 感染早期诊断的参考指标。

5. 病毒分离　主要用于科研。

知 识 链 接

HIV 感染筛查

初筛试验阳性不能出具 HIV 感染报告，仅能告知患者化验结果不确定。确证实验由各地疾病预防控制中心报告，结果分阳性、阴性和不确定。对不确定结果，应每 3 月随访一次，若随访过程中出现阳性，则报告阳性。若随访仍阴性，还可检测 HIV RNA，协助判断 HIV 感染。

（四）机会性感染的检查

可进行影像学、B 超、血培养等检查。

【诊断要点】

1. 流行病学资料　是否属于高危人群或具备感染 HIV 的危险因素。

2. 临床表现　急性期与无症状期较难诊断，故属于高危人群应进行血清学检测并进行医学监测。发生机会性感染和恶性肿瘤临床应考虑艾滋病。

3. 实验室检查　CD_4^+T 淋巴细胞数检测；抗 -HIV（ELISA 法）两次为初筛试验，抗 -HIV

（WB 法）阳性为确证试验。还可检测 HIV p24 抗原、HIV RNA 检测等以助诊断。

【治疗要点】

本病治疗困难，常用抗病毒药并不能彻底清除 HIV，对于 HIV-1 感染者的治疗，可切断传染源，阻止本病的传播；而对艾滋病患者的治疗目的是缓解病情，预防和减少机会性感染的发生，延长生存期，提高生活质量。早期抗病毒治疗是关键。

（一）抗病毒治疗

目前已获得美国 FDA 批准的抗病毒药物共有六类。分别为核苷类逆转录酶抑制剂、非核苷类逆转录酶抑制剂、蛋白酶抑制剂、整合酶抑制剂、融合抑制剂和 CCR5 受体拮抗剂。目前我国免费提供前三类。

1. 核苷类逆转录酶抑制剂（NRTI） 主要有齐多夫定（AZT）、拉米夫定（3TC）、替诺福韦（TDF），司坦夫定（d4T）。

2. 非核苷类逆转录酶抑制剂（NNRTI） 主要有奈韦拉平（NVP）、依非韦伦（EFV）。

3. 蛋白酶抑制剂（PI） 最常用洛匹那韦＋利托那韦（克力芝）、沙奎那维、茚地那韦、利托那韦。

4. 整合酶抑制剂 如拉替拉韦（RAL）。

5. 融合抑制剂 如恩福韦肽（T-20）。

6. 辅助受体拮抗剂 如马拉韦罗（MVC）。

目前主张联合用药，即高效抗逆转录病毒治疗（high active anti-retroviral therapy，HAART），以避免一种药物易引起病毒的变异诱发耐药。目前常用 2 种 NRTI 联合 1 种 NNRTI 或 PI。

高效抗逆转录病毒疗法治疗失败的一个主要原因就是对抗病毒药物的耐药。耐药株的出现，不仅是病毒学治疗失败的原因，也是病毒没有完全被抑制而引起的，日趋成为今后抗病毒治疗的巨大障碍。耐药性发展最快的是 NNRTI 家族。随着我国免费治疗的开展，HIV 的耐药率会逐渐增加。

（二）免疫调节治疗

可用白细胞介素Ⅱ、异丙肌苷、胸腺素等，以提高免疫功能。

（三）机会性感染的治疗

1. 肺孢子菌肺炎 用复方新诺明、喷他脒咪。

2. 弓形虫感染 用克林霉素、乙氨嘧啶、螺旋霉素等。

3. 隐球菌感染 用氟康唑、两性霉素 B、氟胞嘧啶等。

4. 念珠菌感染 用酮康唑、氟康唑。

5. 抗结核治疗 应选择时机进行抗结核治疗。

（四）卡波西肉瘤的治疗

用长春新碱、博来霉素、阿霉素等进行化疗，α 干扰素与 AZT 联合应用等。

（五）支持及对症治疗

如输血、静脉高营养及根据患者症状进行对症治疗等。

（六）中医中药治疗。

（七）心理治疗。

【预防】

采取以切断传播途径为主的预防措施。

（一）管理传染源

1. 加强监测　建立艾滋病监测网络，加强对高危人群的监测及国境检疫，及时发现患者及无症状带毒者。

2. 作好消毒隔离　对患者及无症状带毒者应注意隔离，并应对其血液、排泄物、分泌物进行严格消毒处理。

（二）切断传播途径

1. 加强性道德教育，严禁卖淫、嫖娼等杂乱性交活动。

2. 加强血制品管理，严格检查血液制品；严禁注射毒品；推广一次性医疗用品，对患者使用过的物品及医疗器械应进行严格的消毒，防止医源性传播。

3. 限制 HIV 感染者结婚，女性 HIV 感染者尽量避免妊娠及母乳喂养、给予药物预防母婴传播。

（三）保护易感人群

加强对公用生活用品及公用医疗器械的消毒。密切接触者和医护人员应加强自身防护，并作定期检查。我国艾滋病疫苗已进入大规模Ⅱ期临床试验，这使人们看到了艾滋病预防的曙光。

【护理】

（一）主要护理诊断

1. 体温过高：与 HIV 感染有关；与各种病原体引起的感染有关。

2. 营养失调：低于机体需要量：消瘦：与发热、摄入减少、口腔感染有关。

3. 腹泻：与免疫功能低下引起肠道感染有关。

4. 气体交换受损：与肺孢子菌肺炎有关；与肺部细菌性感染有关等。

5. 皮肤完整性受损：与皮肤肿瘤有关；与长期卧床有关。

6. 社交孤立：与对艾滋病不理解、社会评价不良有关。

7. 焦虑、恐惧：与艾滋病预后不良有关；或与病情严重有关。

（二）护理措施

1. 血液、体液隔离　严格执行艾滋病的消毒、隔离措施。

2. 病情观察　①生命体征；②全身各系统机会性感染的症状、体征变化，如对肺孢子菌肺炎患者应观察发热、咳嗽、呼吸困难、发绀及血气分析的变化；对口腔假丝酵母菌感染患者应观察口腔白膜情况及是否影响进食等；肠炎患者应观察腹痛情况、腹泻次数及大便性状；中枢神经系统感染患者应观察神经、精神症状；③对卡波西肉瘤患者应观察皮肤、黏膜皮疹及斑块、结节变化；④淋巴结变化；⑤肝、脾大小变化。

3. 休息　艾滋病患者发生条件致病菌感染时应绝对卧床休息，以减低机体消耗。症状减轻后可逐步起床活动。病室应安静、舒适、空气清新。

4. 饮食　给予高热量、高蛋白、高维生素易消化饮食。注意食物色、香、味，设法促进患者食欲。不能进食者给以静脉输液，注意维持水、电解质平衡。

5. 症状护理

（1）发热：参见本教材总论"发热"的护理。

（2）疼痛：确定疼痛部位，根据不同情况进行护理，如胸痛应协助患者采取舒适体位，给予胸部按摩或咳嗽时按压胸部以减轻疼痛等措施，或按医嘱给予止痛药。

（3）呼吸困难：密切观察呼吸困难的表现及血气分析等，协助患者采取半卧位或端坐位，给予氧气吸入等，应避免使用镇静剂及麻醉剂，以防抑制呼吸。

（4）恶心、呕吐：①呕吐频繁者，禁食2小时，若恶心、呕吐减轻，应鼓励患者进食；②进行口腔护理，可除去呕吐引起的异味并可保持口腔的清洁、卫生，预防感染；③及时清除呕吐物，并通风换气；④采取额头冷敷或嘱患者放松，必要时在餐前30分钟遵医嘱给予止吐药。

（5）腹泻：参见本教材"细菌性痢疾"的护理。

6. 皮肤护理　因艾滋病患者体质虚弱，免疫功能差，易发生继发感染，皮肤常成为病原菌侵入门户，因此应加强皮肤护理，预防发生感染。另外，卡西波肉瘤可发生在皮肤、黏膜上。护理应注意：①评估皮肤颜色、温度、完整性：观察口腔、舌、上颚是否出现斑块及破损，肛门周围处皮肤是否出现溃疡；②保持皮肤清洁、卫生，经常更换衣服、被褥，穿着柔软的内衣，防止皮肤破损和继发感染；③长期卧床的患者，至少每2小时协助翻身一次，必要时可使用气垫床或气垫垫于臀部等易受压处；④经常剪指甲，以免抓伤皮肤引起感染；⑤洗澡时使用液态中性皂液，以免损伤皮肤，将残留皂液洗净，以防刺激皮肤；⑥护理操作时严格执行无菌操作原则，避免医源性感染；⑦如有皮肤损伤，应用生理盐水清洗后，给予微波治疗，以防损伤面积进一步扩大，或根据医嘱给予药物治疗；⑧改进营养状况、补充水分，以增加抵抗力及伤口愈合能力。

7. 药物治疗的护理

（1）对患者进行用药依从性教育：对于应用抗病毒药治疗的患者，按时、足量按医嘱服药是非常重要的，否则会降低疗效及产生耐药性。另外，还需说明艾滋病的抗病毒治疗需要终生服药。

（2）观察药物不良反应：抗病毒药可出现以下不良反应：①胃肠道症状：表现为食欲减退、恶心、呕吐、腹痛等；②神经系统症状：表现为四肢疼痛、麻木、头痛、多梦等；③皮疹：多在颜面和躯干部出现斑丘疹，伴有瘙痒；④中毒反应：包括中毒性肝损害、骨髓抑制、急性胰腺炎等，一般在治疗2～3个月以后发生。

8. 心理护理　艾滋病预后不良，且社会上人们对艾滋病也怀有恐惧心理，因此，患者会出现焦虑、抑郁、孤独无助或恐惧等心理障碍，甚至出现报复、自杀等行为，作好心理护理有重要意义。应注意以下几点：①建立良好的护患关系：护士通过自己良好的语言、神情、态度和行为去影响患者的认知，改变其不良的心理状态和行为，并帮助患者建立起有利于治疗和康复的最佳心理状态；②尊重患者的人格：对患者所表现出的反常行为和语言不要嘲笑，只有对患者尊重，才能取得患者的信任和配合，达到预期的目标；③发挥患者的主观能动性：鼓励患者主动参与，当患者取得进步时，应指出这是患者积极配合治疗和努力的结果；④争取家属和亲友的支持：家属和亲友的言谈、举止直接影响患者的心理状态，良好的家庭、亲友关系能给患者以安慰和支持；⑤促进患者间良好的交流：使患者从病友那里得到帮助和关心，这样既增进了友谊，又有利于解决患者的心理问题；⑥保守秘密：患者个人隐私、人际关系和家庭矛盾等问题不希望被别人知道，护士必须严守秘密，不要随便谈论；⑦创造优美舒适的环境：优美舒适的环境能使患者心情舒畅。

【健康教育】

1. 进行预防教育，特别是加强性道德教育，并应严禁吸毒，以及采取自我防护措施，以预防艾滋病的传播。

2. 指导患者进行抗病毒治疗，说明按时、足量服药及坚持终身服药的重要性。艾滋病是致死性疾病，病死率很高并随病程的延长而上升，但治疗方法及治疗药物已有较大进展，应使患者及家属建立战胜疾病的信心，保持良好心态，配合医护进行治疗。

3．艾滋病患者由于免疫功能低下，常由于机会性感染使病情恶化，甚至死亡，应指导患者及家属采取预防或减少机会性感染的措施。

4．对无症状病毒携带者应嘱其每3～6个月作一次临床及免疫学检查，如出现症状随时就诊，及早治疗。

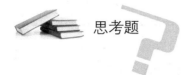 思考题

1．艾滋病的临床表现分几期？各期有什么表现？
2．对艾滋病有确诊价值的实验室检查是哪几项？
3．艾滋病的治疗要点是什么？
4．试述艾滋病的传染源、传播途径及预防措施。
5．如何对艾滋病患者进行整体护理？如何进行健康教育？

（陈志海　吴光煜）

第六节　冠状病毒与新型冠状病毒感染

案例 2-6

患者女性，36岁。因发热6天，干咳、胸痛2天，于2003年4月3日入院。同一办公室中有一相同症状患者，已住院治疗，疑为"SARS"。

身体评估：T 39.0℃，P 90次/分，R 24次/分，左侧肺部可闻少量湿性啰音。

实验室检查：血WBC 3.7×10^9/L，N 73%，L 27%，Hb129g/L，PLT 98×10^9/L。

X线胸片：左肺中上野炎症。

初步诊断：严重急性呼吸综合征（SARS）。

问题：

1．为进一步确诊对该患者还应做哪些检查？
2．对该患者如何进行隔离？如何上报疫情？
3．对该患者如何进行治疗及护理？

冠状病毒（Coronaviridae / Coronaviruse，CoV）属于巢状病毒目冠状病毒科冠状病毒属。是一类严重危害人类及家畜、家禽健康的病原微生物，广泛存在于在自然界中。因其在电镜下病毒的包膜上有形似日冕的棘突而得名。

传统的冠状病毒可分为3群：其中第1群和第2群主要感染哺乳动物，第3群主要感染禽类。2003年出现一种新型冠状病毒即SARS冠状病毒，2012年7月在中东地区出现另外一种新型人冠状病毒即中东呼吸综合征（middle east respimtory syndrome，MERS）冠状病毒。

人感染冠状病毒以近距离飞沫传播或直接、间接接触传播（经手等方式感染鼻、口和眼

部黏膜）为主；也可通过尿液、汗液等接触传播，感染高峰在秋冬和早春。其感染可引起人类呼吸系统、消化系统、神经系统等多系统疾病，不同病毒感染表现轻重不一。人类对普通冠状病毒普遍易感，并且无持久的免疫力，易反复感染，目前尚无针对性的疫苗，主要通过提高自身机体免疫力及改善卫生习惯等预防。

冠状病毒对热敏感，紫外线、甲酚皂溶液、过氧乙酸等都可在短时间内将病毒杀死。

知识链接

冠状病毒

冠状病毒最早于 1937 年从鸡身上分离出来。1965 年，Tyrrell 等人从普通感冒患者鼻洗液中分离出一株冠状病毒，此后又从普通感冒患者的呼吸道中分离到一批类似病毒。电子显微镜观察发现这些病毒的包膜上有形似日冕的棘突，1975 年国际病毒命名和分类委员会正式命名这一类病毒为冠状病毒。

一、普通冠状病毒感染

普通冠状病毒即指：229E-CoV、OC43-CoV、HKU1-CoV 和 NL63-CoV，此类病毒感染多引起人类轻度的、可自愈的、呼吸道和肠道感染性疾病。其发病有明显季节性，多在秋冬及早春季节流行，可引起家庭、学校的小范围流行。

病毒感染后潜伏期为 2 ~ 5 天，平均潜伏期为 3 天。主要引起普通感冒，约占成人普通感冒病例的 20%，临床上可表现为发热、寒战、头痛、乏力、流涕、咽痛及咳嗽等；也有引起下呼吸道感染、肺炎及中耳炎等的报道；同时还可以引起婴儿、新生儿急性肠胃炎，表现为发热、呕吐、腹泻，多为水样便，严重者可以出现血水样便，每天可达 10 余次。病程一般在 1 周左右，临床过程轻微、多可自愈。以一般对症支持治疗为主，也可使用利巴韦林等广谱抗病毒药物。

二、严重急性呼吸综合征（SARS）

严重急性呼吸综合征（severe acute respiratory syndrome，SARS）是 SARS 冠状病毒（SARS-CoV）引起一种以肺炎为主要表现的急性呼吸道传染病。SARS-CoV 于 2003 年 3 月 22 在香港大学首先分离发现，随后在 2003 年 4 月 16 日被 WHO 正式命名。属于第 2 群冠状病毒，与普通冠状病毒相比，该病毒可引起过度免疫应答和急性肺损伤（acute lung injury，ALI）。

知识链接

SARS 流行情况

SARS 是 21 世纪新出现的一种新的严重传染病。由于国际交流日益密切和人口流动性的不断提高，2003 年春季，SARS 迅速蔓延至世界 30 多个国家和地区，其中以东南亚为主要疫区，以中国内地、中国香港、中国台湾、新加坡和越南河内为高发地区。

1. 流行病学　本病发生于冬末春初，患者是本病的主要传染源。在潜伏期传染性低，进展期传染性最强。主要经近距离空气飞沫传播，此外气溶胶传播被怀疑是小范围爆发流行的主要方式之一，也可通过接触患者的呼吸道分泌物，由被污染的手、玩具等经口鼻黏膜、眼结膜而传播。人群普遍易感，发病者以青壮年居多，患者家庭成员和收治患者的医务人员为高危人群。有明显的家庭和医院聚集发病现象，患病后可能获得一定程度的免疫力。

2. 临床表现　SARS-CoV 感染后潜伏期一般为 2 周，多为 2～10 天。初期表现为持续性发热，体温多超过 38℃，伴乏力、肌肉及关节痛，部分患者有消化道症状，一般无流感症状。随病情发展，出现咳嗽、气促、喘憋、低氧血症及多脏器损害表现。不同的年龄段感染后表现不一，老年、体弱者可不以发热为首发症状，儿童临床表现较温和，而成人和青少年常病情凶险，可进展为重症肺炎，甚至呼吸衰竭，危及生命。

3. 实验室及其他检查　①外周血检测早期白细胞多正常，随病情进展可出现淋巴细胞及血小板减少。②病原学及血清学检查：可用呼吸道分泌物、血液进行培养，分离病毒；或检测 SARS-CoV IgM、IgG 抗体。部分患者出现肝、肾损害及乳酸脱氢酶、天门冬氨酸酶、肌酸激酶升高。③胸部 X 线及 CT 表现为毛玻璃影及肺实变。

4. 诊断要点　临床诊断主要根据流行病学史、症状、体征及实验室检查综合判断，确诊需要通过病原学及血清学检查。

5. 治疗要点　以对症、支持治疗为主，早期可给患者静脉注射或口服利巴韦林治疗，对部分急重患者采用糖皮质类激素有一定效果。在后来的临床实践中发现干扰素对 SARS-CoV 有一定疗效。蛋白酶抑制剂（洛匹那韦、利托那韦）显示有体外抗 SARS-CoV 作用。出现呼吸衰竭者可应用机械通气治疗。

三、中东呼吸综合征（MERS）

知识链接

中东呼吸综合征

2012 年 9 月，英国报告了一例来自卡塔尔的新型冠状病毒感染病例，此后病例逐渐增加。虽然病例来自中东、欧洲、北非等多个国家，但所有病例的发病都与中东有关，2013 年 5 月 28 日 WHO 正式将这一新型冠状病毒所致疾病命名为"中东呼吸综合征（Middle East Respimtory Syndrome，MERS）"。

中东呼吸综合征是由新型冠状病毒 - 中东呼吸综合征冠状病毒（MERS-CoV）引起的急性呼吸系统疾病。MERS-CoV 的病原学特征及传染源尚不完全清楚，目前认为该病毒具备有限的人传人能力，但无证据表明该病毒具有持续传播能力。

1. 临床表现　MERS-CoV 感染后平均潜伏期为 7～14 天，临床表现以高热（39～40℃）起病，伴有寒战、头痛、咳嗽、全身肌肉痛等流感样症状，部分病例以腹痛、腹泻为首发症状。重症患者可出现进展性急性肺炎，表现为呼吸困难或急性呼吸窘迫综合征，部分病例可同时出现多器官功能损害，尤以肾功能损害最常见。

2. 实验室及其他检查　MERS-CoV 感染者一般白细胞不高，但中性粒细胞增高。血生化检查各类酶（肌酸激酶、ALT、AST、乳酸脱氢酶等）增高。有肺炎者肺部影像学改变进展迅速，与 SARS 肺部表现相似。

3. 诊断要点　根据流行病学史及典型症状可进行疑似病例诊断，病原学确诊依赖于对患者呼吸道、血液和尿、便样本进行核酸检测。

4. 治疗要点　以对症及支持治疗为主，重症患者及早进入 ICU 治疗。目前尚无明确有效的抗病毒药物，体外实验表明 α 干扰素有一定抗病毒作用。

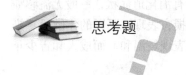　思考题

1. 引起人类疾病的常见冠状病毒分几类？
2. SARS、MERS 各有哪些临床表现？
3. 怎样预防 SARS 及 MERS？
4. 对于 SARS 及 MERS 患者应如何治疗？

（陈志海）

第七节　人感染高致病性禽流感

案例 2-7

患者女性，19岁，无业。5天前开始发热，体温持续在39℃以上，伴头痛、全身酸痛、乏力、咽痛、干咳、无痰。近2天来病情明显加重，自觉胸闷、憋气、呼吸急促而入院治疗。患者10天前曾宰杀活鸭并食用。既往未接种过流感疫苗。

实验室检查：咽拭子核酸检测 H_5N_1（+）。

初步诊断：人感染高致病性禽流感。

问题：

1. 此患者诊断人感染高致病性禽流感的依据是什么？
2. 此患者可能的感染途径是什么？
3. 对此患者应如何治疗？如何护理？

人感染高致病性禽流感是由甲型流感病毒某些亚型中的一些毒株引起的一种急性呼吸道传染病。其中 H_5N_1 亚型引起的高致病性禽流感（highly pathogenic avian influenza）病情严重。主要表现为发热、流涕、鼻塞、咳嗽、咽痛、头痛、肌肉酸痛和全身不适。部分患者可有恶心、腹痛、腹泻、稀水样便等消化道症状。重症患者可出现毒血症、感染性休克、多脏器功能衰竭等多种并发症。

【病原学】

禽流感病毒属正黏病毒科甲型流感病毒属。禽甲型流感病毒呈多形性，其中球形直径

80～120nm，有囊膜。依据其外膜血凝素（H）和神经氨酸酶（N）蛋白抗原性的不同，目前可分为16个H亚型（H_1～H_{16}）和9个N亚型（N_1～N_9）。禽甲型流感病毒除感染禽外，还可感染人、猪、马、水貂和海洋哺乳动物。到目前为止，已证实感染人的禽流感病毒亚型为H_5N_1、H_9N_2、H_7N_7、H_7N_2、H_7N_3等，其中感染H_5N_1的患者病情重，病死率高。

禽流感病毒对有机溶剂、常用消毒剂均较敏感。加热65℃、30分钟或煮沸100℃，2分钟以上可灭活。但对低温抵抗力较强，病毒在较低温度粪便中可存活1周，在4℃水中可存活1个月，对酸性环境有一定抵抗力。裸露的病毒在阳光直射下40～48小时即可灭活，如果用紫外线直接照射，可迅速破坏其活性。

知识链接

H_7N_9禽流感

我国内地2013年2月以来新发生的H_7N_9禽流感是由一种最新传染到人的禽流感病毒引起的。该病毒对禽类呈现低致病性，对人类的致病性则较强，至今已导致数百人感染。

【流行病学】

（一）传染源

传染源主要为患禽流感或携带禽流感病毒的鸡、鸭、鹅等禽类。野禽在禽流感的自然传播中起着非常重要的作用。目前尚无人与人之间传播的确切证据。

（二）传播途径

主要经呼吸道传播，也可通过密切接触感染禽类的分泌物和排泄物、受病毒污染的物品和水等被感染，直接接触病毒毒株也可被感染。

（三）易感人群

人群普遍易感。13岁以下儿童发病率较高，病情较重。高危人群有从事家禽养殖业者及其同地居住的家属，在发病前1周内到过家禽饲养、销售及宰杀等场所者，接触禽流感病毒感染材料的实验室工作人员，与禽流感患者有密切接触的人员等。

【临床表现】

潜伏期1～7天，通常为3天左右。

患者呈急性起病，早期表现类似普通流感。主要为发热，体温大多持续在39℃以上，热程1～7日，多为3～4日，可伴有流涕、鼻塞、咳嗽、咽痛、头痛、肌肉酸痛和全身不适。部分患者可有恶心、腹痛、腹泻、稀水样便等消化道症状。约半数患者有肺实变体征，可闻及干、湿性啰音。

重症患者可出现高热不退，病情发展迅速，有明显的出血征象，咳嗽、痰中带血，肺部炎症进行性加重，血氧饱和度、氧分压下降，可出现急性肺损伤、急性呼吸窘迫综合征（ARDS）、肺出血、胸腔积液、多脏器功能衰竭、休克及瑞氏（Reye）综合征等多种并发症。也可继发细菌感染，发生败血症。重症患者可有肺部实变体征等。

【实验室及其他检查】

（一）血常规

白细胞总数一般不高或降低。重症患者多有白细胞总数及淋巴细胞减少，并有血小板降低。

（二）病毒抗原及基因检测

取患者呼吸道标本采用免疫荧光法（或酶联免疫法）检测甲型流感病毒核蛋白抗原（NP）、禽流感病毒 H 亚型抗原。还可采用 RT-PCR 法检测相应核酸。

（三）血清学检查

发病初期和恢复期双份血清禽流感病毒亚型毒株抗体滴度 4 倍或以上升高，有助于回顾性诊断。

（四）病毒分离

从患者呼吸道标本中（如鼻咽分泌物、口腔含漱液、气管吸出物或呼吸道上皮细胞）分离禽流感病毒。

（五）胸部影像学检查

H_5N_1 亚型病毒感染者可出现肺部浸润，表现为肺内片状影。重症患者肺内病变进展迅速，呈大片状毛玻璃样及肺实变影，病变后期为双肺弥漫性实变影，可合并胸腔积液。

【诊断要点】

在禽流感流行时，发病前一周内曾经到过疫点，有明确的病、死禽及其分泌物、排泄物接触史，或与人禽流感患者有密切接触者，结合临床表现、实验室检查，如病毒分离和血清学抗体检测及影像学检查，即可诊断。

【治疗要点】

（一）对症及支持治疗

卧床休息，多饮水，增加营养，给予易消化饮食。可应用解热药、缓解鼻黏膜充血药、止咳祛痰药等。儿童忌用阿司匹林或含阿司匹林以及其他水杨酸制剂的药物，避免引起儿童瑞氏综合征。监测并预防并发症。

（二）抗病毒治疗

应在发病 48 小时内试用抗流感病毒药物。

1. 神经氨酸酶抑制剂　最常用的口服制剂为奥司他韦，成人每日 150mg，分 2 次服用。儿童酌情减量。重症患者可静脉注射帕拉米韦。

2. 离子通道 M_2 阻滞剂　代表药物是金刚烷胺、金刚乙胺。

知识链接

神经氨酸酶抑制剂

目前流行的人类甲型流感病毒（H_1N_1、H_3N_2）、乙型流感病毒以及 H_7N_9 禽流感病毒均对神经氨酸酶抑制剂敏感，早期使用此类药物是减少重症、降低病死率的有效措施。

（三）重症患者的治疗

重症患者应在 ICU 病房进行监护、治疗。对于低氧血症的患者应积极进行氧疗，保证患者血氧分压 > 60mmHg。如经常规氧疗患者低氧血症不能纠正，应及时进行机械通气治疗，治疗应按照急性呼吸窘迫综合征（ARDS）的治疗原则，同时加强呼吸道管理，防止机械通气的相关并发症。机械通气过程中应注意室内通风、空气流向和医护人员防护，防止交叉感染。出现多脏器功能衰竭时，应当采取相应的治疗措施。

【预防】

（一）监测和控制传染源

加强对禽类的监测，一旦发生高致病性禽流感，要严格执行封锁、隔离、消毒、扑杀病禽等措施。禽流感流行时与禽类密切接触者应进行医学观察 7 天。

（二）切断传播途径

将原发疫区和周围禽场严格隔离；扑杀发病场所所有的禽群；清除被扑杀的家禽、禽产品、废弃杂物、粪便、饲料及设备，然后对整个禽场进行彻底清洗、消毒；饲养过病禽的房舍经过充分清洗、消毒后，要空舍 30 天以上，经严格检查合格，才允许恢复生产。

（三）保护易感人群

目前，对 H_5N_1 尚无有效疫苗，对密切接触者可口服神经氨酸酶抑制剂类药物进行预防。

知识链接

禽流感的预后

人禽流感的预后与感染的病毒亚型有关。感染 H_9N_2、H_7N_7、H_7N_2、H_7N_3 者大多预后良好，而感染 H_5N_1 者预后较差，据目前医学资料报告，病死率超过 30%。影响预后的因素还与患者年龄、是否有基础性疾病、是否出现并发症以及就医、救治的及时性等有关。

【护理】

（一）主要护理诊断

1. 体温过高：与禽流感病毒感染有关。

2. 腹泻：与禽流感病毒感染有关。

3. 潜在并发症：急性肺损伤、急性呼吸窘迫综合征、多脏器功能衰竭、休克等。

（二）主要护理措施

1. 呼吸道隔离。

2. 病情观察　观察生命体征、上呼吸道感染症状、消化道症状。重症患者观察呼吸衰竭及多脏器功能衰竭表现、肺部体征、血气分析等。

3. 休息　卧床休息。

4. 饮食　易消化、高营养的半流质饮食。

5. 症状护理

（1）发热的护理　见本教材"总论"。

（2）腹泻的护理　见本教材"细菌性痢疾"的护理。

6. 呼吸衰竭的护理　给予保持呼吸道通畅、吸氧，使用机械通气治疗时给以相应护理。

【健康教育】

1. 进行预防教育，尽可能减少与禽、鸟类的不必要接触，尤其是与病、死禽类的接触。

2. 进行疾病知识教育，如疾病过程、主要治疗方法、预后等，减轻患者对疾病的恐惧心理，积极配合治疗。

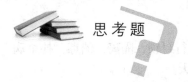思考题

1．人感染高致病性禽流感的主要临床表现有哪些？
2．人感染高致病性禽流感的抗病毒治疗药物有哪些？
3．人感染高致病性禽流感主要的预防措施是什么？

（陈志海）

第八节　麻　疹

案例 2-8

患儿女性，3岁，因发热5天、出疹1天来诊。

患儿5天前开始发热，体温高达39℃，伴流涕、咳嗽，1天前出现皮疹，体温更高，咳嗽加重而来就诊。患者8月龄时因发热未接种麻疹疫苗，此后未补种。

身体评估：T 39.5℃，R 30次/分，精神萎靡，头面部、胸部、背部可见淡红色充血性斑丘疹，疹间皮肤正常，双下肢较少，眼结膜充血，咽充血，双肺呼吸音粗，可闻及散在干、湿啰音。

X线胸片：显示支气管肺炎。

诊断：麻疹合并支气管肺炎。

问题：

1．此患儿是如何感染麻疹的？为了解可能的感染途径，需进一步询问哪些信息？
2．此患儿临床表现有哪些特点？为什么会出现支气管肺炎？
3．对此患儿应如何治疗？
4．对此患儿应如何进行整体护理及健康教育？

麻疹（measles）是由麻疹病毒引起的急性呼吸道传染病。临床上以发热、咳嗽、流涕、眼结膜充血、麻疹黏膜斑（Koplik's-spots）及皮肤出现斑丘疹为特征。本病传染性强，易造成流行。

【病原学】

麻疹病毒属副黏病毒，无亚型，在电镜下病毒呈球形或丝状，中心为单股负链RNA，外有脂蛋白包膜，膜内有血凝素，能凝集猴红细胞。经组织细胞培养连续传代后，病毒逐渐失去致病性，但仍保留抗原性，故常用人羊膜或鸡胚细胞培养传代制备减毒活疫苗。

麻疹病毒在外界生活力不强，对紫外线及一般消毒剂均很敏感，能很快被紫外线灭活，在空气飞沫中保持传染性不超过2小时，在流通空气或日光下半小时即失去活力，但耐寒、耐干燥，在 –70 ～ –15℃可保存数月至数年。

【流行病学】

（一）传染源

患者是唯一的传染源，自发病前 2 日至出疹后 5 日内眼结膜分泌物、鼻、口咽、气管的分泌物中均含有病毒，具传染性。

（二）传播途径

主要经空气飞沫传播。

（三）人群易感性

人群普遍易感。易感者接触患者后 90% 以上发病，病后有持久免疫力。

（四）流行特征

发病以冬、春季为多，但全年均可发生。好发年龄为 6 个月至 5 岁小儿。自麻疹疫苗接种以来，麻疹的发病率已显著下降，但青少年和成人的发病率上升。

【发病机制及病理改变】

麻疹病毒侵入上呼吸道和眼结膜上皮细胞，在其内复制，通过局部淋巴组织进入血流，形成第 1 次病毒血症。病毒被单核 - 巨噬细胞系统吞噬，并在此广泛繁殖，大量病毒再次侵入血流，形成第 2 次病毒血症，出现高热和皮疹。目前认为麻疹发病机制是迟发型细胞免疫反应起了非常重要的作用。

【临床表现】

潜伏期约 10 日（6 ～ 18 日），曾接受主动或被动免疫者可延长至 3 ～ 5 周。典型麻疹病程可分三期：

（一）前驱期

从发病到出疹，一般 3 ～ 4 日。主要表现有发热，体温逐渐升高，婴幼儿突发高热可发生惊厥。上呼吸道炎症在发热同时出现，可有咳嗽、流涕、打喷嚏、咽部充血等卡他症状，并有眼结膜充血、畏光、流泪、眼睑水肿。约 90% 患者于发热 2 ～ 3 日在口腔两侧颊黏膜近第 1 臼齿处可见 0.5 ～ 1.0mm 大小灰白色小点，周围红晕，称为麻疹黏膜斑（Koplik 斑），该黏膜斑也可见于唇内及牙龈等处。黏膜斑 2 ～ 3 日内即可消失，对早期诊断有重要意义。

（二）出疹期

发病 3 ～ 4 日后开始出现典型皮疹，从耳后发际开始，渐及额、面、颈、躯干及四肢，最后达手掌及足底，2 ～ 5 日出齐。皮疹初为淡红色斑丘疹，直径 2 ～ 5mm，高出皮面，呈充血性，压之褪色，疹间皮肤正常。出疹高峰期皮疹增多，部分融合，成暗红色。此时全身中毒症状加重，体温高达 40℃ 左右，患者精神萎靡、嗜睡，重者有谵妄、抽搐、咳嗽频繁、结膜充血、面部水肿、全身浅表淋巴结及肝、脾轻度肿大。肺部可闻湿性啰音。X 线胸片可见弥漫性肺部浸润病变。出疹期为 3 ～ 5 日。

（三）恢复期

皮疹出齐后病情缓解，发热开始减退，体温在 12 ～ 24 小时内降至正常，上呼吸道症状减轻，皮疹按出疹的先后顺序消退，留浅褐色色素斑，伴糠麸样脱屑，持续 1 ～ 2 周消失。无并发症者病程 10 ～ 14 日。

【并发症】

（一）支气管肺炎

最常见，占 12% ～ 15%，由麻疹病毒引起的支气管肺炎多不严重，继发细菌感染时病情加重，可有高热、咳嗽、脓性痰、鼻翼扇动、口唇发绀、肺部啰音等。常见的病原体有金黄色葡萄球菌、肺炎球菌、流感杆菌、腺病毒等，也可有多种病原体混合感染。易并发急性心力衰竭、心肌炎、脓胸等，死亡率较高。

（二）心肌炎

多见于2岁以下患重型麻疹或并发肺炎和营养不良者，表现为气促、烦躁、肢端发绀、面色苍白、心率快、心音低钝、短期内肝大等急性心力衰竭症状。

（三）喉炎

麻疹过程中可有轻度喉炎，并发细菌感染后可发生严重声音嘶哑、犬吠样咳嗽、吸气性呼吸困难、缺氧等呼吸道梗阻表现。

【实验室及其他检查】

（一）血常规

白细胞总数为（4.0～6.0）×10^9/L，淋巴细胞相对增高。

（二）血清学检测

1. 检测抗体　检测麻疹患者血清中的特异性 IgM 和 IgG 抗体，其中 IgM 抗体阳性是早期诊断麻疹的方法。

2. 检测抗原　用荧光抗体检测剥脱细胞中麻疹病毒抗原。

（三）病原学检查

1. 病毒分离　有条件者取早期患者鼻咽部及眼结膜分泌物进行病毒分离，但阳性率较低。

2. 核酸检测　是非常敏感、特异的诊断方法。

【诊断要点】

1. 流行病学史　当地有麻疹流行，有麻疹接触史，未接种过麻疹疫苗等可作诊断参考。

2. 临床表现　根据急起发热、上呼吸道卡他症状、结膜充血、畏光、麻疹黏膜斑、典型皮疹等即可作出临床诊断。

3. 实验室检查　血清特异性抗体检测及病毒分离是确诊依据。

【治疗要点】

主要是对症治疗，加强护理和防治并发症。

（一）对症治疗

高热者可酌情用小量解热剂，应避免急骤退热致虚脱；咳嗽用祛痰、止咳药；烦躁不安可用镇静剂。

（二）并发症治疗

1. 支气管肺炎　主要为抗菌治疗，根据药敏结果选用抗菌药物。

2. 心肌炎　有心衰者宜及早静注强心药；高热中毒症状严重者可同时用肾上腺皮质激素保护心肌；有循环衰竭按休克处理。

3. 喉炎　应尽量使患儿安静，给以蒸汽吸入稀释痰液；选用抗菌药物；重症者可同时用肾上腺皮质激素以减轻喉部水肿；出现喉梗阻者应及早行气管切开或气管插管。

【预防】

采用预防接种为主的综合性措施。

（一）管理传染源

对麻疹患者应早发现、早诊断、早隔离、早治疗。隔离期为出疹后5日，有并发症者延长至10日。对密切接触麻疹的易感儿应检疫3周，已做被动免疫者应延长至4周。

（二）切断传播途径

流行期间避免易感儿童到公共场所。麻疹无并发症者可以在家隔离，以减少传播和继发医院内感染。医务人员要做好隔离、消毒工作。

（三）保护易感人群

1. **主动免疫** 未患过麻疹的小儿均应接种麻疹减毒活疫苗。我国计划免疫规定为8月龄初种，7岁时复种，皮下注射0.2ml，各年龄剂量相同。接种12日左右血中即可出现血凝抑制抗体，阳性率可达95%～98%。麻疹疫苗应在2～8℃、避光环境中保存。易感者在接触患者后2日内接种疫苗仍可防止发病或减轻病情。

2. **被动免疫** 年幼体弱者接触麻疹患者后，应在5日内肌内注射人血丙种球蛋白3ml，可防止发病。在接触患者5日后注射，可减轻症状。免疫有效期3～8周。

知识链接

麻疹疫苗接种禁忌证

①已知对该疫苗所含任何成分，包括明胶等辅料及抗生素（硫酸庆大霉素和硫酸卡那霉素）过敏者；②患急性疾病、严重慢性疾病、慢性疾病的急性发作期；③免疫缺陷、免疫功能低下或正在接受免疫抑制治疗；④患脑病、未控制的癫痫和其他进行性神经系统疾病者。

知识链接

麻疹疫苗强化免疫

1. 消除麻疹的目标：世界卫生组织定义消除麻疹的目标是在麻疹监测系统运转良好的前提下，明确的地理区域内无本土麻疹病毒传播≥12个月。为了达到此目标，我国除继续对婴幼儿全程接种麻疹疫苗外，还在全国开展麻疹疫苗强化免疫活动。

2. 强化免疫：是指目标人群无论有无既往史，均接种一剂次麻疹疫苗。我国麻疹疫苗的强化免疫可在短时间内迅速提高人群免疫力水平，形成免疫屏障。

【护理】

（一）主要护理诊断

1. 体温过高：与麻疹病毒感染有关。

2. 皮肤完整性受损：皮疹：与麻疹病毒或免疫反应致皮肤血管受损有关。

3. 有体液不足的危险：与发热及摄入减少有关。

4. 潜在并发症：支气管肺炎、心肌炎、喉炎。

（二）主要护理措施

1. 呼吸道隔离。

2. 病情观察　应密切观察：①体温、脉搏、呼吸及神志状态；②皮疹的变化：出疹顺序、形态、皮疹颜色及分布，如出疹过程不顺利，提示有可能发生并发症，需报告医生及时处理；③观察有无脱水、酸中毒及电解质紊乱表现；④并发症表现：如出现体温过高或下降后又升高、呼吸困难、咳嗽、发绀、躁动不安等，均提示可能发生并发症。

3. 休息　绝对卧床休息。病室内应保持空气新鲜、通风，室温不可过高，以 18～20℃ 为宜，相对湿度应维持在 50%～60%。室内光线不宜过强，可遮以有色窗帘，以防止强光对患者眼睛的刺激。

4. 饮食　应给以营养丰富、高维生素、易消化的流食、半流食，并应注意补充水分，可给予果汁、鲜芦根水等，少量、多次喂服。对脱水、摄入过少者给予静脉输液，注意维持水、电解质平衡。恢复期应逐渐增加食量。

5. 发热的护理　应注意麻疹特点，在前驱期尤其是出疹期，如体温不超过39℃可不予处理，因体温太低影响发疹。如体温过高，可用微温湿毛巾敷于前额部或用温水擦浴（忌用乙醇擦浴），或可服用小剂量退热剂，使体温略降为宜。余参见本教材总论"发热"的护理措施。

6. 皮疹的护理　见本教材"总论"。

7. 眼、鼻、口腔护理

（1）眼：因麻疹患者易有结膜炎，分泌物较多，应每日用生理盐水或硼酸溶液冲洗双眼 2～3 次，冲洗后滴入眼药水，以预防继发细菌感染。

（2）鼻腔：随时清除鼻腔分泌物，保持鼻腔通畅。麻疹患者鼻腔分泌物较多，易形成鼻痂堵塞鼻腔，影响呼吸，发现有鼻痂应用温水轻轻擦拭，避免强行抠出，以免损伤黏膜。

（3）口腔：每日彻底清洗口腔 2～3 次，每次进食后用温水清拭口腔，以保持口腔清洁、黏膜湿润。口唇或口角干裂者，局部涂润唇膏。

8. 并发症护理　并发症是麻疹患者的主要死亡原因。应密切观察，以便及时发现并发症。患者不思饮食、精神萎靡、咳嗽频繁、呼吸急促、鼻翼扇动，提示并发肺炎。皮疹稀疏、心率增快与体温上升不成比例，应警惕心功能不全。哭声嘶哑，甚至失声，咳嗽呈犬吠样，提示并发喉炎。并发肺炎、喉炎时，给予雾化吸入，以稀释痰液，减轻肺部炎症。喉炎患者喉梗阻明显，应增加雾化吸入次数，并加用地塞米松缓解喉头水肿；做好气管切开的准备。

【健康教育】

1. 进行预防教育，讲述麻疹的传染来源、传播方式、传染性强的传播特点，教育群众流行期间作好防护，避免呼吸道传播，特别应强调注射麻疹疫苗对预防麻疹的重要作用。

2. 讲述麻疹的有关知识，如典型麻疹各期的临床表现、并发症表现、治疗措施等。单纯麻疹可在家中隔离、治疗、护理，以减少继发感染及并发症的发生。对麻疹的家庭护理，如发热的护理、皮疹的护理、并发症的观察等给患儿家长以具体指导，以促进病儿康复。

3. 并发症是麻疹患者的主要死亡原因，发生并发症时应及时就诊。

附　风　疹

风疹（rubella）是由风疹病毒引起的急性传染病。风疹患者为传染源，出疹前后传染性最强，主要经空气飞沫传播。

潜伏期 12～19 日。前驱期症状轻微，可有低热、上呼吸道感染症状。发热 1～2 日后出皮疹，皮疹开始于面部，1 日内波及全身，以躯干、背部皮疹较密，融合成片，手掌及足底无疹。皮疹为淡红色、充血性斑丘疹，直径 2～3mm。出疹时症状加重，伴耳后、枕后、颈部淋巴结肿大，有轻压痛。皮疹经 2～3 日消退，退疹后不留色素沉着。

孕妇感染风疹后，风疹病毒可经胎盘传给胎儿，引起流产、早产、死胎及胎儿畸形。先天性风疹发生在妊娠头 4 个月，受染胎儿在宫内发育迟缓，出生后 20%～80% 的婴儿有先天性器官缺陷，包括眼白内障、视网膜病变、听力损害、心脏和大血管畸形。其长期影响还包括精神发育障碍、糖尿病等严重后果。

本病无特效治疗，主要为对症治疗及护理。隔离期为出疹后 5 日。儿童及育龄妇女可接种风疹减毒活疫苗，特别是对育龄妇女的保护更具有重要意义。

 思考题

1. 麻疹的临床表现有哪些？皮疹特点是什么？可出现哪些并发症？
2. 麻疹流行病学及最主要的预防措施是什么？
3. 社区有一麻疹患儿，你如何指导家长护理此患儿？

（陈志海　吴光煜）

第九节　水　痘

案例 2-9

患儿男性，5 岁，发热 2 天，出皮疹 1 天而来诊。

患儿近 2 天来发热，体温在 37.3～38℃，伴轻度咽痛、干咳、厌食，1 天来出皮疹而来就诊。患儿所在幼儿园近来有发热患儿。既往无类似病史。

身体评估：T 37.2℃，一般情况好，颜面、颈部、躯干部、四肢近端散在丘疹，部分为疱疹。余未见异常。

问题：

1. 该患儿最可能的诊断及诊断依据是什么？
2. 该患儿皮疹特点是什么？
3. 该患儿所在幼儿园应采取什么措施预防再发生水痘？

水痘（chickenpox）是水痘-带状疱疹病毒所引起的儿童常见的急性传染病。临床上以全身分批出现的皮疹为特点，皮疹以斑疹、丘疹、疱疹、结痂为其演变过程，一般预后良好。

知识链接

带状疱疹

水痘痊愈后，病毒可潜伏于脊髓背侧神经根及颅神经的感觉神经节细胞内，当免疫功能低下时，病毒被激活，致神经节发生炎症，并累及神经，引起相应节段皮肤出现成簇疱疹，形成带状疱疹。带状疱疹多见于成人，疱疹呈带状分布，多限于身体一侧，一般不超过体表正中线。

【病原学】

水痘-带状疱疹病毒属疱疹病毒科，呈球形，核心为双股 DNA，包以对称的 20 面体核衣壳，其外为脂蛋白包膜，无血凝素及溶血素。本病毒仅有一个血清型，人为自然界已知的唯一宿主。

病毒在体外生活能力较弱，不耐热、不耐酸，能被乙醛灭活，不能在痂皮中生存，但在疱疹液中 -65℃ 可长期存活。

【流行病学】

（一）传染源

患者为唯一的传染源。带状疱疹患者的传播作用不如水痘患者重要，易感者接触带状疱疹患者后可引起水痘，而不会发生带状疱疹。出疹前 1～2 日至疱疹结痂均有传染性，易感儿接触后 90% 发病，故传染性很强。

（二）传播途径

以空气飞沫和直接接触为主要传播途径。

（三）人群易感性

人群普遍易感，以 1～5 岁儿童发病为多。患病后可获持久免疫力。发病季节以冬、春季多见。

【发病机制与病理变化】

病毒侵入机体后，首先在局部皮肤、黏膜复制，继之小量病毒侵入血流，在单核-巨噬系统内增殖，其后病毒再次侵入血流，形成第二次病毒血症，并向全身扩散，侵犯皮肤及内脏引起发病。临床上水痘皮疹的分批出现与病毒间歇性播散有关。水痘痊愈后，病毒潜伏于脊髓背侧神经根及三叉神经节的神经细胞内，当人体免疫力下降或某些诱因激活病毒时，即可发生带状疱疹。

【临床表现】

潜伏期 14～16 日（10～24 日）。

（一）前驱期

婴幼儿常无症状或症状轻微。年长儿及成人可有低热、头痛、食欲减退和咽痛等上呼吸道感染症状，持续 1～2 日后出现皮疹。

（二）出疹期

皮疹先见于头部及躯干部，头部、躯干密集而四肢皮疹散在，呈向心性分布。皮疹初为红色斑疹，数小时后变为丘疹，再经数小时后成为疱疹。疱疹为椭圆形、壁薄、周围有红晕、疱疹液透明，数小时后液体变混浊。皮疹处常伴瘙痒。1～2日后疱疹从中心开始干枯和结痂，持续1周左右痂皮脱落，一般不留瘢痕。

水痘皮疹是分批、连续出现，每批历时1～6日，因此在同一部位可见斑疹、丘疹、疱疹和结痂同时存在。部分患者皮疹也可发生于口腔、咽喉、结膜和阴道黏膜，破溃后形成溃疡，常有疼痛。

水痘为自限性疾病，10日左右自愈。但成人、免疫缺陷的小儿和新生儿患水痘时症状严重，易形成播散性水痘，病情重。若多脏器受病毒侵犯，病死率极高。妊娠早期感染水痘可引起胎儿畸形。

知识链接

水痘脑炎

水痘脑炎多数出现在疱疹后数天至数周，脑部症状包括发热、头痛、呕吐、癫痫发作、感觉异常，或伴有共济失调、眼球震颤、眩晕及语言障碍等症状，严重者可有惊厥、瘫痪、昏睡或昏迷。

【实验室及其他检查】

（一）血常规

白细胞总数正常或稍增加，分类正常。

（二）病毒分离

将疱疹液直接接种于人胚成纤维细胞，分离出病毒，再作鉴定，用于非典型病例的诊断。

（三）疱疹刮片

刮取新鲜疱疹基底组织涂片，瑞氏染色可见多核巨细胞。

（四）血清抗体检测

应用补体结合、免疫荧光等方法检测特异性抗体。

【诊断要点】

典型水痘根据流行病学及临床皮疹特点诊断多无困难，非典型患者须依赖于实验室检查确定。

【治疗要点】

（一）一般及对症治疗

1. 发热期注意水分和营养的补充。

2. 维生素 B_{12} 500～1000μg 肌注，1次/日，连用3日，可促进皮疹干燥、结痂。

3. 皮肤瘙痒可用含0.25% 冰片的炉甘石洗剂或5% 碳酸氢钠溶液局部涂擦。疱疹破裂可涂抗生素软膏预防继发感染。

4. 水痘一般禁用激素，如患者患水痘前已长期使用激素，应尽快减量或停用。

（二）抗病毒治疗

早期应用阿昔洛韦已证明有一定疗效，是治疗水痘-带状疱疹病毒感染的首选抗病毒药，每天600～800mg，疗程10日。如皮疹出现24小时内进行治疗，则能控制皮疹发展，加速病情恢复。

（三）防治并发症

皮肤继发感染者，应适当选用抗菌药物。

【预防】

（一）管理传染源

水痘患者应隔离至疱疹全部结痂，或出疹后 7 日。密切接触者早期应用丙种球蛋白（0.4 ~ 0.6ml/kg）可减轻症状，但不能阻止发病。托幼机构中接触病儿的易感者应检疫 3 周。

（二）切断传播途径

应重视通风和换气，流行期间水痘易感儿不去公共场所。

（三）保护易感人群

1. 主动免疫　采用水痘减毒活疫苗预防注射，对自然感染的预防效果为 68% ~ 100%。

2. 被动免疫　有免疫缺陷者、应用免疫抑制剂治疗者、患有严重疾病者等，在接触水痘患者后 12 小时内肌注丙种球蛋白或使用水痘 - 带状疱疹免疫球蛋白 5ml 肌内注射，有预防功效。

【护理】

（一）主要护理诊断

1. 体温过高：与水痘病毒感染有关；或与皮肤继发感染有关。

2. 皮肤完整性受损：皮疹：与水痘病毒对皮肤损害有关。

3. 有感染的危险：与皮肤损伤有关。

（二）主要护理措施

1. 呼吸道隔离，作好病室消毒，每日用紫外线照射消毒一次，每次一小时。

2. 病情观察　①主要观察体温的变化，每日测 4 次体温；②记录出入量；③皮疹发展情况和有无继发细菌感染。

3. 休息及饮食　发热时应嘱患者卧床休息，给予易消化的饮食和充足的水分。

4. 发热的护理　可采用物理降温。禁用乙醇擦浴，以避免对皮肤的刺激。

5. 口腔护理　协助患者在饭后、睡前漱口，病情危重者给予口腔护理，避免口腔内感染。

6. 皮疹护理　每日清洁皮肤 2 次，如有皮肤继发感染需增加清洁次数。衣服经高压灭菌后使用，以防感染加重。余见本教材"总论"。

【健康教育】

1. 进行预防教育，采用水痘减毒活疫苗注射以预防水痘；在水痘流行季节，水痘易感儿不应去公共场所等。

2. 讲述水痘的发病过程，指导家长作好皮肤护理以预防感染，护理得当预后良好。

 思考题

1. 水痘的临床表现有哪些？皮疹特点是什么？

2. 水痘主要的传染源、传播途径是什么？怎样预防？

3. 你如何指导家长护理水痘患儿？

（陈志海　吴光煜）

第十节 流行性腮腺炎

案例 2-10

患儿男性，13岁，4天前出现发热，体温38℃左右，伴头痛、呕吐，呕吐物为胃内容。

体检：T 38.3℃，一般情况好，浅表淋巴结不大，右侧面部以耳垂为中心可触及一4cm×5cm肿块，边界不清，皮肤不红，有压痛，右下颌触及一2.5cm×1.5cm肿块，轻度压痛，腮腺导管口红肿，无脓液流出，颈抵抗可疑。

问题：

1．你考虑诊断可能是什么？诊断依据是什么？

2．该患儿为什么会出现头痛、呕吐、颈抵抗等表现？

3．该患儿发生了什么并发症？如何进一步确诊？

4．对该患儿应如何治疗？如何护理？

流行性腮腺炎（mumps）是由腮腺炎病毒引起的急性呼吸道传染病。主要表现为腮腺的非化脓性炎症性肿胀、疼痛、发热，可累及其他腺体组织或脏器及神经系统，引起胰腺炎、睾丸炎、卵巢炎、脑膜炎、脑膜脑炎等。本病为自限性疾病，大多预后良好，极少死亡。

【病原学】

腮腺炎病毒属副黏病毒，为单股 RNA 病毒，呈球形。此病毒含有 V 抗原（病毒抗原）和 S 抗原（可溶性抗原），感染后可出现相应的抗体。V 抗体有保护作用，一般在感染后 2～3 周出现。S 抗体无保护性，但出现较早，可用于诊断。

腮腺炎病毒抵抗力弱，不耐热，对乙醚、氯仿、甲醛和紫外线均敏感。一般室温下经 2～3 日其传染性即可消失。

【流行病学】

（一）传染源

为早期患者和隐性感染者。腮腺肿大前 7 日至肿大后 9 日，可从唾液中分离出病毒。无腮腺炎，仅有其他器官受累者，亦可从唾液和尿中排出病毒。有脑膜炎表现者能从脑脊液中分离出病毒。

（二）传播途径

主要通过空气飞沫传播。

（三）人群易感性

人群普遍易感，感染后一般可获得持久免疫力。患者主要为儿童，1 岁以下婴幼儿从母体获得特异性抗体而很少发病。无免疫力的成人亦可发病。

（四）流行特征

本病为世界性疾病，全年均可发病，以冬、春季为高峰。呈散发性或流行性，在集体儿童机构可形成暴发流行。

【发病机制与病理改变】

腮腺炎病毒通过飞沫侵入上呼吸道后，在局部黏膜上皮细胞中大量繁殖，然后进入血液循环，形成第一次病毒血症。病毒经血流侵入腮腺等腺体和中枢神经系统，引起腮腺炎和脑膜炎。病毒在受累部位进一步繁殖，并再次进入血流，形成第二次病毒血症，可侵犯第一次病毒血症未受累腺体和器官，因此临床上出现不同器官相继发生病变。

流行性腮腺炎的病理特征是受累组织的非化脓性炎症。

【临床表现】

潜伏期平均 18 日（14～25 日）。

多数患者无前驱症状，少数患者可有发热、肌肉酸痛、周身不适、食欲缺乏等前驱症状。发病 1～2 日后出现颧骨弓或耳部疼痛，腮腺逐渐肿大，体温随之上升可达 40℃ 以上。通常先一侧腮腺肿大，2～4 日后又累及对侧，双侧肿大者约占 75%。腮腺肿大以耳垂为中心向前、下、后方向发展，边界不清，触之有弹性，并有触痛。局部皮肤发亮，但不红，皮温增高。早期腮腺导管口常有红肿，按压无脓性分泌物。因腮腺导管阻塞，故咀嚼或进食酸性食物等促进唾液分泌增加时疼痛加剧。腮腺肿大于 48 小时左右达高峰，持续 4～5 日后逐渐消退。

颌下腺或舌下腺可单独或同时受累。颌下腺肿大时，下颌部明显肿胀，可触及椭圆形腺体。舌下腺肿大时，可见舌下及颈前下颌部明显肿胀，并有吞咽困难。

流行性腮腺炎可并发脑膜炎、脑膜脑炎、睾丸炎或卵巢炎、胰腺炎等。

知识链接

流行性腮腺炎并发症

无菌性脑膜炎、脑膜脑炎、脑炎为儿童流行性腮腺炎最常见的并发症，多发生在腮腺肿胀后 4～5 日，少数亦可发生于腮腺肿胀前。可出现脑膜炎、脑膜脑炎或脑炎的表现，其中以脑膜脑炎多见。症状多在 1 周内消失，预后良好。偶可因引发重症脑膜脑炎或脑炎而致死。

睾丸炎或卵巢炎主要见于青春期后的成年人，多发生于腮腺肿胀后 6～10 日。表现为腮腺肿大开始消退后再次高热，男性出现睾丸肿大、疼痛，可并发附睾炎、鞘膜积液和阴囊水肿；女性则出现下腹疼痛，明显者可触及肿大的卵巢，有触痛。多为单侧受累，症状持续 3～5 日后逐渐消退。一般不影响生育能力。

【实验室及其他检查】

（一）血常规

白细胞计数大多正常或稍减少，淋巴细胞相对增多。

（二）血清和尿淀粉酶测定

约 90% 患者发病早期有血清和尿淀粉酶增高，其增高的程度与腮腺肿大的程度大致呈正相关。此项检查可作为早期诊断依据。若考虑并发胰腺炎时，应进一步做血清脂肪酶检测。

（三）脑脊液检查

无脑膜炎表现的患者中，约有 50% 病例脑脊液中白细胞计数轻度升高，并能从脑脊液中分离出腮腺炎病毒。

（四）血清学检查

特异性 IgM 抗体检测敏感性高、特异性强，可作为早期诊断的依据。还可作抗原检查。

（五）病毒分离

从早期患者的唾液、血液、尿液及脑膜炎患者的脑脊液中可分离出腮腺炎病毒。

【诊断要点】

1. 流行病学资料　根据流行季节、当地流行情况及发病前 2 ～ 3 周内有接触史可协助诊断。

2. 临床表现　具有起病较急，发热，腮腺肿大多为双侧，呈非化脓性炎症的特点。

3. 实验室检查　典型病例根据临床表现结合流行病学资料，即可做出临床诊断。不典型病例的诊断，则需依靠血清学检查及病毒分离。

【治疗要点】

（一）抗病毒治疗

发病早期可试用利巴韦林每日 1g，儿童 15mg/kg 静脉滴注，疗程 5 ～ 7 日。但疗效有待确定。

（二）对症治疗

1. 腮腺胀痛　为减轻腮腺胀痛，局部可选用紫金锭、青黛散或如意金黄散等，以适量食醋调和后外敷，胀痛较重时可给予镇痛药。

2. 发热　体温过高时给予药物或物理降温。

（三）并发症治疗

1. 睾丸炎　用丁字带将肿大的睾丸托起，局部冷敷，以减轻疼痛。疼痛较剧时可用 2% 普鲁卡因做精索封闭。早期可口服己烯雌酚 1mg，3 次 / 日，以预防睾丸炎的发生。

2. 脑膜脑炎　除对高热、头痛、呕吐等进行对症治疗外，可静脉滴注 20% 甘露醇进行脱水治疗。重症患者可短期应用肾上腺皮质激素治疗。

【预防】

（一）管理传染源

隔离患者至腮腺肿胀完全消退。对于接触者，成人一般不留检，儿童应医学观察 3 周。

（二）切断传播途径

在流行期间，对易感者较多的机构应注意勤通风、勤晒被褥及空气消毒。

（三）保护易感人群

可应用腮腺炎减毒活疫苗进行皮内、皮下接种，亦可采用喷鼻或气雾方法，预防效果可达 90% 以上。由于患者在症状出现前数日已开始排出病毒，因此对易感者进行预防接种是预

知识链接

流行性腮腺炎的预防

通常患者腮腺肿大前 1 周到肿大后 9 天均有传染性，在腮腺发生肿胀时，传染性最强。预防应注意：①接种疫苗是预防流腮的最有效手段，对未患过流行性腮腺炎、未接种过疫苗的人，应及时接种麻疹 - 风疹 - 腮腺炎联合疫苗；②尽量使居住场所通风、换气，保持空气清新和清洁卫生；③一旦出现腮腺或舌下腺肿大症状，应及时就诊、隔离治疗。

防本病的重点。因有致畸可能，孕妇不宜应用。有系统性免疫损害者为相对禁忌。

【护理】

（一）主要护理诊断

1. 体温过高：与腮腺炎病毒感染有关。

2. 疼痛：腮腺胀痛：与腮腺炎病毒引起腮腺炎症有关。

3. 有营养失调：低于机体需要量的危险：与高热及进食困难有关。

4. 潜在并发症：腮腺炎脑膜脑炎、脑炎、睾丸炎、胰腺炎。

（二）主要护理措施

1. 呼吸道隔离。

2. 病情观察　①生命体征：主要是体温、脉搏的监测；②腮腺肿痛的表现及程度；③腮腺导管开口有无红肿及分泌物；④并发症的表现：特别是体温下降后又升高更应注意。发生头痛、恶心、呕吐、脑膜刺激征、病理反射等说明并发脑膜脑炎；发生睾丸肿痛等说明并发睾丸炎；发生中上腹痛、恶心、呕吐说明并发胰腺炎；⑤及时了解血常规、血及尿淀粉酶等检查结果。

3. 休息　发热患者卧床休息。

4. 饮食　保证营养及液体的摄入。给予清淡、易消化的流质或半流质饮食，避免酸性食物，以免加剧腮腺疼痛。

5. 发热的护理　参见本教材总论"发热"的护理。

6. 腮腺肿痛的护理　可选用中药制剂局部外敷，以减轻疼痛。嘱患者餐后用温盐水漱口，以保持口腔的清洁卫生，防止继发细菌感染。

7. 并发症的护理

（1）睾丸炎：用棉花垫和丁字带将肿胀的睾丸托起，注意避免束缚过紧影响血液循环。

（2）胰腺炎：应注意观察腹痛的表现，并给以禁食，按胰腺炎护理。

（3）脑膜脑炎：参见本教材"流行性乙型脑炎"的有关内容。

【健康教育】

1. 进行腮腺炎的预防教育，特别是要做好儿童的疫苗预防接种工作。在流行期间，幼儿园、托儿所等儿童较集中的机构应加强通风、空气消毒。

2. 进行腮腺炎的护理知识教育，如教给患者或其家属降温、减轻腮腺肿痛等护理措施及观察并发症的方法，如发现并发症应立即就医。本病为自限性疾病，大多预后良好。

思考题

1. 流行性腮腺炎的临床表现及常见的并发症有哪些？

2. 流行性腮腺炎最主要的传播途径是什么？

3. 一幼儿园发现一例流行性腮腺炎患儿，你应采取哪些预防措施？

（陈志海　孙玉梅）

第十一节 手足口病

案例 2-11

患儿女性，2岁5个月，3天前开始发热，体温37.5～38.5℃，伴食欲缺乏，精神欠佳，并有易惊、肢体抖动症状而前来就诊。既往体健。

体检：T 38℃，手掌及脚掌出现米粒大小疱疹数个，疱疹内为微混浊的液体。

初步诊断：手足口病。

问题：

1. 此患儿的临床表现特点是什么？

2. 该患儿可能的感染途径可能有哪些？如何预防？

3. 对该患儿应采取什么护理措施？

手足口病（hand，foot and mouth disease，HFMD）是由多种肠道病毒引起的常见传染病，多见于婴幼儿，以发热和手、足部位皮疹、口腔溃疡等为主要特征。少数患者可并发脑膜炎、脑炎、脑脊髓炎、肺水肿等，个别重症患儿可致死亡。手足口病是我国的法定丙类传染病。

【病原学】

引起手足口病的病原属于小RNA病毒科、肠道病毒属，主要包括如下三类：①柯萨奇病毒（Cox）A组4、5、7、9、10、16型，B组2、5、13型等；②埃可病毒的某些型；③肠道病毒71型（EV71）。其中以EV71及Cox A16型最为常见。

肠道病毒对乙醚、乙醇等不敏感，对紫外线、甲醛、碘酊、各种氧化剂（高锰酸钾、漂白粉等）等敏感，加热50℃可被迅速灭活，病毒在4℃可存活1年，在–20℃可长期保存，在外环境中病毒可长期存活。

知识链接

手足口病的发病情况

Cox A16一直是导致手足口病的主要病毒，但2008年以来，EV71感染所致手足口病比例明显提高，病死患儿亦明显增加。近5年来，我国大陆每年手足口病的患者数一直在100万以上。

【流行病学】

（一）传染源

人是肠道病毒唯一宿主，患者、隐性感染者和无症状带毒者均为本病的传染源。

（二）传播途径

肠道病毒主要经粪-口和（或）呼吸道飞沫传播，亦可经接触患者皮肤、黏膜的疱疹液而感染，通常以发病后 1 周内传染性最强。

（三）人群易感性

人群对肠道病毒普遍易感，显性感染和隐性感染后均可获得特异性免疫力，病毒的各型间无交叉免疫。各年龄组均可感染发病，但以 ≤ 3 岁年龄组发病率最高。一年四季均可发病，以夏、秋季多见，可发生幼儿园和托儿所集体感染。

知识链接

手足口病发病年龄

人对肠道病毒普遍易感，5 岁以下儿童更易感染，尤其以 3 岁及以下婴幼儿发病率最高。这是因为出生时体内尚有来自母体的免疫球蛋白，随着年龄的增长，来自母体的免疫球蛋白逐渐下降，到 6 个月左右时消失，而 3 岁以下婴幼儿自身的细胞及体液免疫机制尚未发育完善，抵抗力低下，故发病率高。

【临床表现】

潜伏期一般在 2 ~ 7 天。临床上根据病程发展过程可分为以下 5 期：

1. 第 1 期（手足口出疹期）　主要表现为发热，口腔溃疡（舌、颊黏膜）、手、足和（或）臀部皮疹（斑丘疹、丘疹、小疱疹），可伴有咳嗽、流涕、食欲缺乏等症状。绝大多数病例在此期痊愈，属于手足口病普通型（轻型）。

2. 第 2 期（神经系统受累期）　少数 EV71 感染患儿可出现中枢神经系统损害，多发生在病程 1 ~ 5 天内，临床表现有头痛、呕吐、嗜睡、谵妄，甚至昏迷；肢体抖动、肌阵挛、抽搐；中枢性瘫痪或急性弛缓性瘫痪。脑脊液检查为无菌性脑膜炎改变。脑脊髓 CT 扫描可无阳性发现，MRI 检查常可见异常。此期病例属于手足口病重型。大多数病例在此期即可痊愈。

3. 第 3 期（心肺功能衰竭前期）　多发生在病程 5 天内，表现为心率、呼吸增快、发绀、出冷汗、四肢凉、皮肤发花、血压升高，血糖升高，外周血白细胞计数升高，心脏射血分数可异常。此期病例属于手足口病危重型。

4. 第 4 期（心肺功能衰竭期）　多发生在病程 5 天内，年龄以 0 ~ 3 岁幼儿为主。临床表现为心动过速，个别患儿心动过缓，呼吸急促，发绀，咳粉红色泡沫痰或血性液体，血压降低或休克。亦有病例以严重脑功能衰竭为主要表现，肺水肿不明显，出现频繁抽搐、严重意识障碍及中枢性呼吸、循环衰竭等。此期属于手足口病危重型。病死率较高。

5. 第 5 期（恢复期）　体温逐渐恢复正常，对血管活性药物的依赖逐渐减少，神经系统受累症状和心肺功能逐渐恢复，少数可遗留神经系统后遗症状。

【实验室及其他检查】

（一）血常规

普通病例血白细胞计数正常，重症病例白细胞计数可明显升高。

（二）脑脊液

有中枢神经系统损害者，脑脊液呈病毒性脑炎表现，外观清亮，压力增高，白细胞增多，一般在每微升十几个至几十个，淋巴细胞为主（偶有危重病例以粒细胞为主），蛋白正常或轻度增多，糖和氯化物正常。

（三）病原学检查

主要依靠 PCR 核酸检验，自患者咽拭子或咽喉洗液、粪便或肛拭子以及脑、肺、脾、淋巴结等组织标本中检测病毒核酸。必要时可做病毒分离。

【诊断要点】

有流行病学史及发热，手、足、口、臀部出现斑丘疹、疱疹等表现的患者，可以做出临床诊断。在临床诊断基础上，EV71、CoxA16 或其他可以导致手足口病的肠道病毒 PCR 核酸检测阳性、分离出病毒，都可以做出确定诊断。

【治疗要点】

（一）一般及对症治疗

注意隔离，避免交叉感染。适当休息，清淡饮食。做好口腔和皮肤护理。对发热、呕吐、腹泻等给予对症处理。免疫球蛋白有一定辅助治疗作用。重症病例可给予糖皮质激素治疗，必要时采用冲击治疗。

（二）重症病例的治疗

1. 神经系统受累　给予 20% 甘露醇降低颅内压；用地西泮、苯巴比妥钠、水合氯醛等镇静、止惊。

2. 循环衰竭　可给予米力农等血管活性药维持血压。

3. 呼吸衰竭　给予氧疗，必要时及时气管插管，使用正压机械通气。

【预防】

手足口病传播途径多，婴幼儿和儿童普遍易感，目前尚没有安全、有效的疫苗。做好儿童个人、家庭和托幼机构的卫生是预防本病传染的关键。

知识链接

手足口病的预防

幼儿园及小学等机构应做好预防措施。做好晨检，发现疑似患儿及时隔离；流行季节，教室和宿舍等场所要保持良好通风；每日对玩具、个人卫生用具、餐具等物品进行清洗、消毒；进行清扫或消毒工作（尤其清扫厕所）时，工作人员应戴手套，清洗工作结束后应立即洗手。

【护理】

（一）主要护理诊断

1. 体温过高：与肠道病毒感染有关。

2. 意识障碍：与中枢神经系统受损有关。

3. 气体交换受损：与手足口病致肺水肿及呼吸衰竭有关。

4. 营养失调：低于机体需要量：与持续发热、呕吐及口腔溃疡不能进食有关。

5. 皮肤完整性受损：与手足口病皮疹有关。

6. 潜在并发症：颅内压增高、脑疝及休克。

（二）主要护理措施

1. 隔离　在标准预防基础上，采取空气、飞沫、接触隔离。注意室内通风、换气。看护人接触儿童前、替儿童更换尿布、处理粪便后均要洗手。被污染的食具、日用品等应消毒，衣服、被褥需暴晒。

2. 病情观察 多数患儿仅有手足口病第 1 期表现即可痊愈，但要注意观察有无向第 2 期、第 3 期、第 4 期发展的可能。①生命体征：观察呼吸频率、节律，有无呼吸急促。注意体温及心率变化。同时还应监测血压，每 1～2 小时监测一次；②观察患儿有无哭闹不安或嗜睡，有无剧烈头痛、呕吐、颈抵抗等神经系统受损的症状和体征；③观察患儿血压有无下降及四肢皮肤状态等循环衰竭的表现以及咳嗽、咳粉红色泡沫痰等急性肺水肿的表现；④准确记录出入量。

3. 休息及饮食 卧床休息。给予高蛋白、高营养、易消化的流质或半流质饮食，手足口病患儿易出现因口腔疼痛而拒食现象，尤其发生于夏季者，容易引起脱水及电解质紊乱，需适当喂食清淡、温性、可口饮食。

4. 口腔护理 患儿易出现因口腔疼痛而拒食、流涎、哭闹不眠等，注意保持患儿口腔清洁，饭前、饭后用温水或生理盐水漱口。年龄小的患儿可用棉棒蘸生理盐水轻轻地清洁口腔，以预防感染。已有溃疡者，可将维生素 B_2 粉剂直接涂于口腔糜烂部位，或给予双料喉风散局部涂抹或喷涂，以消炎止痛和促进溃疡面愈合。流涎多的患儿唇周涂鱼肝油保护，以减轻疼痛。

5. 症状护理

(1) 发热：手足口病患儿发热一般为低热或中度发热。见本教材总论"发热"的护理。

(2) 皮疹：见本教材总论"皮疹"的护理。

(3) 呼吸困难：注意保持呼吸道通畅，及时清除口咽分泌物及痰液，给予吸氧，必要时应在湿化瓶内加入 20%～30% 乙醇除泡。呼吸衰竭护理见本教材"流行性乙型脑炎"的护理。

6. 药物治疗的护理：①应用 20% 甘露醇降低颅压时，要注意快速静点，同时观察血管有无药物外渗，尽量选择大血管；②用镇静剂镇静、止惊时，注意一定要缓慢注射，同时观察呼吸情况；③使用糖皮质激素患者，应注意观察体温、白细胞变化。

7. 心理护理：消除患儿的陌生感和恐惧感，使其配合治疗。

【健康教育】

1. 进行预防教育，手足口病传播途径多，婴幼儿和儿童普遍易感，应强调勤洗手、喝开水、吃熟食、房间常通风、勤晾晒衣被。出现相关症状要及时就医。

2. 讲述手足口病的发病原因、主要症状特点、治疗方法、病程及预后等。虽无特效药治疗，但 98% 的患儿病情较轻，预后良好。极少数患儿病情严重，预后较差。

 思考题

1. 手足口病患者的皮疹特征是什么？

2. 手足口病的临床分期分为哪几期？各期有何临床表现？

3. 当患者出现哪些表现时，应考虑为手足口病重症病例？

（陈志海 李建菊）

第三章

细菌感染性疾病

学习目标

1. 说出本章各种细菌感染性疾病的病原学特点。
2. 结合各种细菌感染性疾病的发病机制解释其临床表现。
3. 复述各种细菌感染性疾病有诊断价值的常用实验室检查。
4. 解释各种细菌感染性疾病的治疗要点。
5. 结合各种细菌感染性疾病的流行病学制订预防措施。
6. 应会进行各种细菌感染性疾病患者的整体护理及健康教育。

第一节 伤 寒

案例 3-1

患者女性，33岁。持续发热10天，体温在38.5~39℃，并伴有食欲明显下降、乏力、腹胀、轻咳但无痰。患者3周前曾饮用过生水。

身体评估：T 39℃，P 72次/分，神志清楚，表情淡漠，面色苍白，腹平软，肝肋下2cm、脾肋下1cm、质软，无压痛。

实验室检查：血白细胞3.7×10^9/L，中性粒细胞70%，淋巴细胞30%。

肥达反应："O" 1：160、"H" 1：320。

初步诊断：伤寒。

问题：

1. 为进一步确诊还需作哪些实验室检查？
2. 为了解该患者可能的感染途径，需进一步询问哪些信息？
3. 对该伤寒患者应采取什么治疗措施？
4. 请对该患者制订出护理计划。

伤寒（typhoid fever）是由伤寒沙门菌引起的急性消化道传染病。典型临床表现为持续发热、全身中毒症状、相对缓脉、玫瑰疹、肝脾肿大及白细胞减少。主要并发症为肠出血及肠穿孔。

【病原学】

伤寒沙门菌为肠杆菌科沙门菌属 D 群,革兰染色阴性,有鞭毛,能运动。主要抗原有菌体(O)抗原、鞭毛(H)抗原和表面(Vi)抗原,可刺激机体产生特异性 IgM 和 IgG 抗体。通过检测血清中"O"及"H"抗体可辅助伤寒的临床诊断。伤寒沙门菌菌体裂解时释放出强烈的内毒素,是致病的主要因素。

伤寒沙门菌对生存环境要求低,能在日常用品、加工肉类及水生物贝类中大量繁殖,耐低温,对热及一般消毒剂较敏感,煮沸后即迅速死亡。

【流行病学】

(一)传染源

为患者及慢性带菌者(bacterial carrier)。起病后 2 ~ 4 周排菌量最多,传染性最强,恢复期后排菌减少。排菌在 3 个月以上者称为慢性带菌者,是引起伤寒传播和流行的重要传染源。

(二)传播途径

可通过被病原菌污染的水、食物、日常生活接触及苍蝇、蟑螂等经消化道传播。水源和食物污染是引起暴发流行的主要原因。

(三)人群易感性

人群普遍易感,病后可产生持久免疫力。

(四)流行特征

本病终年均有发病,但以夏、秋季为多。人群中以儿童及青壮年多见。

知识链接

伤寒玛丽

伤寒流行史上,流传着著名的"伤寒玛丽"的故事。1906 年夏天,玛丽为一户人家做厨师,同住的 11 人中有 6 人患了伤寒。专家认定,玛丽是这次伤寒流行的传染源。调查发现,玛丽过去的 7 个工作地点都曾暴发过伤寒。1915 年纽约一家妇产医院暴发了伤寒病,传染源仍是玛丽。此后玛丽一直处于隔离状态。

【发病机制和病理变化】

伤寒沙门菌进入消化道后,一般可被胃酸杀死,如侵入的病原菌数量多或胃酸缺乏时,细菌则进入小肠上皮细胞及巨噬细胞,并在其胞质内繁殖,再进入小肠集合淋巴结及肠系膜淋巴结,并经胸导管进入血流而引起短暂的第一次菌血症(bacteremia)。此阶段为 7 ~ 14 天,相当于潜伏期,患者无症状。伤寒沙门菌随血流进入全身各脏器,如肝、脾、胆囊、骨髓等组织器官内继续大量繁殖,再次进入血流,引起第二次菌血症,同时释放内毒素,产生临床症状。在病程第 2 ~ 3 周,伤寒沙门菌随胆汁排入肠道,经肠黏膜再度侵入肠壁淋巴组织,使原已致敏的淋巴组织产生严重的炎症反应,导致其坏死及溃疡形成。如果累及病变部位的血管可引起肠出血,侵入肌层与浆膜层可引起肠穿孔。病程第 4 周,人体免疫力进一步加强,在血液及脏器中的细菌逐渐被消灭,肠壁溃疡逐渐愈合,病情缓解,进入恢复期。少数患者由于免疫功能低下,潜伏在体内的细菌可再度繁殖,并侵入血流而形成复发。或因胆囊内长期有病菌存留,成为慢性带菌者。

伤寒的病理特点是单核-巨噬细胞系统增生性反应，可形成伤寒小结或伤寒肉芽肿，其中以回肠末段的集合淋巴结及孤立淋巴滤泡病变最具特征性。第一周淋巴组织高度肿胀、隆起；第二周肿胀淋巴结发生坏死；第三周坏死组织脱落，形成溃疡，可并发肠出血和肠穿孔；第四周后溃疡逐渐愈合，不留瘢痕，不引起肠道狭窄。

【临床表现】

潜伏期 3 ~ 60 日，一般 7 ~ 14 日。伤寒的典型临床经过分为下述 4 期：

（一）初期

病程第一周，起病缓慢，主要为发热，体温呈阶梯形上升，于 5 ~ 7 日内可高达 39 ~ 40℃。并常伴有畏寒、食欲缺乏、全身不适、乏力等。

（二）极期

病程第 2 ~ 3 周，主要表现为：

1. 持续高热　多呈稽留热，少数呈弛张热型或不规则热型，持续 2 周左右。

2. 消化道症状　明显食欲缺乏、腹部隐痛、腹胀、便秘，少数患者可有腹泻，右下腹有轻压痛。

3. 神经系统症状　患者表情淡漠、反应迟钝、听力减退，重症者呈谵妄、昏迷、出现病理反射等中毒性脑病表现。

4. 循环系统症状　患者常出现相对缓脉，但有中毒性心肌炎时不明显。

5. 玫瑰疹（roseola）　病程第 7 日左右，皮肤可出现直径为 2 ~ 4mm 小丘疹，淡红色、压之退色，多分布于胸、腹部，数量一般少于 10 个，分批出现，约 2 ~ 3 日后消退。

6. 肝、脾大　多数患者有轻度肝、脾大，质软，伴轻度压痛。并发中毒性肝炎时可见黄疸或肝功能异常。

（三）缓解期

病程第 3 ~ 4 周，体温在波动中逐渐下降，各种症状逐渐减轻，肿大的脾开始回缩，但可能发生肠出血和肠穿孔等并发症。

（四）恢复期

病程第 5 周，体温恢复正常，症状消失，食欲好转，但体质仍然虚弱，约 1 个月完全恢复。

在第一次感染恢复后 1 ~ 3 周，临床症状再度出现，血培养再次阳性，称为复发，多见于抗菌治疗不彻底的患者。复发治疗与初次发病治疗方法相同。在病后 2 ~ 3 周体温开始下降，但尚未恢复正常时体温又复上升，血培养可以阳性，称为再燃，可能与菌血症未被完全控制有关。

【并发症】

（一）肠出血

肠出血（intestinal hemorrhage）为常见的并发症，多见于病程第 2 ~ 3 周，轻重不一，从大便隐血阳性至大量血便，出血量少可无症状，大量出血可引起出血性休克。饮食不当、腹泻、灌肠压力过高等常为肠出血诱因。

（二）肠穿孔

肠穿孔（intestinal perforation）为最严重并发症，多见于病程第 2 ~ 3 周，有时可以并发肠出血。发生诱因与肠出血相同。穿孔部位好发于回肠末段，急腹症的出现比较缓慢，给诊断带来困难，重症患者可能只表现为坐立不安、低血压和心动过速，X 线检查可见膈下游离气体。超声波检查有助于肠穿孔的诊断，同时可以在超声波引导下进行腹膜腔液体抽吸。

（三）中毒性肝炎

中毒性肝炎（toxic hepatitis）常见于病程第 1 ～ 3 周，有肝大、黄疸、谷丙转氨酶上升，一般在 2 ～ 3 周可恢复。

【实验室及其他检查】

（一）血常规

白细胞计数偏低或正常，中性粒细胞减少，嗜酸性粒细胞减少或消失。

（二）细菌学检查

伤寒沙门菌可以从血液、骨髓、粪便、尿液、胆汁及脑脊液、玫瑰疹中分离到。临床上多采用血培养、便培养，有时采用尿培养。培养结果阳性即可确诊。

1. 血培养　为最常用的确诊伤寒的依据。病程第 1 周阳性率最高，第 3 周开始下降，第 4 周常阴性。

2. 粪便培养　潜伏期即可获较高的阳性率，病程第 3 ～ 4 周阳性率最高。

3. 尿培养　于病程第 3 ～ 4 周阳性率最高。

4. 骨髓培养　阳性率略高于血培养，阳性持续时间亦较长，且较少受药物的影响。

（三）免疫学检查

1. 肥达反应（widal reaction）　病程第 2 周开始阳性率逐渐增加，第 4 周阳性率最高，可达 90%，并可持续数月。菌体（O）抗体凝集效价 ≥ 1∶80 及鞭毛（H）抗体 ≥ 1∶160 时，可作为阳性指标。每周复验 1 次，效价逐渐上升其诊断价值更大。在带菌者中可发现"Vi"抗体持续升高。血清肥达反应有辅助诊断价值。

2. 检测特异性抗原或抗体　检测方法包括被动血凝试验、乳胶凝集试验、对流免疫电泳等，但需进一步完善。

【诊断要点】

1. 流行病学资料　流行地区、季节、环境及饮食卫生情况、伤寒接触史、预防接种史。

2. 临床表现　持续发热 1 ～ 2 周以上、相对缓脉、表情淡漠、腹胀、便秘或腹泻、玫瑰疹、脾肿大等。

3. 实验室检查　白细胞总数及中性粒细胞减少、嗜酸性粒细胞减少或消失，细菌培养阳性可确诊。血清肥达反应有辅助诊断价值。

【治疗要点】

（一）一般治疗

1. 隔离　进行消化道隔离。临床症状消失后，每隔 5 ～ 7 日送大便培养一次，连续两次阴性才可解除隔离。

2. 发热　高热时首选物理降温，不宜应用退热药物。

3. 便秘、腹胀　给予对症处理（详见护理措施）。

4. 严重毒血症　严重毒血症患者在足量、有效抗菌治疗的同时，可短期加用小剂量肾上腺皮质激素，以减轻毒血症症状。

（二）病原治疗

1. 喹诺酮类　如氧氟沙星、环丙沙星、左氧氟沙星、司帕沙星、莫西沙星等，对伤寒沙门菌有强大的抗菌作用，为首选药物。但该类药物孕妇忌用、18 岁以下青少年及儿童慎用或禁用，哺乳期妇女应用该类药物时应暂停哺乳。

2. 头孢菌素类 第二、第三代头孢菌素对伤寒沙门菌有强大的抗菌活性，毒副反应轻。常用的药物有头孢曲松、头孢他啶、头孢噻肟等，是孕妇、儿童、哺乳期妇女及耐喹诺酮类药物伤寒的首选药物。

（三）并发症治疗

1. 肠出血 绝对卧床休息，禁食。严密观察生命体征及肠出血情况。应用止血药物，适量输液或输新鲜血。内科治疗无效时，可考虑手术治疗。

2. 肠穿孔 禁食、胃肠减压，注意水、电解质平衡和肠外营养支持。除局限者外，应及早手术治疗，同时加用有效抗生素联合治疗。

【预防】

（一）管理传染源

及早隔离、治疗患者。密切接触者医学观察15日。对饮食业从业人员定期检查，及时发现带菌者。带菌者调离饮食服务业工作，并予以治疗。

（二）切断传播途径

加强对粪便、水源、饮食卫生的管理，消灭苍蝇，保持良好的个人卫生。

（三）提高人群免疫力

易感人群应用伤寒、副伤寒甲、乙三联菌苗预防注射，提高人群免疫力。

【护理】

（一）护理评估

1. 病史及心理、社会资料

（1）病史：①询问起病情况、热程、热型；②食欲情况、食量、体重变化；③有无腹胀、便秘或腹泻，每日腹泻次数及量；④神志状态及听力有无减退；⑤有无皮疹，出疹日数；⑥经过何种处理及其效果。

（2）流行病学资料：应询问当地是否有伤寒流行，饮食、饮水及个人卫生情况，伤寒患者接触史，疫苗接种史。

（3）心理、社会资料：患者对伤寒的认识及了解程度，对住院隔离的认识及适应情况，患病对工作、生活的影响，社会支持系统对患者的态度、对伤寒的了解程度及对消毒隔离的认识。

2. 身体评估 生命体征，神志状态，表情，反应能力；胸、腹部皮疹性状、颜色、大小、数目；心率及心音；腹部有无胀气及肌紧张、压痛、反跳痛、肠鸣音减弱或消失等急性腹膜炎体征；肝、脾大小及有无压痛。

3. 实验室检查 血常规、细菌培养（包括血、尿、粪便及骨髓培养）、血清肥达反应等。

（二）主要护理诊断

1. 体温过高：与伤寒沙门菌感染有关。

2. 潜在并发症：肠穿孔或肠出血。

3. 营养失调：低于机体需要量：与高热及摄入减少有关。

4. 有感染的危险：与长期卧床及机体抵抗力低下有关。

5. 知识缺乏：缺乏伤寒的疾病知识及消毒、隔离知识。

（三）护理计划及评价

以"潜在并发症：肠出血或肠穿孔。"为例制订护理计划：

1. 目标

（1）患者能按要求实施预防并发症的措施。

（2）住院期间未发生并发症或并发症被及时发现和处理。

2. 护理措施

（1）病情观察：密切监测：①生命体征、面色、神志变化；②大便颜色、性状、有无血便，并注意检查大便隐血；如有肠出血时应注意观察有无血容量不足体征；③观察有无腹痛及肠穿孔体征。

（2）休息：患者应绝对卧床休息至热退后一周才能逐渐增加活动，因休息可减少患者能量消耗，并可减少肠蠕动，有利于预防肠道并发症。

（3）饮食：发热期间应给予营养丰富、清淡流质饮食，如蛋汤、清肉汤、新鲜果汁等，要保证每日有足够的液体量，2500～3000ml/d，鼓励患者少量、多次饮水。入量不足者给予静脉输液，以保证水、电解质平衡及促进毒素排泄。热量不宜过多，一般给予8.36kJ/d（2000kcal/d）。退热期间可给高热量、无渣或少渣、少纤维素、不易产生肠胀气的半流质饮食，如软面条、米粥等，另加瘦肉末、菜末、豆腐、土豆等，并观察进食反应。进入恢复期，患者食欲好转，可进软饭，然后逐渐恢复至正常饮食，要保证有足够的蛋白质、糖类和维生素，热量每日14.45kJ（2500）。注意饮食量一定要逐渐增加，切忌饮食不节制及食用生冷、粗糙、不易消化食物，以避免发生肠穿孔或肠出血。

（4）症状护理

1）腹胀：腹胀时应停食牛奶及糖类等易产气食物，并注意钾盐的补充。可用松节油热敷腹部及肛管排气，禁用新斯的明，以免引起剧烈肠蠕动，诱发肠穿孔或肠出血。

2）便秘：伤寒患者应保证至少间日大便一次，如有便秘则可用开塞露或温生理盐水300～500ml低压灌肠。忌用泻药，并避免大便时过度用力，防止因剧烈肠蠕动或腹腔内压力过大造成不良后果。

（5）进行有关并发症的知识教育：向患者、家属讲解有关伤寒并发症的发生时间、表现，鼓励患者有症状时及时向医护人员报告，以便早期发现、及时处理。应特别强调饮食不当是引起并发症的重要原因，并及时进行饮食指导，要求患者按规定进食，以预防或减少并发症。

（6）有并发症发生时，与医生密切配合，及时进行治疗。

3. 评价　患者与医护人员密切合作，未发生并发症或并发症被及时发现和处理。

【健康教育】

1. 进行预防教育，普及卫生知识，注意饮食、饮水及个人卫生，把住病从口入关；易感人群注射疫苗，以预防伤寒发生。讲述本病的消毒、隔离知识，预防传播。

2. 进行疾病知识教育，如疾病过程、治疗药物、疗程、药物不良反应、预后等，应重点讲述并发症知识及饮食管理的重要性，以预防或减少并发症。伤寒如不发生并发症则预后良好。

 思考题

1. 伤寒的临床表现及主要并发症是什么？并发症多在什么时候发生？

2. 伤寒的实验室检查有哪几项？有确诊价值的是哪一项？

3. 伤寒是如何传染的？如何预防？

4. 如何对伤寒患者进行整体护理？

（陈志海　吴光煜）

第二节 细菌性痢疾

案例 3-2

患儿女性，9岁，因1天来突起寒战、高热，黏液脓血便5次，伴左下腹痛、里急后重感而就诊。发病前20小时曾食用久置的熟肉制品。

实验室检查：

血常规：Hb126g/L，WBC $31×10^9$/L，N 88%，L12%。

便常规：黏液脓血便，镜检：白细胞满视野，红细胞10～20个/HP。

问题：

1. 该患儿最可能的诊断是什么？

2. 为明确诊断，还需进一步做什么检查？

3. 对此患儿应如何治疗？

细菌性痢疾（bacillary dysentery）简称菌痢，是由志贺菌（痢疾杆菌）引起的肠道传染病。主要临床表现为发热、腹痛、腹泻、黏液脓血便和里急后重（tenesmus）等，严重者可有感染性休克和（或）中毒性脑病。

【病原学】

痢疾杆菌属肠杆菌科志贺菌属，革兰染色阴性。按其抗原结构和生化反应不同分为4群40余个血清型。A 群（痢疾志贺菌群）、B 群（福氏志贺菌群）、C 群（鲍氏志贺菌群），D 群（宋内志贺菌群）。我国流行的菌群以福氏志贺菌群为主。各菌群及血清型之间无交叉免疫。

各群痢疾杆菌均可产生内毒素，内毒素是引起发热、毒血症、休克等全身反应的主要因素；志贺菌群还有很强的产生外毒素的能力，外毒素具有神经毒、细胞毒活性和肠毒素作用；因此，由志贺菌群所致细菌性痢疾临床表现严重。

痢疾杆菌在体外生命力较强，可在瓜果、蔬菜及污染物上生存 1～3 周，对各种化学消毒剂敏感，易被杀死。

知识链接

1896 年，日本出现痢疾流行，微生物学家志贺·洁从痢疾患者身上分离到该病的病原体，因此这种病原体被命名为志贺杆菌。1968 年，美洲和墨西哥亦出现痢疾暴发流行。随着强选择培养基的使用，痢疾的诊断率大大提高。

【流行病学】

（一）传染源

传染源为急、慢性菌痢患者和带菌者，其中轻型患者、慢性患者及带菌者，由于症状轻或无症状，不易被发现，故在流行病学上具有重要意义。

（二）传播途径

主要为粪 - 口途径导致人与人的传播。病原菌可污染食物、饮水、生活用品或手，经口感染，亦可通过苍蝇污染食物而传播。

（三）人群易感性

人群普遍易感，病后可获得一定的免疫力，但短暂而不稳定，且不同菌群和血清型之间无交叉免疫，故易反复感染。

（四）流行特征

本病终年散发，以夏、秋季多见。

【发病机制与病理变化】

志贺菌属的主要致病特点就是能够侵袭肠上皮细胞并在其中繁殖。痢疾杆菌经口进入人体后是否发病，取决于细菌数量、致病力及人体的抵抗力。机体抵抗力正常时，经口进入胃内的痢疾杆菌大部分可被胃酸杀死，即使侵入肠道，由于肠道正常菌群的拮抗作用或肠黏膜分泌型 IgA 抗体的阻断，也可阻止细菌对肠黏膜上皮细胞的吸附而不发病。当机体免疫力低下或细菌数量多、致病力强时，则细菌借助菌毛作用黏附于肠黏膜上皮细胞，侵入并在其中繁殖，而后侵入固有层继续繁殖，引起肠黏膜的炎症反应，出现坏死、溃疡，而发生腹痛、腹泻和脓血便。细菌产生的内毒素吸收入血后，可引起发热等全身毒血症症状。由于细菌在体内可被吞噬细胞吞噬，且细菌很少侵入黏膜下层，故极少进入血流引起血行感染。

痢疾杆菌释放的内毒素入血后，不但可引起发热及毒血症，而且还可以通过直接作用于肾上腺髓质、刺激交感神经系统和网状内皮系统，释放各种血管活性物质，引起急性微循环障碍，进而出现感染性休克、DIC 和重要脏器功能衰竭。临床上表现为中毒型菌痢（休克、意识障碍、抽搐、呼吸衰竭等）。中毒型菌痢以儿童多见，其发生可能与特异性体质有关。

本病的肠道病变主要在结肠，以乙状结肠和直肠的炎症及溃疡病变更为显著。急性期为黏膜弥漫性纤维蛋白渗出性炎症，并有大量不规则浅表溃疡。慢性期可有肠黏膜水肿和肠壁增厚，肠黏膜溃疡不断发生与修复导致瘢痕和息肉形成，少数可引起肠腔狭窄。中毒性菌痢肠道病变不明显而肠外病变较重。

【临床表现】

潜伏期数小时～7 日，一般 1～2 日。

（一）急性菌痢

1. 普通型（典型） 起病急，有畏寒、发热，体温可达 39℃，也可伴寒战，继之腹痛、腹泻，大便每日 10 多次至数十次，初为稀便，1～2 日后转为黏液脓血便，每次量不多，里急后重明显。体检可有左下腹压痛及肠鸣音亢进。治疗及时，多于 1 周左右病情逐渐恢复而痊愈，少数患者可转为慢性。如腹泻次数多，可引起脱水、酸中毒及电解质紊乱。

2. 轻型（非典型） 全身症状轻，无明显发热，腹泻每日数次，黏液稀便，常无脓血，腹痛轻。病程 3～7 日可痊愈。

3. 中毒型 2～7 岁儿童多见，起病急骤，病情凶险，突然畏寒、高热（体温可达 40℃以上）、反复惊厥、嗜睡、昏迷，迅速发生循环衰竭和呼吸衰竭，而肠道症状轻微或缺如，经用生理盐水灌肠或用直肠拭子采便，镜检可见白细胞及红细胞。根据临床表现分为三型：

（1）休克型（周围循环衰竭型）：主要表现为感染性休克。在全身微血管痉挛阶段，出现精神萎靡、面色苍白、四肢湿冷、脉细数、血压正常或偏低。后期微循环淤血，出现发绀、皮肤花纹、血压明显降低或休克。并可出现心、肾功能不全表现。

（2）脑型（呼吸衰竭型）：由于脑血管痉挛引起脑缺氧、脑水肿、颅内压增高，甚至脑疝。可出现剧烈头疼、呕吐、血压偏高、反复惊厥、迅速进入昏迷。瞳孔大小不等或忽大忽小、对光反应迟钝或消失，呼吸节律不整、深浅不匀、双吸气等，最终因呼吸衰竭死亡。此型严重，病死率高。

（3）混合型：具有以上两型临床表现最为凶险，病死率高。

（二）慢性细菌性痢疾

细菌性痢疾反复发作或迁延不愈，病程超过 2 个月即称为慢性菌痢，可分为慢性迁延型、急性发作型、慢性隐匿型三型。慢性菌痢可能与下列因素有关：①急性期治疗不及时、不彻底；②营养不良；③免疫功能低下；④原有慢性疾病如胃肠道疾病、肠寄生虫病等。

【实验室及其他检查】

（一）血常规

急性期白细胞总数轻度至中度增高，多在（10～20）×10⁹/L，中性粒细胞增高。慢性菌痢患者可有贫血。

（二）粪便常规

外观为黏液脓血便，镜检可见大量脓细胞或白细胞，少量红细胞，并有巨噬细胞。

（三）粪便细菌培养

粪便培养出痢疾杆菌为确诊的依据。为提高培养阳性率，粪便采集要求：①粪便标本要新鲜，留取后立即送检；②挑取粪便的脓血部分；③在使用抗菌药物前采取标本；④需多次培养。

（四）免疫学检查

采用免疫学方法检测细菌或抗原，具有早期、快速的优点，对菌痢的早期诊断有一定的帮助。

（五）乙状结肠镜或纤维结肠镜检查

适用于慢性菌痢患者，以助诊断。

【诊断要点】

1. 流行病学资料　当地流行情况、季节、接触史、进不洁食物史等有参考价值。

2. 临床表现　典型急性菌痢患者起病急，发热、腹痛、腹泻、黏液血便和里急后重等症状，易于诊断。中毒性痢疾多见于儿童，急起高热、惊厥、意识障碍及循环衰竭或（和）呼吸衰竭，胃肠道症状轻微甚至缺如，应及时采取粪便进行常规检查，以便确定诊断。

3. 粪便检查　急性典型菌痢为黏液脓血便，镜检有大量脓细胞、红细胞及巨噬细胞，对诊断有意义。确诊有赖于细菌培养。

【治疗要点】

（一）急性菌痢

1. 一般及对症治疗

（1）发热：高热患者可用退热药物或物理降温。

（2）腹痛：剧烈者可给予解痉药如阿托品。

（3）脱水：有脱水者口服或静脉补液，保证水、电解质及酸碱平衡。

2. 病原治疗

（1）喹诺酮类：对痢疾杆菌有较强的杀菌作用，是目前治疗细菌性痢疾较理想的药物，首选环丙沙星（环丙氟哌酸），其他喹诺酮类药也可选用。疗程 5～7 日。病情重、不能口服者可静脉滴注。因此类药可影响骨骺发育，故婴幼儿和孕妇不宜使用，儿童慎用。

（2）其他：如头孢噻肟、头孢曲松等三代头孢菌素也可酌情选用。

（二）中毒性菌痢

1. 病原治疗　与急性菌痢相同，应先静脉给药，病情好转后改为口服。

2. 高热和惊厥的治疗　高热易引起惊厥而加重脑缺氧及脑水肿，应积极用退热药及物理降温。惊厥者可用地西泮等。如无效或躁动不安、反复惊厥者，可用亚冬眠疗法，使体温尽快降至 37℃左右。

3. 抗休克治疗

（1）扩充血容量：是纠正休克的重要措施。常用的扩容液体有低分子右旋糖酐、平衡盐液、生理盐水等。补液量、速度及成分视脱水情况、患者心、肺功能及尿量而定，力争在 2 小时内改善微循环，逆转休克。

（2）纠正酸中毒：休克时常伴有代谢性酸中毒，应及时给予纠正。可以应用 5% 碳酸氢钠、11.2% 乳酸钠等。

（3）血管活性药：在补充血容量及纠正酸中毒基础上应用血管活性药物，以解除血管痉挛，常用山莨菪碱（654-2）、阿托品等静脉推注。如血压回升不佳者，可用多巴胺、酚妥拉明等。

（4）肾上腺皮质激素：可以减轻毒血症症状、解除小血管痉挛、改善微循环、增加心肌收缩力、纠正休克。短期应用，一般不超过 3 日。

（5）注意保护重要脏器功能，如有心功能不全者可用强心剂。

4. 呼吸衰竭的治疗

（1）脱水治疗：脑水肿患者可用 20% 甘露醇快速静脉推注进行脱水治疗，每 6 ～ 8 小时一次，以防止发生脑疝及呼吸衰竭。

（2）肾上腺皮质激素：可减轻脑水肿，降低颅内压，常应用地塞米松静脉点滴。

（3）对于呼吸衰竭患者应给予吸氧，并保持呼吸道通畅，应用呼吸兴奋剂，必要时行气管切开及应用呼吸机。

（三）慢性菌痢

1. 病原治疗　结合粪便培养及药物敏感试验选用有效抗菌药物，常联合应用 2 种不同类型抗菌药物，疗程应适当延长，必要时可采用多疗程治疗。亦可应用药物保留灌肠。

2. 如出现肠道菌群失调，可应用乳酸杆菌或双歧杆菌制剂进行纠正。

【预防】

应采取以切断传播途径为主的综合措施：

（一）管理传染源

对患者应行消化道隔离至症状消失，粪便培养 2 次阴性。对接触者观察 1 周。从事饮食业、自来水厂及保育工作人员应定期作粪便培养，发现带菌者应调离工作，并进行彻底治疗。

（二）切断传播途径

加强对饮食、饮水和粪便的管理，消灭苍蝇，提高环境卫生，养成良好的个人卫生习惯。对患者的污染物及排泄物做好消毒工作。

（三）保护易感人群

口服多价痢疾活菌苗已取得较好效果，免疫力可维持 6 ～ 8 个月，但尚未广泛应用。

【护理】

(一) 急性细菌性痢疾

1. 护理评估

(1) 病史及心理、社会资料:

1) 病史:应询问:①起病情况、病程、每日大便次数、大便量、性状;②进食、饮水情况,有无脱水表现,如口渴、尿量减少等;③伴随症状:有无发热、腹痛、里急后重、恶心、呕吐等;④发病诱因:有无进不洁食物、受凉、过劳等诱因;⑤处理经过:发病后应用过的治疗药物、剂量及效果等;⑥既往史:有无慢性细菌性痢疾病史、发作及治疗情况。

2) 流行病学史:痢疾患者接触史;环境及个人卫生情况等。

3) 心理、社会资料:有无因严重腹泻而引起的紧张、焦虑;患者及家属对痢疾的了解程度及对消毒、隔离的认识等。

(2) 身体评估:生命体征、神志状态、营养状况、口腔黏膜湿润程度、皮肤弹性、心脏速率及节律、腹部压痛、肠鸣音、肛门周围皮肤情况等。

(3) 实验室及其他检查:血常规、粪便常规及培养、血清电解质等。

2. 主要护理诊断

(1) 体温过高:与痢疾杆菌感染有关。

(2) 腹泻:与痢疾杆菌引起肠道病变有关。

(3) 有体液不足 / 有体液不足的危险:与发热、腹泻、摄入减少有关。

(4) 皮肤完整性受损 / 有皮肤完整性受损的危险:与排便次数增多及排泄物刺激有关。

3. 护理计划及评价

以"腹泻:与痢疾杆菌引起肠道病变有关"为例制订护理计划:

(1) 目标

1) 患者的排便次数及大便性状恢复正常,伴随症状消失。

2) 不发生水、电解质平衡紊乱。

3) 保持皮肤清洁,不发生肛门周围皮肤破损及感染。

4) 能复述引起腹泻的原因、诱因及痢疾预防措施,并会实施腹泻时的自我护理。

(2) 护理措施

1) 病情观察:①监测生命体征;②准确记录出入量;③排便情况:每日大便次数、每次大便量及性状;④伴随症状有无改善;⑤脱水及电解质紊乱表现:如皮肤弹性是否下降、口腔黏膜是否干燥、神志状况及有无四肢无力、腹胀、心律不齐及腱反射减低等低钾表现,并观察血清电解质;⑥肛门周围皮肤有无破损;⑦营养情况及体重;⑧治疗效果。

2) 休息:腹泻频繁、全身症状明显者应卧床休息,并应避免精神紧张、烦躁,必要时按医嘱给予镇静剂,可有利于减轻腹泻症状。腹泻症状不重者可适当活动。

3) 饮食:频繁腹泻并伴有呕吐患者可暂禁食,给以静脉补液。能进食者应给以少渣、少纤维素、高蛋白、高热量、易消化的流食或半流食,脂肪不宜过多,忌食生冷及刺激性饮食,少量多餐,腹泻好转后应逐渐增加食量。

4) 保持水、电解质平衡:根据每日吐、泻情况,及时、准确补充水分及电解质,以免发生水及电解质平衡紊乱。已发生脱水时应予以及时补液,对轻度及中度脱水者可采用口服补液,少量、多次给患者喂服。脱水严重者,则应按医嘱给以静脉补液,并注意补充电解质。

5）肛门周围皮肤护理：对排便频繁者，便后宜用软纸擦拭，注意勿损伤肛门周围皮肤。便后用温水坐浴，然后局部涂以消毒凡士林油膏，以保护局部皮肤。有脱肛者可戴橡皮手套轻揉局部，以助肠管还纳。还应注意保持肛门周围皮肤清洁及保持内裤、床单清洁和干燥。

6）药物治疗的护理：应用喹诺酮类药物或其他抗生素治疗时，应注意药物剂量、使用方法、服药时间、疗效及不良反应，如喹诺酮类药物可引起恶心、呕吐、食欲缺乏等胃肠道反应或过敏反应，告诉患者与食物同服可减轻胃肠道反应。应用解痉剂如阿托品时，应注意观察有无口干、心动过速及视力模糊等药物反应。

7）标本采集：腹泻患者常需留取粪便标本为作常规检查及培养，应向患者说明留取标本的目的、方法及注意事项。

8）说明腹泻的原因、帮助患者分析其诱因，并对休息、饮食、饮水、用药、肛周皮肤护理及痢疾预防措施等给以具体指导，使患者学会自我护理。

（3）评价

1）患者大便型态已恢复正常，伴随症状消失。

2）未发生脱水及电解质紊乱。

3）未发生肛门周围皮肤破损及感染。

4）能复述腹泻的原因、诱因及痢疾预防措施，并已能正确执行腹泻时的自我护理。

（二）中毒性痢疾

1. 主要护理诊断

（1）体温过高：与痢疾杆菌感染有关。

（2）组织灌注量改变：与痢疾杆菌内毒素作用有关。

（3）气体交换受损：与呼吸衰竭有关。

（4）意识障碍：与颅内压增高有关。

（5）有窒息的危险：与惊厥有关。

（6）潜在并发症：休克、呼吸衰竭、脑水肿、脑疝。

2. 主要护理措施

（1）消化道隔离。

（2）病情观察：①监测生命体征；②神志状态、面色；③抽搐先兆、发作次数、抽搐部位及间隔时间；④瞳孔大小、形状、两侧是否对称、对光反应，以及时发现脑疝；⑤准确记录出入量。

（3）循环衰竭

1）体位：休克患者应采取头低脚高体位。因抬高下肢有利于增加从静脉回心的血量，从而相应增加循环血量。

2）氧气吸入：一般采用鼻导管给氧，氧流量 2 ~ 4L/min，必要时 4 ~ 6L，并应监测血气分析。

3）建立静脉通路：迅速开放静脉，按医嘱输入扩容液体及碱性液，以尽快补充血容量、纠正酸中毒。注意按输液原则安排好输液次序，根据病情调整滴速，密切观察循环衰竭改善情况，有如以下表现说明血容量已补足：a. 患者口唇红润、肢端温暖、发绀消失，提示组织灌注良好。b. 收缩压稳定在 90mmHg 以上，脉压＞30mmHg、脉搏＜100 次／分、充盈有力。c. 尿量＞30ml/h，表示肾血液灌注良好。在快速扩容阶段，还应注意观察脉率、呼吸次数、肺部啰音等，以便早期发现急性肺水肿。必要时监测中心静脉压。

4）应用血管活性药的护理：循环衰竭早期常应用扩张血管药，应用山莨菪碱、阿托品时应注意药物浓度、输注的速度及不良反应，如可引起口干、心动过速、尿潴留、视物模糊等，特别应注意区分阿托品化和阿托品中毒。

5）注意保暖：循环衰竭患者末梢循环不良，应注意保暖，尽量减少暴露部位，必要时可用热水袋，但要防止烫伤。

（4）症状护理

1）发热：见本教材总论"发热"的护理。

2）惊厥、意识障碍、呼吸衰竭：见本教材"流行性乙型脑炎"的护理。

（5）病原治疗的护理：静脉滴注抗菌药物时，护士应注意给药剂量、用法、间隔时间及观察不良反应，如使用环丙沙星可出现头痛、腹痛、腹泻、呕吐、皮疹等，应注意观察。

【健康教育】

1．进行预防教育，使群众了解细菌性痢疾的病原及传播方式，改善环境卫生、注意个人卫生，防止病从口入，是预防细菌性痢疾的重要措施。

2．讲述急性细菌性痢疾的疾病知识，患病时对休息、饮食、饮水的要求，肛门周围皮肤护理的方法等，还应嘱患者遵医嘱及时、按时、按量、按疗程坚持服药，一定要在急性期彻底治愈，以防转变成慢性痢疾，影响今后的生活及工作。

3．患者出院后仍应避免过度劳累、受凉、暴饮暴食，以防菌痢再次发作。

4．向慢性痢疾患者介绍急性发作的诱因，如进生冷食物、暴饮暴食、过度紧张劳累、受凉、情绪波动等均可诱发慢性菌痢急性发作，帮助患者寻找及避免诱因，并嘱患者加强体育锻炼、保持生活规律，增强体质。复发时应及时治疗。

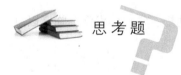 思考题

1．普通型及中毒型细菌性痢疾的临床表现有哪些？

2．普通型及中毒型细菌性痢疾的治疗要点是什么？

3．怎样预防细菌性痢疾？

4．有一中毒型细菌性痢疾患儿，你应如何进行护理？

5．如何对细菌性痢疾患者进行健康教育？

（陈志海　吴光煜）

第三节　细菌性食物中毒

案例 3-3

某旅游团聚餐，30名游客相继于餐后7～12小时出现恶心，呕吐，呕吐物为胃内容，并有腹痛、腹泻，大便血水样，每天7～10次，无里急后重感。多数患者伴轻度发热，部分患者有脱水症状。聚餐食物为海虾等海产品。

实验室检查：

大便常规：外观血水样，镜检：少许白细胞及大量红细胞。

初步诊断：细菌性（胃肠型）食物中毒。

问题：

1．此案例诊断细菌性（胃肠型）食物中毒的依据是什么？

2．是哪类细菌引起的？如何最后确诊？

3．如何对这些患者进行治疗及护理？

4．如何向他们进行健康教育？

细菌性食物中毒（bacterial food poisoning）是由进食被细菌或细菌毒素污染的食物而引起的急性感染中毒性疾病。临床上可分为胃肠型与神经型两大类。

一、胃肠型食物中毒

胃肠型食物中毒较常见，多发生于夏秋季，其特征为潜伏期短、常集体发病、临床以急性胃肠炎症状为主要表现。

【病原学】

引起胃肠型食物中毒的细菌种类很多，常见的有以下几种：

（一）沙门菌属

为最常见的病原菌之一，革兰阴性杆菌，其中以猪霍乱沙门菌、鼠伤寒沙门菌、肠炎沙门菌较常见。沙门菌广泛存在于家畜、家禽及鼠类的肠道、内脏和肌肉中。细菌由粪便排出，污染饮水、食物、餐具等，人食入后造成感染。

该菌属在自然界的抵抗力较强，可在水、肉、蛋及乳类食品中存活数月，在22～30℃下可在食品中大量繁殖，但不耐热，60℃、10～20分钟可杀死，5%苯酚5分钟亦可杀死。

知识链接

1885年，美国病理学家沙门等人在霍乱流行时分离到猪霍乱沙门菌，故定名为沙门菌属。沙门菌属是一个庞大且复杂的微生物种群，现在被认为是由肠道沙门菌这一单独的细菌菌种组成，现有2400多种不同的菌株，可对人或动物致病。各类细菌性食物中毒中，沙门菌引起的食物中毒常列榜首。

（二）副溶血性弧菌

革兰阴性菌，在高盐环境下生长良好，无盐条件下不能生存。广泛存在于海产品及含盐较高的腌制食品中。

本菌存活能力强，但对酸和热敏感，普通食醋中 3 ~ 5 分钟或加热至 56℃，5 分钟可将其灭活。

（三）大肠埃希菌

革兰阴性杆菌，一般情况下不致病，某些血清型可引起食物中毒，如产毒性大肠埃希菌、致病性大肠埃希菌、侵袭性大肠埃希菌及肠出血性大肠埃希菌等。

该菌在室温下可存活数月，在水和土壤中存活数周，加热 60℃，15 ~ 20 分钟可被灭活。

（四）金黄色葡萄球菌

革兰阳性菌，只有能产生肠毒素的菌株可引起食物中毒。本菌污染的淀粉类、肉类、乳类等食品，在室温下搁置 5 小时以上，可大量繁殖，并产生耐热的肠毒素。这种肠毒素煮沸30 分钟仍可保持毒性，且不易被胃蛋白酶和胰蛋白酶等分解。

（五）变形杆菌

革兰阴性菌，可分为普通变形杆菌、奇异变形杆菌、产黏液变形杆菌、潘氏变形杆菌。变形杆菌在食品中可产生肠毒素，主要污染熟食品、卤菜（卤制肉、蛋、内脏）等。

【流行病学】

（一）传染源

被致病菌感染的动物或人。

（二）传播途径

通过进食被细菌或其毒素污染的食物而传播。苍蝇和蟑螂等可作为传播媒介。

（三）人群易感性

人群普遍易感。感染后所产生的免疫力弱，故可重复感染，多次发病。

（四）流行特征

多见于夏、秋季节。可散发，亦可集中发病。后者的特点是：存在共同进食的可疑食物，未食者不发病，病情轻重常与进食量有关；停止进食可疑食物后疫情便可控制。

【发病机制】

细菌及其毒素随污染的食物进入人体后，发病与否、病情轻重与食物受细菌或其毒素污染的程度、进食量、人体的抵抗力等因素有关。沙门菌、变形杆菌等细菌进入人体后，在肠道内继续繁殖，并可排出体外，故患者具有感染表现，亦可传染他人，属感染性食物中毒。金黄色葡萄球菌食物中毒主要是由细菌的肠毒素致病，无明显传染性，属毒素性食物中毒。

细菌性食物中毒由于发病后吐、泻症状显著，细菌及其毒素多能迅速排出体外，故病程较短，且较少引起败血症和严重毒血症症状。

最基本的致病因素是细菌的侵袭力及其释放的毒素（肠毒素或内毒素）：

（一）侵袭性损害

沙门菌、变形杆菌、侵袭性大肠埃希菌等可直接侵入肠壁，引起黏膜充血、水肿，上皮细胞变性、坏死并形成溃疡。

（二）肠毒素

葡萄球菌、产毒大肠埃希菌、蜡样芽孢杆菌等产生的肠毒素，可激活肠上皮细胞膜上的腺苷酸环化酶而引起一系列的酶反应，抑制肠上皮细胞对水和钠的吸收，促进肠液和氯离子的分泌，导致腹泻。

（三）内毒素

沙门菌的菌体裂解后释放的内毒素可引起发热、胃肠黏膜炎症，进而导致呕吐和腹泻。

（四）过敏反应

变形杆菌能使蛋白质中的组氨酸脱羧而成组胺，引起过敏反应。

【临床表现】

潜伏期短，常于进食后数小时发病。各种细菌引起的胃肠型食物中毒临床表现大致相似，主要为呕吐、腹痛、腹泻等急性胃肠炎症状。一般起病急，上、中腹呈持续或阵发性绞痛，继而出现呕吐、腹泻；呕吐物为胃内容物，剧烈呕吐时，呕吐物可呈胆汁样，有时可含血液或黏液。腹泻轻重不一，每日数次至数十次，多为黄色稀便、水样便或黏液便，也可呈脓血便，甚至有肠出血。吐、泻严重者可出现脱水表现，如得不到及时补液纠正，则可导致酸中毒和休克。体征为上腹部轻压痛，肠鸣音亢进。病程大多在 1～3 天内。

【实验室及其他检查】

（一）细菌培养

取患者的吐、泻物及可疑食物做细菌培养，分离出相同病原菌可确诊。

（二）血清学检查

可取患者急性期和恢复期血清与病原菌作凝集试验，效价呈 4 倍以上增高可确诊。

【诊断要点】

细菌性食物中毒，根据流行病学资料和临床表现，即可做出诊断。细菌的种类可根据食物品种初步推断，最后确定则须依据细菌培养。

【治疗要点】

本病的病原菌或其毒素多于短期内迅速排出体外，故以对症治疗为主。

（一）对症治疗

卧床休息，清淡、多盐饮食，严重者应住院治疗。呕吐、腹痛严重者可应用解痉剂。剧吐不能进食或腹泻频繁者，可静脉滴注葡萄糖生理盐水。脱水严重甚至休克者应积极补液及抗休克治疗，并注意维持水、电解质和酸碱平衡。

（二）病原治疗

肠毒素引起的食物中毒不用抗生素。症状较重考虑为感染性食物中毒的患者，应及时选用抗菌药物，如喹诺酮类、氨基糖苷类或根据细菌培养及药物敏感试验加以选择。

【预防】

一旦发生可疑食物中毒后，应立即报告当地卫生防疫部门，及时调查、分析、制订防疫措施，及早控制病情。正确准备、处理和储存食物，加强食品卫生管理是预防本病的关键。

（一）加强食品的监督、检疫

对食品的加工、运输和贮存过程进行卫生监督。严禁出售病死动物的肉类及腐败变质食物。

（二）加强饮食行业的卫生管理

建立严格的卫生管理制度，食品制作应符合卫生要求，防止污染。从业人员应定期体检，发现带菌者应暂时调离原工作岗位，治愈后复岗。消灭苍蝇、蟑螂等媒介昆虫。

（三）养成良好的卫生习惯

海产品及肉类食品要烧熟、煮透，剩余食物应加热后再食用。不吃不洁、腐烂变质及未经合理烹制的食物。

【护理】

（一）主要护理诊断

1. 腹泻：与细菌侵袭力及其毒素有关。

2. 疼痛：腹痛：与胃肠道炎症及痉挛有关。

3. 体液不足 / 有体液不足的危险：与呕吐、腹泻引起大量体液丢失有关。

4. 潜在并发症：酸中毒、休克。

（二）主要护理措施

1. 隔离　感染性食物中毒患者应行消化道隔离。

2. 病情观察　①监测生命体征；②呕吐、腹泻情况：呕吐、腹泻的次数、量及性状的变化；③伴随症状：如畏寒、发热、恶心、腹痛等；④记录 24 小时出入量；⑤吐、泻严重者应密切注意脱水、电解质紊乱及酸碱平衡失调的表现。

3. 休息　严重者应绝对卧床休息。

4. 饮食　鼓励患者多饮淡盐水，以补充液体，促进毒素的排泄。吐泻、腹痛剧烈者暂禁食，呕吐停止后可给予易消化的流质或半流质饮食，恢复期后逐渐过渡到正常饮食。剧吐不能进食或腹泻频繁者，可静脉滴注葡萄糖生理盐水。

5. 症状护理

（1）呕吐：呕吐有助于清除胃肠道内残留的毒素，一般不予止吐处理。但应注意及时清理呕吐物，保持口腔及床单位的清洁卫生。呕吐频繁者，可遵医嘱给予止吐剂，以减少呕吐次数，有利于患者休息。

（2）腹泻：见本教材"细菌性痢疾"的护理。

6. 药物治疗的护理　重症患者需用抗菌治疗者，要观察疗效及不良反应。

【健康教育】

见神经型食物中毒。

二、神经型细菌性食物中毒（肉毒中毒）

神经型食物中毒（肉毒中毒，botulism）是因进食被肉毒杆菌外毒素污染的食物而引起的中毒性疾病。临床上以神经系统症状，如眼肌及咽肌麻痹等为主要表现，若抢救不及时，病死率较高。

【病原学】

肉毒杆菌为严格厌氧的芽孢杆菌，革兰染色阳性，能运动。本菌广泛存在于土壤及泥浆中。火腿、腊肠、罐装或瓶装食物被肉毒杆菌污染后，在缺氧条件下大量繁殖，并产生外毒素。外毒素是一种嗜神经性毒素，毒力极强。各型肉毒杆菌产生抗原性不同的外毒素，引起人类发病的主要是 A 型、B 型和 E 型。

肉毒杆菌因有芽孢，在外界抵抗力强。干热 180℃，15 分钟，煮沸后 5 小时，高压蒸汽灭菌 120℃，20 分钟方可灭活。毒素对酸有抵抗力，但不耐热。

【流行病学】

（一）传染源

为携带肉毒杆菌的动物，患者无传染性。肉毒杆菌存在于动物肠道，随粪便排出体外，芽孢污染食品，在缺氧环境下肉毒杆菌大量繁殖，产生外毒素。

（二）传播途径

主要由进食被肉毒杆菌外毒素污染的食物而传播。

（三）人群易感性

人群高度易感，病后无免疫力。

知识链接

肉毒杆菌

肉毒杆菌无色无味，吸入或食入后根本无法察觉，可在 24～72 小时内致人死亡，被列为 6 大 A 类生化武器之一，致死率 70%。由于其存在极广、致死性高、难治愈，肉毒杆菌早已成为一些国家生化武器开发实验的宠儿。

【发病机制】

外毒素经口进入消化道后，不易被胃酸和消化酶破坏，经肠黏膜吸收入血，主要作用于颅神经核、神经肌肉连接处和自主神经末梢，抑制神经传导介质—乙酰胆碱的释放，导致肌肉收缩运动发生障碍而致瘫痪。

【临床表现】

潜伏期一般为 12～36 小时，亦可短至 2 小时或长达 10 日。潜伏期越短，病情越重。

起病急，以神经系统症状为主，胃肠道症状较轻。先有全身乏力、头痛、眩晕，继而出现视物模糊、复视、瞳孔散大、对光反射减弱或消失、眼睑下垂等眼肌麻痹的表现。严重者可出现咽肌麻痹，表现为吞咽、咀嚼、发音等困难，甚至出现呼吸困难。患者体温一般正常，神志清楚，知觉不受影响。胃肠道症状可有恶心、便秘、腹胀等。病程长短不一，通常于 4～10 日后逐渐恢复，但全身乏力、眼肌麻痹可持续数月之久。危重者可在 3～6 日内死于呼吸衰竭或继发感染。

【实验室及其他检查】

（一）细菌培养

取可疑食物或患者粪便做厌氧菌培养，发现肉毒杆菌，可确诊。

（二）动物试验

取可疑食物渗出液做动物试验，动物可出现外毒素所致的四肢瘫痪表现，且迅速死亡，即可确诊。

【诊断要点】

1. 流行病学资料　有进食变质罐头或瓶装食品、腊肠、发酵食品等可疑被污染的食品史，同食者集体发病。

2. 临床表现　起病急，有眼肌麻痹及吞咽、发音、呼吸困难等典型的神经系统表现。

3. 实验室检查　取可疑食物或患者粪便做厌氧菌培养可发现肉毒杆菌。以可疑食物渗出液做动物试验，动物可出现外毒素所致的瘫痪表现。

【治疗要点】

（一）一般治疗

1. 洗胃、导泻　应早期进行，以清除胃肠道内未吸收的毒素。可选用 5% 碳酸氢钠溶液或 1 ∶ 4000 高锰酸钾溶液洗胃，口服 50% 硫酸镁导泻。

2. 吞咽困难 可鼻饲或静脉输液以补充营养和液体。

3. 呼吸困难 给予吸氧，必要时及早作气管切开。

4. 继发感染 给予抗生素治疗。

（二）抗毒素治疗

早期应用多价抗毒血清（包括 A 型、B 型和 E 型）治疗有效，尤以发病后 24 小时内或肌肉麻痹出现前应用效果最佳。剂量为每次 5 万～10 万单位，静脉或肌内注射，必要时 6 小时后重复 1 次。用药前先做皮肤过敏试验，阳性者采用脱敏疗法。

【预防】

（一）管理传染源

一旦发生可疑食物中毒后，应立即报告当地卫生防疫部门，及时调查、分析、制订防疫措施，及早控制病情。

（二）切断传播途径

同胃肠型食物中毒。应特别重视对罐装及瓶装食品、火腿、腊肠、发酵豆及面制品的卫生监督检查。

（三）保护易感人群

对进食可疑食物而未发病者，特别是进食的食物已证实被肉毒杆菌或其外毒素污染，或同食者已发生中毒表现时，应立即肌注多价抗毒血清 1000～2000 单位，预防发病。

【护理】

（一）主要护理诊断

1. 有受伤的危险：与眼肌麻痹引起视物不清有关。

2. 有营养失调：低于机体需要量的危险：与咽肌麻痹所致进食困难有关。

3. 潜在并发症：窒息、呼吸衰竭。

（二）主要护理措施

1. 病情观察 ①监测生命体征的变化，注意有无呼吸困难或继发感染的表现；②密切观察患者眼肌麻痹的表现及进展情况，特别是视觉功能的改变；③注意有无咽肌麻痹的表现，如吞咽困难、咀嚼困难、发音困难等；④注意有无胃肠道症状，如恶心、便秘或腹胀等。

2. 休息 严格卧床休息。

3. 饮食 胃肠道症状较轻者，可进普通饮食，以满足机体对营养和液体需要。有进食困难者可鼻饲或静脉输液。

4. 洗胃和导泻 应在进食可疑食物后 4 小时内进行，以清除肠道内尚未吸收的毒素；宜选用碱性溶液，以利于毒素的灭活。向患者及家属说明目的和要求，以取得他们的理解与配合。

5. 症状护理

（1）眼肌麻痹：患者可因眼肌麻痹而影响视觉功能，应注意环境安全，并协助患者进行日常活动，作好生活护理，以防受伤。

（2）咽肌麻痹：①有咽肌麻痹者易致口腔分泌物积聚于咽喉部而引起吸入性肺炎，应及时吸出；②呼吸困难者予以吸氧；③做好气管切开等抢救准备。

6. 药物治疗的护理 宜早期、尽快应用多价抗毒血清，注射前应做过敏试验。阴性者可静脉注射，但速度不宜过快，开始应缓慢注射，以后最快速度不应超过 4 ml/min，并注意观察患者的反应。阳性者采用脱敏疗法。为防止过敏性休克的发生，注射前应备好抢救物品，注射后应密切观察有无呼吸急促、脉率增加等过敏反应的表现，一旦出现，应立即给予肾上腺素、吸氧等抢救处理。

【健康教育】

1. 进行预防食物中毒的健康教育　重点是加强饮食卫生，严把"病从口入"关；必要时尽早注射多价抗毒血清。

2. 进行有关细菌性食物中毒的知识教育　感染性食物中毒患者的呕吐物和排泄物可携带病菌，有传染性，应注意消毒隔离。胃肠型食物中毒较多见，预后良好。神经型食物中毒的预后与摄入毒素的量及治疗早晚有关，病死率较高，宜尽早治疗。

 思考题

1. 胃肠型食物中毒和神经型食物中毒各有哪些临床表现？
2. 胃肠型食物中毒和神经型食物中毒治疗要点有何不同？各包括哪些内容？
3. 细菌性食物中毒的护理措施是什么？
4. 如何预防细菌性食物中毒？

（陈志海　孙玉梅）

第四节　霍　乱

案例 3-4

某县城郊的某工厂，有职工1500人，职工饮用的水来自厂内自备水井，工人大多数人有喝生水的习惯。8月5日至12日厂内先后发生62例腹泻患者，腹泻次数不等，从几次至10多次，大便呈水样，无明显里急后重感，多数无腹痛。个别患者有低热、剧烈呕吐的症状。经检查初步考虑为"霍乱"。

问题：

1. 此厂流行的霍乱患者临床表现有哪些特点？
2. 为了明确诊断，对这些患者还应做哪些检查？
3. 为了解这些患者可能的感染途径，需进一步收集哪些信息？
4. 霍乱疫情如何上报？

霍乱（cholera）是由霍乱弧菌所致的一种烈性肠道传染病，属国际检疫的传染病，在我国传染病防治法中列为甲类传染病。临床表现轻重不一，多数患者仅有轻度腹泻，少数重症者表现为剧烈泻、吐，导致脱水与循环衰竭。

【病原学】

霍乱弧菌革兰染色阴性、呈弧形或逗点状，菌体末端有鞭毛，活动力极强，在碱性肉汤

或蛋白胨水中繁殖迅速。该菌包括两个生物型，即古典生物型及埃尔托生物型，两个生物型均属 O_1 群霍乱弧菌，且临床表现和流行病学特征基本相同，二者所致感染统称为霍乱。近年来又发现非 O_1 群霍乱弧菌，其中 O_{139} 血清型，也可以引起典型霍乱样疾病的流行。

霍乱弧菌对热、干燥、日光、酸及一般常用消毒剂均很敏感，煮沸可立即死亡，但对低温和碱耐受力强。

知识链接

O_{139} 群霍乱弧菌

20 世纪 90 年代，印度暴发霍乱，致 13 万余人感染，2000 余人死亡。与以往不同，此次霍乱流行的病原体不是 O_1 群霍乱弧菌，而是 O_{139} 群霍乱弧菌。疫情迅速传播至其他国家，传播速度之快远超 O_1 群霍乱弧菌引起的流行。

【流行病学】

（一）传染源

患者和带菌者是主要传染源，尤其是中、重型患者，排菌量较大、污染面广泛，是重要的传染源。而轻型患者及健康带菌者多不易检出，因而在霍乱传播中也起着重要作用。

（二）传播途径

主要通过污染的水、食物、日常生活接触和苍蝇等进行传播，其中水型传播是最重要的途径。

（三）人群易感性

人群普遍易感，患病后可获得一定程度的免疫力。

（四）流行特征

霍乱在热带地区全年均可发病，我国以夏、秋季为流行季节，高峰在 7 ～ 9 月间。

知识链接

霍乱流行情况

在历史上发生过八次霍乱大流行。近期的霍乱大流行包括 2008 年 8 月发生在津巴布韦，以及 2010 年 10 月发生在海地共和国的霍乱流行。其中，海地发生的霍乱致 52 万余人感染，近 7000 人死亡。

【发病机制与病理解剖】

霍乱弧菌经口进入胃后，在正常情况下，一般可被胃酸杀灭。但当胃酸分泌减少或因入侵的细菌数量较多时，未被胃酸杀死的弧菌进入小肠，黏附于小肠上皮细胞表面并迅速繁殖，产生大量霍乱肠毒素。此肠毒素由 A、B 两种亚单位组成，B 亚单位首先与小肠上皮细胞膜的受体 - 神经节苷脂结合，然后 A 亚单位进入细胞膜，作用于腺苷酸环化酶使之活化。腺苷酸环化酶使三磷腺苷（ATP）变成环磷酸腺苷（cAMP），细胞内浓度增高的 cAMP 发挥第二信使的作用，促使细胞内一系列酶反应的进行，抑制肠黏膜绒毛细胞对钠的正常吸收，并且刺激隐窝细胞，使其分泌氯化物、水和碳酸氢盐的功能增强，以致使大量水分与电解质聚积在肠腔内，超过了肠道正常的吸收功能，因而出现本病具特征性的剧烈水样腹泻及呕吐。剧烈泻、吐可致脱水和电解质紊乱、代谢性酸中毒、周围循环衰竭及肾衰竭。由于胆汁分泌减少，肠液中大量水分、电解质及黏液的聚集，吐泻物成"米泔水"样。

霍乱患者尸体解剖显示的主要病理变化为严重脱水，皮下组织、肌肉及组织器官干瘪、缩小，而肠道上皮细胞是完整的，肠腔内充满米泔水样物。

【临床表现】

潜伏期一般为 1 ～ 3 日。典型病例的病程分为三期：

（一）泻吐期

多数以剧烈腹泻开始，最初大便有粪质呈黄稀水样，继之呈水样、无粪臭，部分患者大便呈米泔水样，少数患者大便可呈洗肉水样。每日大便自数次、十数次至无法计数。腹泻量自数千毫升至上万毫升不等。腹泻同时多无腹痛及里急后重感。腹泻后继之呕吐，呈喷射性，呕吐物初为胃内容物，后为水样，严重者可呕出米泔水样液体，少有恶心。一般无发热。本期可持续数小时至 1 ～ 2 日。

（二）脱水虚脱期

由于严重泻、吐引起水、电解质丢失，可出现脱水和周围循环衰竭。患者表现烦躁不安、口渴、声音嘶哑、眼窝凹陷、皮肤皱缩、湿冷且弹性消失、指纹皱瘪、腹下陷呈舟状、血压下降、脉细数、尿量减少或无尿、意识障碍。因电解质紊乱、低钠可导致腓肠肌或腹直肌痉挛。此期可持续数小时至 2 ～ 3 日。

（三）反应（恢复）期

病情好转、脱水纠正后，症状逐渐消失，体温、脉搏、血压恢复正常。少数患者可有反应性低热，可能为循环改善后肠毒素吸收增加所致。

根据脱水程度、血压、脉搏及尿量，临床上分为轻型、中型及重型三型。①轻型：脱水程度轻，血压、脉搏无变化；②中型：失水量相当于体重的 5% ～ 10%，血压下降，尿量减少；③重型：脱水严重，失水量相当于体重的 10% 以上，血压测不出，处于休克状态，尿少至无尿。

【实验室及其他检查】

（一）血液检查

白细胞可增至（10 ～ 30）×10^9/L，分类中性粒细胞及大单核细胞增多。因血容量减少和血液浓缩，血浆比重、血细胞比容、血红蛋白均可增高，尿素氮增加。血清钾、钠和碳酸氢盐降低。

（二）尿液检查

少数患者尿中可有蛋白、红细胞、白细胞及管型。

（三）粪便检查

1. 常规检查　粪便呈水样，镜检仅见少数白细胞、红细胞。

2. 细菌学检查

（1）悬滴试验（动力试验）：将新鲜粪便滴于玻片上，在暗视野显微镜下可见穿梭样或流星样运动的弧菌，即为动力试验（＋）。

（2）制动试验：加入霍乱免疫血清后可抑制弧菌的动力，为制动试验（＋），可作为初筛试验。

（3）涂片染色：粪便涂片作革兰染色，显微镜下可见革兰阴性呈鱼群样排列的弧菌。

（4）细菌培养：粪便标本直接接种于碱性蛋白胨水增菌后，再转种到霍乱弧菌能生长的选择性培养基上进行培养，可检得霍乱弧菌。

（四）血清学检查

可检测血清中抗体，具有追溯性诊断意义。

【诊断要点】

1．霍乱流行区内有典型临床表现者应按霍乱患者处理，最后确诊需依靠粪便培养。症状不典型但有密切接触史者，在隔离、检疫、治疗的同时应行细菌培养以确立或排除诊断。

2．非疫区的典型首发病例，应按疑似患者诊断及处理。

【治疗要点】

（一）补液疗法

早期、迅速、足量补充液体与电解质是治疗本病的关键。

1. 口服补液 近年来研究发现，腹泻患者肠道对葡萄糖的吸收能力并无改变，而葡萄糖的吸收还能促进水、钠的吸收，故可采用口服补液。口服补液适用于轻、中型患者及重型患者经过静脉补液情况改善、血压回升者。

口服补盐液配方为：氯化钠3.5g、碳酸氢钠2.5g、氯化钾1.5g、葡萄糖20g，溶于1000ml可饮用水内。最初6小时成人每小时750ml，以后根据腹泻量适当增减，一般以排出1份大便给以1.5份口服补盐液为宜。口服液体中电解质及葡萄糖浓度与血浆比较大致是等渗的，且具有配制方便、服用简便、安全，患者免受输液的痛苦等优点。

2. 静脉补液 适合于重型、不能口服的中型及少数轻型患者。输液量和速度应视病情轻重、脱水程度、血压和脉搏、尿量及血浆比重等而定。静脉补液的种类有：541溶液、2：1溶液及林格乳酸钠溶液。541液（每升含氯化钠5g、碳酸氢钠4g、氯化钾1g）可按下列配比组合：0.9%氯化钠550ml、1.4%碳酸氢钠300ml、10%氯化钾10ml、10%葡萄糖140ml。第一个24小时的补液量按轻、中、重型分别为3000～4000ml、4000～8000ml和8000～12 000ml（儿童分别为100～150ml/kg、150～200ml/kg、200～250ml/kg）。脱水严重者先按40～80ml/min速度静脉推注，以后按20～30ml/min的速度通过两条静脉快速滴注2500～3500ml，直至桡动脉搏动增强而有力时再减慢速度。补液同时注意纠正酸中毒及补充钾盐。

（二）病原治疗

抗菌治疗只作为补液疗法的辅助治疗，可缩短腹泻时间、减少腹泻量及缩短排菌期。常用药物有环丙沙星，成人每次250～500mg，2次/日，口服。还可应用诺氟沙星、复方磺胺甲基异恶唑（SMZco）、多西环素等，可选择其中一种连服3日。

（三）其他治疗

重症患者经补足液体后，血压仍未上升，可用肾上腺皮质激素及血管活性药。有心功能不全、肾功能不全等并发症者给以相应处理。

【预防】

（一）管理传染源

按甲类传染病进行管理。加强疫情监测，建立、建全腹泻门诊，对腹泻患者进行登记和粪便培养，以及时发现霍乱患者。对患者应行严密隔离，隔离至症状消失后，隔日粪便培养1次，连续2次阴性可解除隔离。密切接触者检疫5日，并给予预防性服药，如诺氟沙星每次 0.2g，3 次 / 日，连服 2 日。

（二）切断传播途径

加强饮水消毒及食品卫生管理，改善环境卫生，做好粪便管理，消灭苍蝇。对患者或带菌者的粪便及排泄物均应严格消毒。

（三）保护易感人群

预防接种霍乱菌苗在一定程度上可提高人群免疫力。在霍乱流行时作预防接种，可减少急性病例，控制流行规模。目前应用的是全菌体死菌苗，保护率 50% ~ 90%，保护期约 3 ~ 6 个月。菌苗一般作皮下注射 2 次，相隔 7 ~ 9 日。应用基因工程技术研制的口服菌苗正在研究中。

【护理】

（一）主要护理诊断

1. 腹泻：与细菌外毒素作用致肠细胞分泌功能增强有关。

2. 体液不足：与大量腹泻、呕吐有关。

3. 恐惧：与外界隔离有关。

4. 潜在并发症：休克、电解质紊乱、急性肾衰竭。

（二）主要护理措施

1. 严密隔离　发现疫情就地隔离，并立即上报卫生防疫部门，采取消毒、隔离措施，防止疫情蔓延。

2. 病情观察　①每 1 ~ 2 小时测生命体征一次，以便及时发现休克；②密切观察腹泻、呕吐物的量、颜色、性状；③严格记录 24 小时出入量；④观察水、电解质平衡紊乱症状，特别是低钾表现，如肌张力减低、鼓肠、心律失常等。监测血清钾、钠、氯、钙、CO_2CP、尿素氮等化验结果，发现异常及时报告医生；⑤观察治疗效果、脱水纠正情况。

3. 休息　应绝对卧床休息，并应注意保持床铺清洁、平整、干燥。

4. 饮食　有剧烈泻、吐者应禁食，泻、吐不剧烈者可给流质饮食，恢复期给以易消化半流质饮食。应注意少量多餐，并应逐渐增加食量（详见本教材"细菌性痢疾"的护理）。

5. 腹泻的护理　详见本教材"细菌性痢疾"的护理。

6. 肌肉痉挛的护理　有腹直肌及腓肠肌痉挛者，可用局部热敷、按摩、针灸的方法止痛，或按医嘱给药物治疗。

7. 做好口腔护理，每次呕吐后协助患者用温水漱口，预防口腔炎。

8. 体温降低、年老体弱及循环衰竭者，应注意保暖。

9. 药物治疗的护理

（1）液体治疗的护理：①迅速补充液体和电解质是霍乱治疗的关键，因此对于重型患者应迅速建立静脉通道或使用加压输液装置，大量、快速输入液体，以利尽快纠正脱水。输液种类、先后顺序及速度应严格按医嘱执行，做好输液计划，分秒必争，使患者迅速得到救治；②大量、快速输入的溶液应适当加温至 37 ~ 38℃，以免发生输液反应；③注意观察脱水改善情况及有无急性肺水肿表现，如呼吸困难、发绀、咯粉红色泡沫样痰及肺部啰音等，一旦出现上述症状应酌情减慢输液速度或暂停输液，并立即通知医生，配合医生采取急救措施；④对于口服补液者应注意补液量及观察脱水纠正情况。

（2）抗生素治疗的护理　观察用药后的疗效和不良反应。

【健康教育】

1．进行预防霍乱的健康教育，说明霍乱是烈性肠道传染病，起病急、传播快、重症者死亡率高，故对疫点、疫区需进行封锁；对患者进行严密隔离及严格的消毒措施，以防止霍乱传播。还应说明霍乱是经消化道传播的传染病，采取切断传播途径及易感人群应用疫苗的措施有利于预防霍乱。

2．有关霍乱的知识教育，讲述本病的临床过程及治疗方法，使患者消除紧张情绪，配合治疗，以尽快控制病情发展。

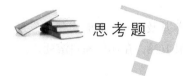 思考题

1．霍乱的临床表现特点是什么？
2．诊断霍乱重要的实验室检查有哪几项？
3．霍乱最关键的治疗措施是什么？
4．对霍乱患者应行何种隔离？如何预防霍乱？
5．霍乱的护理措施中最重要的是什么？

（陈志海　李建菊）

第五节　流行性脑脊髓膜炎

案例 3-5

患儿男性，9岁，因1天多来发热、头痛、呕吐，于2013年2月26日入院。

身体评估：体温39℃，血压100/60mmHg，心率110次/分，呼吸30次/分，嗜睡，前胸、后背、四肢可见多个大小不等的瘀点及0.5～1.0cm多个瘀斑。颈有抵抗，心、肺、腹未发现异常。克氏征、布氏征阳性。

实验室检查：

血常规：血白细胞17.5×10^9/L，中性粒细胞90%、淋巴细胞10%。

初步诊断："流行性脑脊髓膜炎"。

问题：

1．该患儿临床表现特点是什么？为什么会出现发热、头痛、呕吐等症状？
2．为进一步确诊还需对该患儿做哪些实验室检查？
3．对该患儿应如何隔离？如何治疗及护理？

流行性脑脊髓膜炎（epidemic cerebrospinal meningitis）简称流脑，是由脑膜炎球菌引起的化脓性脑膜炎，经呼吸道传播。其主要临床表现为突起高热、头痛、呕吐、皮肤黏膜瘀点、瘀斑及脑膜刺激征。严重者可有败血症性休克及脑实质损害。

【病原学】

脑膜炎球菌属奈瑟菌属，为革兰阴性双球菌，呈卵圆形或肾形，凹面相对成双排列。根据特异性荚膜多糖抗原的不同，可将脑膜炎球菌分为13个血清群，我国流行菌群以A群为主，占97.3%，B、C群次之。

细菌裂解后可释放内毒素，是致病的重要因素。并可产生自溶酶，在体外极易自溶而死亡，因此，采集标本后应保存在 +4℃ ~ +20℃ 的冰箱内，并立即送检或在床边直接接种。本菌仅存在于人体，可在患者鼻咽部、血液、脑脊液、皮肤瘀斑中发现，也可从带菌者鼻咽部分离出来。脑脊液和瘀点中的细菌多见于中性粒细胞内。

脑膜炎球菌为专性需氧菌，在血琼脂或巧克力琼脂或卵黄培养基及 5% ~ 10% 二氧化碳环境下生长良好。抵抗力很弱，对干燥、寒冷、热和常用消毒剂均很敏感，在体外易自溶死亡。

【流行病学】

（一）传染源

带菌者和患者是本病的传染源。流行期间人群带菌率可达50%以上，带菌者数量多、不易发现，作为传染源意义更大。患者从潜伏期末至发病后10日均有传染性。

（二）传播途径

病原菌主要经咳嗽、打喷嚏借飞沫由呼吸道传播。

（三）人群易感性

人对本病普遍易感，以5岁以下儿童尤其是6个月至2岁婴幼儿发病率最高。感染后可产生持久免疫力。

（四）流行特征

全年可见散发病例，但以冬、春季节最多（11月至次年5月）。

知识链接

2013年我国报告流脑发病率有所上升。2013年1月1日零时至2013年12月31日24时，全国（不含港澳台）共报告流脑发病213例，死亡21人。与2012年相比，发病率增加8.28%，死亡率降低11.11%。

【发病机制与病理变化】

病原体自上呼吸道侵入人体后，发病与否取决于人体防御功能和细菌毒力的强弱。当人体免疫功能正常时，则病原菌被迅速消灭。如免疫力较弱时，细菌可在鼻咽部繁殖而成为无症状带菌状态，或仅有轻微上呼吸道感染症状而自愈。当免疫力低下或细菌毒力较强时，细菌可从鼻咽部进入血液循环，形成短暂菌血症，表现为皮肤、黏膜出血点。仅少数患者发展为败血症，病原菌可通过血脑屏障侵犯脑脊髓膜，形成化脓性脑脊髓膜炎。败血症期间，细菌侵袭皮肤血管内皮细胞，迅速繁殖并释放内毒素，作用于小血管和毛细血管，引起局部出血、坏死、细胞浸润及栓塞，临床可见皮肤黏膜瘀点、瘀斑。

暴发型流脑休克型的发病机制，目前认为主要是由于脑膜炎球菌内毒素所致的急性微循环障碍。早期全身小血管痉挛，微循环缺血，组织血流灌注量减少，发生组织缺血、缺氧和酸中毒，临床上表现为早期休克症状。如缺氧持续，则使毛细血管扩张，血液淤积于毛细血管床内，致使有效循环血量进一步减少，休克进一步加重。由于广泛血管内皮细胞损伤和内毒素作用，胶原暴露及凝血系统被激活，加之血小板的凝集破坏和凝血物质的大量消耗，而引起DIC及继发纤溶亢进，使微循环障碍、出血及休克进一步加重，而此时脑膜刺激征并不明显。

暴发型流脑脑膜脑炎型则主要是由于脑部微循环障碍所致。内毒素引起脑血管痉挛、缺氧、酸中毒，血管通透性增加，血浆渗出而形成脑水肿、颅内压增高，引起惊厥、昏迷等症状，严重者可发生脑疝，出现瞳孔改变及呼吸衰竭。

病理变化：败血症期主要病变为血管内皮损害。脑膜炎期主要病变为软脑膜和蛛网膜的化脓性炎症。暴发休克型患者的皮肤、内脏血管损害更为严重、广泛，造成皮肤、内脏的广泛出血。暴发型流脑脑膜脑炎型病变主要在脑实质，有颅内压升高，严重者可有脑疝。

【临床表现】

潜伏期1～7日，一般2～3日。

（一）普通型

此型约占全部病例的90%。

1. 前驱期（上呼吸道感染期）　多数患者无明显症状，部分患者可有咽痛、咳嗽等上呼吸道感染表现，鼻咽拭子培养可发现脑膜炎球菌。此期持续1～2日。

2. 败血症期　表现为突然高热、寒战、头痛、呕吐、全身不适及精神萎靡等毒血症症状。70%～90%的患者有皮肤、黏膜瘀点或瘀斑，大小为1～2mm至1～2cm，开始为鲜红色，后变为紫红色。病情严重者瘀点或瘀斑迅速扩大，中央呈紫黑色坏死或大疱。皮疹以肩、肘、臀等处多见。此期血培养可阳性，瘀点涂片可找到病原菌。多数病例于1～2天后进入脑膜炎期。

3. 脑膜炎期　脑膜炎症状可与败血症症状同时出现。除高热及毒血症症状外，还出现剧烈头痛、频繁呕吐、烦躁不安、惊厥、意识障碍等，脑膜刺激征阳性。

4. 恢复期　体温逐渐降至正常，皮肤瘀点、瘀斑消失，症状逐渐改善，神经系统检查正常，患者在1～3周内痊愈。10%～40%患者病后2天左右在口唇周围可出现单纯疱疹，提示预后较好。

（二）暴发型

多见于儿童，起病急骤，病情凶险。根据临床表现可分为3型：

1. 休克型　突起寒战、高热，严重者体温不升，伴头痛、呕吐，短期内出现全身皮肤及黏膜广泛瘀点、瘀斑，并迅速融合成大片伴中央坏死。循环衰竭为本型重要特征，表现为面色苍白、四肢厥冷、皮肤呈花斑状、口唇及指趾发绀、脉搏细速、血压下降或测不出。大多数患者脑膜刺激征缺如，脑脊液澄清，细胞数正常或轻度增加。血培养多阳性。本型易并发DIC。

2. 脑膜脑炎型（meningoencephalitis type）　主要表现为脑膜及脑实质损害。患者除高热、瘀斑外，还可有剧烈头痛、频繁呕吐，反复惊厥、迅速进入昏迷、血压升高、锥体束征阳性，严重者可发展为脑疝。枕骨大孔疝是小脑扁桃体嵌入枕骨大孔内，压迫延髓所致，临床表现为昏迷加深，瞳孔散大，肢体肌张力增强，上肢内旋、下肢强直性伸直，并迅速出现呼吸衰竭，表现为呼吸速率、节律异常，或为抽泣样呼吸、点头样呼吸及潮氏呼吸，常突然出现呼吸停止。天幕裂孔疝为颞叶海马回或钩回嵌入天幕裂孔，压迫脑干和动眼神经所致，临床表现为昏迷，对侧肢体瘫痪，瞳孔大小不等，忽大忽小，瞳孔边缘有时不整齐，对光反应减弱或消失，甚至出现呼吸衰竭。

3. 混合型　兼有上述二型临床表现，是本病最严重的类型，病死率极高。

（三）轻型

多见于流行后期，病变轻微。临床表现为低热，轻微头痛及咽痛等上呼吸道症状，可见少数出血点。

【实验室及其他检查】

（一）血常规

白细胞总数明显增高，一般为（15～30）×10^9/L，中性粒细胞在80%以上，并发DIC者血小板明显减少。

（二）脑脊液检查

是确定诊断的重要方法。典型改变为脑脊液压力升高、外观混浊或脓样、白细胞数明显升高达$1000×10^6$/L以上，以多核细胞为主；蛋白质含量增高，氯化物及糖含量明显降低。

（三）细菌学检查

细菌学检查阳性是确诊最可靠的依据。

1. 涂片 皮肤瘀点涂片检查简便、迅速，细菌阳性率为50%～70%。脑脊液沉淀涂片检查，阳性率为60%～80%。

2. 细菌培养 可取瘀斑组织液、血液或脑脊液做细菌培养。应在抗菌药物使用前收集标本进行检测。

（四）血清免疫学检测

检测患者早期血及脑脊液中细菌特异性抗原，有助于早期诊断，阳性率在90%以上。

（五）其他

脑膜炎奈瑟菌的DNA特异性片段检测及鲎试验等。

【诊断要点】

1. 流行病学资料 冬春季节发病，既往无流脑疫菌接种史等。

2. 临床表现 突发高热、剧烈头痛、频繁呕吐、皮肤和黏膜瘀点、瘀斑及脑膜刺激征。严重者可有高热、惊厥、意识障碍、大片瘀点和瘀斑、循环衰竭及呼吸衰竭等。

3. 实验室检查 白细胞总数及中性粒细胞明显增高；脑脊液呈化脓性改变；细菌学检查阳性即可确诊。免疫学检查特异性抗原阳性有助于早期诊断。

【治疗要点】

（一）普通型

1. 一般对症治疗

（1）发热：高热者可用药物或物理降温。

（2）颅内高压：可用20%甘露醇进行脱水治疗。

（3）维持水及电解质平衡。

2. 病原治疗

（1）青霉素：青霉素G为首选药，成人800万U，每8小时一次。儿童每日20万～40万U/kg，分3～4次静脉滴注，疗程5～7天。

（2）第三代头孢菌素：如头孢曲松或头孢噻肟，疗程5～7日。

（3）氯霉素：对脑膜炎球菌有良好的抗菌活性，且易通过血脑屏障，可口服、肌注或静脉给药，疗程5～7日。

（二）暴发型

1. 休克型

（1）病原治疗：尽早应用有效抗生素，可联合用药，用法同前。

（2）循环衰竭治疗：见本教材"中毒型痢疾"的治疗。

（3）DIC 治疗：若皮肤瘀点、瘀斑不断增加，且融和成大片，并有血小板减少者，宜及早应用肝素。高凝状态纠正以后，应补充被消耗的凝血因子，可输入新鲜血液、血浆，并应用维生素 K。

（4）肾上腺皮质激素的应用：毒血症症状明显的患者，可应用地塞米松。

2. 脑膜脑炎型

（1）病原治疗：尽早应用有效抗菌药物。

（2）减轻脑水肿及防止脑疝：应用 20% 甘露醇进行脱水治疗。

（3）呼吸衰竭的治疗：积极治疗脑水肿的同时，还应注意保持呼吸道通畅，必要时应用呼吸兴奋剂、气管切开及应用呼吸机辅助呼吸。

（4）高热、惊厥：应用物理及药物降温，并应用镇静剂，必要时行亚冬眠疗法。

【预防】

（一）管理传染源

早期发现患者并就地隔离、治疗，一般隔离至症状消失后 3 日。密切接触者医学观察 7 日。

（二）切断传播途径

流行期间加强卫生宣传工作，改善个人及环境卫生，保持室内通风，避免到拥挤的公共场所，减少集会，外出戴口罩等，均有利于降低发病率。

（三）保护易感人群

1. 菌苗预防　应用脑膜炎球菌 A 群多糖体菌苗 0.5ml 皮下注射，保护率达 90% 以上，可大大降低流脑发病率。近年来由于 C 群的流行，我国已经开始接种 A+C 结合菌苗。

知识链接

流脑疫苗接种程序

按照最新的扩大免疫程序规定，流脑疫苗接种 4 剂，第 1～2 次使用 A 群流脑疫苗，儿童 6～18 月龄时接种第 1 剂，至少间隔 3 个月后接种第 2 剂；第 3～4 剂次使用 A+C 群流脑疫苗，第 3 剂与第 2 剂的间隔时间不少于 1 年；第 4 剂与第 3 剂的间隔时间不少于 3 年。

2. 药物预防　对密切接触者应用复方磺胺甲基异恶唑预防，推荐剂量为成人每日 2g，儿童 50～100mg/kg，连服 3 日。

【护理】

（一）主要护理诊断

1. 体温过高：与脑膜炎球菌感染有关。

2. 疼痛：头痛：与脑膜炎症、脑水肿、颅内压增高有关。

3. 组织灌注量改变：与脑膜炎球菌内毒素引起微循环障碍有关。

4. 意识障碍：与脑膜炎症、脑水肿、颅内压增高有关。

5. 皮肤完整性受损：皮疹：与皮肤血管受损有关。

6. 潜在并发症：休克、脑水肿、脑疝、呼吸衰竭。

（二）主要护理措施

1. **隔离** 呼吸道隔离。

2. **病情观察** 流脑患者在住院 24 小时内可从普通型转为暴发型，病情急剧恶化，故密切观察病情变化十分重要。应观察：①生命体征，以早期发现循环衰竭及呼吸衰竭；②意识障碍是否加重；③皮疹是否继续增加、融合；④面色变化；⑤瞳孔大小、形状变化；⑥抽搐先兆及表现；⑦准确记录出入量。

3. **休息** 安静卧床休息，病室应保持空气流通、舒适、安静。

4. **饮食** 应给以高热量、高蛋白、高维生素、易消化的流食或半流食。鼓励患者少量、多次饮水，保证入量 2000 ～ 3000ml/d。频繁呕吐不能进食及意识障碍者应按医嘱静脉输液，注意维持水、电解质平衡。

5. **症状护理**

（1）发热：见本教材总论"发热"的护理。

（2）头痛：头痛不重者无需处理，头痛较重者可按医嘱给以止痛药或进行脱水治疗，并向患者说明头痛原因。

（3）呕吐：呕吐时患者应取侧卧位，呕吐后及时清洗口腔，并更换脏污的衣服、被褥，创造清洁环境；呕吐频繁者可给以镇静剂或脱水剂，并应观察有无水、电解质平衡紊乱表现。

（4）皮疹：流脑患者可出现大片瘀斑，甚至坏死，因此应注意皮肤护理。①对有大片瘀斑的皮肤应注意保护，定时进行皮肤消毒，翻身时应避免拖、拉、拽等动作，防止皮肤擦伤，并应防止大、小便浸渍，也可使用保护性措施，如海绵垫、气垫等，尽量不使其发生破溃；②若皮疹发生破溃后应注意及时处理，小面积者可涂以甲紫或抗生素软膏，大面积者用消毒纱布包扎，防止继发感染，如有感染者应定时换药。医务人员操作前注意洗手；③内衣应宽松、柔软，并应勤换洗。床褥应保持干燥、清洁、松软、平整，必要时被服高压消毒后使用；④病室应保持整洁、定时通风、定时空气消毒。

6. **循环衰竭** 见本教材"中毒性痢疾"的护理。

7. **惊厥、意识障碍、呼吸衰竭的护理** 见本教材"流行性乙型脑炎"的护理。

8. **药物治疗的护理**

（1）抗菌药：应用青霉素时应注意给药剂量、间隔时间、疗程及青霉素过敏反应。应用磺胺类药物应注意其对肾的损害（尿中可出现磺胺结晶，严重者可出现血尿），需观察尿量、性状及每日查尿常规，并鼓励患者多饮水，以保证足够入量，或给以口服（静脉）碱性药物。应用氯霉素者应注意观察皮疹、胃肠道反应及定期查血象。

（2）脱水剂：应用脱水剂治疗时应注意按规定时间输入药物（250ml 液体应在 20 ～ 30 分钟内注射完毕）、准确记录出入量、注意观察有无水、电解质平衡紊乱表现及注意患者心功能状态。

（3）抗凝治疗：应用肝素进行抗凝治疗时应注意用法、剂量、间隔时间，并注意观察过敏反应及有无自发性出血，如皮肤及黏膜出血、注射部位渗血、血尿及便血等，发现异常应立即报告医生。

9. **心理护理** 因暴发型流脑病情危重、死亡率高，患者、家属均可产生紧张、焦虑及恐惧心理。此时，护理人员要镇静，守候在患者床前，密切观察病情变化，以认真、负责的工作作风和娴熟的操作技术，取得患者及家属的信赖，使其产生安全感。还应耐心做好安慰、解释工作，使患者增强治疗信心，与医护人员合作，争取抢救获得成功。

【健康教育】

1. 进行预防流脑的健康教育，介绍流脑的流行过程、传播途径、预防措施，特别要宣传流脑菌苗注射对预防流脑的重要作用，鼓励群众按时接种。

2. 宣传流脑的发病知识，在冬、春季节，如有高热、抽搐、意识障碍及皮肤瘀点患者，应及早就医。

3. 讲述流脑的疾病过程、治疗用药知识、皮肤自我护理方法及预后等。

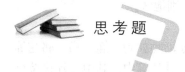 思考题

1. 脑膜炎双球菌有何特点？

2. 普通型及暴发型流脑的临床表现各有何特点？

3. 对流脑有确诊价值的实验室检查项目有哪些？

4. 流脑的治疗要点是什么？如何隔离？

5. 如何对流脑患者进行整体护理？

（陈志海　吴光煜）

第六节　布鲁菌病

案例 3-6

患者男性，41岁，牧民。因16天来高烧、关节痛、肌肉痛、多汗而入院诊治。

身体评估：体温38.9℃，左颈部及双侧腹股沟可触及肿大淋巴结，右侧睾丸肿大。

实验室检查：

血常规：白细胞 11.8×10^9/L、中性粒细胞78%，淋巴细胞22%。

初步诊断：布鲁菌病。

问题：

1. 该患者诊断依据是什么？

2. 为了明确诊断，还应做哪些检查？

3. 为了解该患者可能的感染途径，需进一步询问哪些信息？

4. 对于该患者应如何进行治疗及护理？

布鲁菌病（brucellosis）又称布氏杆菌病或波浪热，是由布鲁菌引起的人、畜共患的传染病。以长期发热、多汗、关节疼痛、肝脾肿大为主要临床特征。本病易慢性化，易复发。

【病原学】

布鲁菌为球杆状的革兰阴性菌，分为6个种，包括羊种菌、牛种菌、猪种菌、犬种菌、绵羊附睾种菌及沙林鼠种菌。其中以羊种菌致病力最强，所致临床症状最重；猪种菌次之。布鲁菌含有20余种蛋白抗原和脂多糖。其中脂多糖在致病中起重要作用。

布鲁菌对紫外线、热和常用消毒剂敏感，3%漂白粉和来苏水数分钟内能将其杀灭。但在自然环境中生命力强，可在乳及乳制品、皮毛、冻肉等中长时间生存。

【流行病学】

本病为全球性疾病。我国主要流行于内蒙古、吉林、黑龙江和新疆、西藏等牧区。我国流行主要为羊种菌，其次为牛种菌，猪种菌仅见于广西和广东个别地区。

（一）传染源

主要为病畜，包括羊、牛、猪等，以羊为主要传染源。其他动物如狗、鹿、马、骆驼等亦可为传染源。病原菌存在于病畜的皮毛、胎盘、羊水、尿液、乳汁等中，其中乳汁排菌可达数月至数年。虽有可能发生人传人，但此种情况极少出现。

（二）传播途径

1. 接触传播　如接产羊羔、屠宰病畜、剥皮、挤奶等；实验室工作人员接触染菌标本；加工畜产品等，通过皮肤、黏膜的接触感染人体。

2. 消化道传播　进食含布鲁菌的生奶、奶制品或被污染的饮水和肉类而感染。

3. 其他　布鲁菌还可经呼吸道黏膜、眼结膜、性器官黏膜进入人体。

（三）人群易感性

人群普遍易感，病后有一定的免疫力，但不稳固。各型间有交叉免疫。

知识链接

布鲁菌病发病情况

我国自20世纪90年代以来，布鲁菌病的发病逐年上升，成为严重的社会问题。疫情波及我国25个省、市、自治区、1200多个县，主要分布在西北、东北、内蒙古、青藏高原等牧区，致30万～50万人感染。

【发病机制与病理变化】

侵入人体的布鲁菌经淋巴管进入局部淋巴结，在此大量繁殖成为原发病灶，进入血液循环形成菌血症。细菌释放内毒素和其他物质，导致毒血症的出现。细菌随血流播散至全身各部位（主要是肝、脾、骨髓和肾等处）进一步繁殖，引起组织细胞的变性、坏死。布鲁菌寄生于单核-巨噬细胞内，不易被清除，导致病情反复发作和难以根治。

【临床表现】

潜伏期1～3周或数月（3日至数月）。临床上分为急性期和慢性期：

（一）急性期

大多缓慢起病，少数突然发病。

1. 发热　热型不一，以不规则热多见，典型的波浪热已不多见。不同菌种感染导致的热型不同，羊种菌感染发热明显，牛种菌感染低热者多。患者高热时可无明显不适，但体温下降后自觉症状加重，这种发热与其他症状相矛盾的现象，有一定诊断意义。此外尚可存在脉搏、体温分离，呈相对缓脉现象。

2. 多汗　是本病主要症状之一，无论患者发热与否均有多汗，大量出汗后可发生虚脱。

3. 关节疼痛　为关节炎所致，常在发病之初出现，亦有发病后 1 个月才出现者。多发生于大关节如膝、腰、肩、髋等关节。关节炎可分两类：一类为感染性，常累及一个关节，滑囊液中可以分离出布鲁菌。另一类为反应性，常为多关节炎。疼痛性质初为游走性、针刺样疼痛，以后疼痛固定在某些关节。除关节炎外，可有滑膜炎、腱鞘炎和关节周围软组织炎。

4. 神经系统症状　以神经痛多见，常有坐骨神经痛和腰骶神经痛。少数可发生脑膜脑炎，脊髓炎等。

5. 泌尿、生殖系统症状　男性患者可发生睾丸炎、附睾炎及前列腺炎等，睾丸肿大多为单侧。女性患者可发生卵巢炎、输卵管炎及子宫内膜炎等；部分患者尚可发生特异性乳腺炎，表现为乳腺浸润性肿胀而无压痛。此外尚有少数患者可发生肾炎、膀胱炎等。

6. 肝、脾及淋巴结肿大　大约半数患者可出现肝肿大和肝区疼痛。脾多为轻度肿大。淋巴结肿大与感染方式有关，经口感染者以颈部、咽后壁和颌下淋巴结肿大为主，接触性传染者多发生在腋下或腹股沟淋巴结。有时腹腔或胸腔淋巴结亦可受累。肿大的淋巴结一般无明显疼痛，可自行消散，亦有发生化脓、破溃而形成瘘管者。

急性期布鲁菌病患者经抗菌治疗后，约有 10% 以上复发。复发常发生于急性感染后数月，亦有发生于治疗后 2 年者。这可能是寄生于细胞内的细菌，逃脱了抗生素和宿主免疫功能的清除。

（二）慢性期

病程超过一年转为慢性期。本期可由急性期没有适当治疗发展而来，也可缺乏急性病史，发现时已为慢性。主要表现为疲乏无力，有固定的或反复发作的关节和肌肉疼痛，可存在骨和关节的器质性损害，表现为运动受限、关节屈曲畸形、强直和肌肉萎缩。此外常有精神抑郁、失眠、注意力不集中等精神症状。

【实验室和其他检查】

（一）血常规

白细胞计数正常或减少，淋巴细胞或单核细胞增多，红细胞沉降率增快，部分患者有血小板减少。

（二）细菌培养

为本病确诊的重要依据。可取血液、骨髓、乳汁、脑脊液等作培养，其中骨髓培养阳性率更高。本菌培养需特殊培养基。此外细菌生长缓慢，需 10 日以上方可获阳性结果。新近有报告应用 BACTEC9240 血培养系统作血液和骨髓培养来分离布鲁菌，阳性率分别为 82. 6% 和 81. 2%，且 4 ～ 7 天内能获结果。

（三）血清学检查

1. 凝集试验　检测特异性 IgM 和 IgG 抗体，特异性较强。IgM 效价 ≥ 1 ：160 有诊断意义。IgG 效价 1 ：100 以上或双份血清效价升高 4 倍以上有诊断意义。

2. 酶联免疫吸附试验（ELISA）　具有灵敏、特异、快速等特点，适用于急、慢性期患者的诊断。

3. 其他免疫学检查　包括免疫荧光抗体检测、抗人球蛋白试验、RIA 等。

（四）皮内试验

阳性表示曾经感染或正在感染布鲁菌，阴性有助于鉴别诊断。

【诊断要点】

1. 流行病学史　包括流行地区；职业；与羊、牛等的接触史；有饮用未消毒的羊奶、牛奶等，有重要参考意义。

2. 临床表现　多缓慢起病，急性期有发热、多汗、关节疼痛、神经痛和肝、脾、淋巴结肿大等。慢性期有神经、精神症状，以及骨关节系统损害症状。

3. 实验室检查　可作血液、骨髓或其他体液等细菌培养及血清特异性检测，作为本病的确诊依据。

【治疗要点】

（一）急性期

1. 一般和对症治疗　①卧床休息、注意水和电解质的补充。②高热患者应用物理降温。③头痛、关节疼痛剧烈者应用镇痛剂。④中毒症状明显和睾丸炎严重者，可适当应用肾上腺皮质激素。

2. 病原治疗　应采用联合给药及多疗程治疗的方法，以减少复发。

治疗方案：①利福平 600 ～ 900mg/d，联合多西环素（强力霉素）200mg/d；②利福平 900mg/d，联合链霉素每次 0.5g，肌内注射，每日 2 次；③多西环素联合复方磺胺甲恶唑，2 ～ 3 片 / 次，每日 2 次；④利福平联合氟喹诺酮类等。上述各个方案疗程均不低于 3 周，且应交替使用 2 ～ 3 个疗程，每次更换方案应间隔 5 ～ 7 天。

WHO 推荐利福平 600 ～ 900mg/d，加多西环素 200mg/d 顿服，疗程大于 6 周，共 2 个疗程，可提高疗效，减少复发。

（二）慢性期

具有局部病灶或细菌培养阳性的慢性患者，均需病原治疗，方法同急性期。慢性关节炎患者可采用理疗和中医中药治疗等。

【预防】

（一）管理传染源

1. 疫区应定期检查，隔离病畜。流产的胎羔应加生石灰后深埋。定期对健康牲畜进行预防接种。

2. 急性期患者应隔离至症状消失，血、尿细菌培养阴性方可解除隔离。患者的排泄物、污染物应消毒。

（二）切断传播途径

1. 加强对畜产品的卫生监督　生乳应用巴氏消毒法消毒后才可出售，乳类应煮沸后饮用。禁止销售和食用病畜肉类。皮毛应使用环氧乙烷消毒或存放 4 个月后才可出售。

2. 加强粪便、水源管理　对病畜污染场所应严格消毒，防止病畜、患者排泄物污染水源。

（三）保护易感人群

1. 预防接种　凡有可能受染者均应进行预防接种。目前多采用 M-104 冻干活菌苗皮肤划痕接种法，免疫期 1 年，第二年复种 1 次。疫区人员在产羔季节前 2 ～ 4 个月接种。

2. 个人防护　凡从事畜牧、屠宰、兽医及畜产品加工者，均应做好个人防护，穿工作服、戴帽子、口罩、手套及穿胶鞋。工作时不吸烟、不进食，工作结束后更衣及用消毒水或肥皂水洗手，并对用具及环境进行严格消毒。

【护理】

（一）主要护理诊断

1．体温过高：与布鲁菌感染有关。

2．疼痛：关节痛：与关节炎症有关。

3．有体液不足的危险：与出汗过多有关。

（二）主要护理措施

1．消化道隔离。

2．病情观察　①体温变化；②关节有无红肿、疼痛表现；③男性患者注意有无睾丸肿大及疼痛；④淋巴结及肝、脾变化；⑤治疗后病情变化等。

3．休息　急性期卧床休息。

4．饮食　给以营养丰富、易消化的饮食，并保证足够的水分和电解质，成人每日入量3000ml，出汗多或入量不足者静脉补液。

5．症状护理

（1）发热：详见总论"发热"的护理。

（2）多汗：患者出汗较多，应给予温水擦浴，及时更换内衣裤及寝具，保持皮肤清洁、干燥。

（3）关节痛：急性期关节疼痛者可服用解热镇痛剂，也可用5%～10%硫酸镁局部湿热敷，每日2～3次或用理疗等，并采用支架保护损伤关节，防止受压。协助患者翻身、按摩、肢体被动运动，防止关节强直与肌肉挛缩。

（4）睾丸炎：有睾丸肿大者，可用"十"字吊带托扶。

6．药物治疗的护理　本病常采用利福平及其他抗菌药物进行病原治疗，护士应了解药物作用、疗程、用法及药物不良反应等，并告知患者，如利福平可引起肝损害，应定期检查肝功能；还可使分泌物、排泄物变成橘黄色，服药前应告诉患者，以免引起其恐惧。链霉素可致听神经损害，引起耳鸣、耳聋。还应该告诉患者预防药物不良反应的方法。本病采用多疗程及联合给药的治疗方法，应嘱患者坚持治疗。

7．心理护理　急性期患者由于发热、多汗、关节和肌肉疼痛、睾丸肿痛等症状，常感重病在身，易有恐惧、焦虑表现，尤其在一时不能确诊时，更使上述心理障碍加重。慢性期患者由于疾病反复发作，迁延不愈，常有抑郁表现。护士应根据不同病期患者的不同心理表现给以心理护理，进行心理疏导，鼓励患者配合有关检查及治疗，消除顾虑，以利于疾病早日康复。

【健康教育】

1．重点应对牧民进行预防教育，讲述管理传染源及切断传播途径的措施，特别强调要加强个人防护及进行预防接种，以防止发病。

2．介绍本病有关知识，如临床表现、治疗方法等。说明本病复发率较高，急性期常采用联合用药和多疗程疗法，以避免复发及慢性化，说服患者安心住院治疗。

3．本病一般预后良好，但复发率较高，出院后仍应避免过度劳累及注意增加营养，并应于出院后1年内定期复查。

 思考题

1. 布鲁菌病急性期有哪些临床表现？
2. 有确诊价值的实验室检查是哪几项？
3. 布鲁菌病急性期应如何治疗？
4. 如何预防布鲁菌病？

（陈志海 吴光煜）

第七节 猩 红 热

案例 3-7

患儿男性，5岁，因发热、咽痛3天，全身皮疹2天来诊。

身体评估：T 38.2℃，精神差，全身皮肤弥漫性充血潮红，其上可见针尖大小的丘疹，颜面皮肤充血，口唇周围较苍白，可见草莓舌，咽部充血明显，扁桃体Ⅱ度肿大，其上可见脓性分泌物。

实验室检查：

血常规：WBC15.2×10⁹/L，中性粒细胞80.5%，淋巴细胞19.5%。

初步诊断：猩红热。

问题：

1. 该患儿临床表现有何特点？诊断依据是什么？
2. 为确诊还应作什么进一步检查？
3. 对该患儿应如何治疗？
4. 对该患儿作护理评估还应收集哪些资料？护理重点是什么？

猩红热（scarlet fever）是由A组β型溶血性链球菌引起的急性呼吸道传染病，临床特点主要是急性起病，发热、咽峡炎、全身弥漫性鲜红色皮疹和疹后脱屑。少数患者在病后出现心、肾变态反应性并发症。

【病原学】

病原体是A组β型溶血性链球菌，也称化脓性链球菌，革兰染色阳性。按其菌体细胞壁上所含多糖抗原的不同可分为19个组，猩红热主要由A组引起。A组溶血性链球菌又可依其表面蛋白抗原M分为100余种血清型，且M蛋白与细菌的致病力有关。该组细菌在繁殖过程中还可产生多种与致病有关的毒素和酶，主要有：①致热外毒素：即红疹毒素，可导致发热和皮疹，并抑制吞噬系统的功能；②溶血素：对白细胞和血小板具有毒性；③透明质酸酶与链激酶：可溶解组织间的透明质酸，利于细菌在组织中扩散。

此菌对热及干燥的抵抗力较弱，加热至56℃，30分钟或使用一般消毒剂均能将其灭活。该菌在痰液和渗出物中可生存数周。

【流行病学】

（一）传染源

主要是猩红热患者及带菌者。自发病前 24 小时至疾病高峰时传染性最强。

（二）传播途径

多数经空气飞沫传播。也有经皮肤伤口或产道等处传播的案例，称为"外科型猩红热"或"产科型猩红热"。

（三）易感人群

人群普遍易感，感染猩红热后可产生抗菌免疫和抗毒免疫。抗菌免疫主要来自抗 M 蛋白的抗体，具有型特异性，且各型间无交叉免疫。对红疹毒素产生的抗毒免疫较持久，故再感染 A 组链球菌时可不发疹，但仍可引起咽峡炎。红疹毒素的 5 种血清型之间无交叉免疫，故感染另一种红疹毒素的化脓性链球菌后仍可再次患病。

（四）流行特征

全年均可发病，尤以冬、春季节多见。可发生于任何年龄，但最常见于学龄前儿童。

知识链接

链球菌分类

根据链球菌在血琼脂平板上溶解红细胞的能力进行分类，可分为甲型（α）、乙型（β）和丙型（γ）三大类。①甲型（α）溶血性链球菌：产生溶血素，不完全性溶血。在血琼脂平皿上，菌落周围有 1～2mm 的草绿色溶血环，故又称为草绿色链球菌；②乙型（β）溶血性链球菌：产生溶血素，呈完全性溶血。在血平皿上，菌落周围有 2～4mm 宽、界限分明、无色透明的溶血环，故又称 β 溶血性链球菌，致病力强；③丙型（γ）溶血性链球菌：不产生溶血素，在血琼脂平皿上，菌落周围无溶血环，故又称非溶血性链球菌。

【发病机制与病理变化】

病原体侵入机体后主要产生三种病变：

（一）化脓性病变

病原体从咽部和扁桃体侵入后，通过 M 蛋白黏附于咽部黏膜，并依靠其抵抗机体白细胞的吞噬作用，引发局部化脓性炎症，引起咽峡炎和扁桃体炎。在透明质酸酶、链激酶及溶血素作用下引起炎症扩散和组织坏死。

（二）中毒性病变

红疹毒素经咽部丰富的血管侵入血流，引起发热等全身中毒症状。红疹毒素使皮肤和黏膜充血、水肿、上皮细胞增生和白细胞浸润，尤以毛囊周围最明显，形成典型的猩红热皮疹。恢复期表皮细胞死亡，形成脱屑。

（三）变态反应性病变

在病程第 2～3 周，少数患者出现心、肾、关节滑膜等组织的变态反应性变化。

【临床表现】

潜伏期一般 2～5 天（1～12 天）。以普通型猩红热最多见，具有以下三大特征性表现：

（一）发热

多为持续性发热，体温可达39℃以上，伴有头痛、全身不适、食欲减退等全身中毒症状，发热程度及热程均与皮疹多少及其消长相一致。

（二）咽峡炎

可出现咽痛，尤以吞咽时明显；咽及扁桃体充血，局部有片状脓性渗出物。腭部有充血性或出血性黏膜疹。

（三）皮疹

发热后第2天开始出现皮疹，始于耳后、颈部及上胸部，24小时内迅速漫延至全身，典型皮疹可见全身皮肤弥漫性充血的基础上，广泛散布着均匀的、针尖大小的丘疹，压之褪色，伴瘙痒。也有与毛囊一致的鸡皮样皮疹，称为"鸡皮疹"。少数带有黄白色脓头、且不易破溃的皮疹，称为"粟粒疹"。严重者可有出血性皮疹。皮肤皱褶处如肘窝、腋窝、腹股沟等处皮疹密集，该处常因压迫、摩擦而引起皮下出血，形成紫红色线状，称为帕氏线（pastia's line）。面部潮红而无皮疹，口鼻周围相对苍白，称"口周苍白圈"。皮疹出现后48小时达高峰，然后依出疹先后次序消退，2～3日退尽。疹退后开始皮肤脱屑，皮疹越多越密则脱屑越明显，多呈片状脱皮，手掌、足底可见大片脱皮，甚至呈手套、袜套状。面部虽无皮疹，但可有糠屑样脱皮。

发疹同时可有舌乳头肿胀，舌被白苔，红肿的舌乳头突出于舌苔之外，称为"草莓舌"，2～3日后，白苔脱落，舌面光滑呈绛红色，舌乳头突起，称为"杨梅舌"。

除上述典型表现外，临床上还有轻型、中毒型、脓毒型、外科型或产科型等不同类型猩红热。

【并发症】

（一）化脓性或中毒性并发症

疾病初期即可发生，如化脓性淋巴结炎、中耳炎、中毒性心肌炎、中毒型肝炎等。

（二）变态反应性并发症

发生于病程第2～3周，主要有急性肾小球肾炎、风湿性关节炎等。

知识链接

风湿热

风湿热是由A组乙型溶血性链球菌感染所致的全身变态反应性疾病。风湿性关节炎是风湿热的一种表现，可反复发作并累及心脏。临床以关节游走性肿胀、疼痛和肌肉酸楚为特征。少数猩红热患者可在恢复期出现类风湿性关节炎的表现。

【实验室及其他检查】

（一）血常规

白细胞总数升高，可达（10～20）×10^9/L，中性粒细胞所占比例在80%以上。

（二）细菌培养

咽拭子或病灶分泌物培养可有β型溶血性链球菌生长，细菌培养阳性可确诊。

（三）尿常规

若发生肾并发症，则尿蛋白增加，并出现红、白细胞及管型。

【诊断要点】

1. 流行病学资料 有与猩红热或咽峡炎患者接触史。
2. 临床表现 急起发热、咽峡炎、典型皮疹及脱皮、口周苍白圈、帕氏线、莓样舌等。
3. 实验室检查 白细胞及中性粒细胞增高；细菌培养阳性可确诊。

【治疗要点】

（一）病原治疗

青霉素为首选治疗药物，成人每次 80 万 U，儿童每次 2 万～4 万 U/kg，每日 2～4 次，根据病情选择肌内注射或静脉给药，疗程 5～7 日。严重病例应加大用药剂量并延长疗程。对青霉素过敏者可选用红霉素、阿奇霉素。

（二）并发症治疗

对急性肾小球肾炎、风湿热予以相应治疗。

【预防】

（一）管理传染源

对患者实施住院或家庭隔离，解除隔离的条件是咽拭子培养 3 次阴性或从治疗日起隔离 7 日。密切接触者医学观察 7～12 日。在儿童机构工作的带菌者应立刻调离工作岗位，并积极治疗，至 3 次咽培养阴性后恢复工作。

（二）切断传播途径

流行期间避免儿童到公共场所。室内注意通风换气。

（三）保护易感人群

对儿童机构的密切接触者可采用青霉素或磺胺类药物预防。

【护理】

（一）主要护理诊断

1. 体温过高：与 β 型溶血性链球菌感染有关。
2. 皮肤完整性受损：皮疹：与细菌产生红疹毒素引起皮肤损害有关。
3. 疼痛：咽痛：与咽及扁桃体炎症有关。
4. 潜在并发症：急性肾小球肾炎、风湿性关节炎。

（二）主要护理措施

1. 呼吸道隔离。
2. 病情观察 应注意：①体温变化；②咽痛症状及咽部分泌物变化；③皮疹变化；④并发症观察：有无其他部位化脓性病灶；注意定时检查尿常规，及时发现肾损害。
3. 休息 卧床休息。
4. 饮食 发热期给以营养丰富、高维生素的流食、半流食，保证足够入量。
5. 症状护理

（1）发热：见本教材总论"发热"的护理。

（2）皮疹：①注意保持皮肤清洁，每日用温水轻擦皮肤，禁用肥皂水、乙醇擦拭皮肤；②有皮肤瘙痒者应避免搔抓，防止抓伤皮肤造成感染。应注意修剪指甲，幼儿自制能力差，可将手包起来。皮肤剧痒者可涂止痒剂等；③疹退后若皮肤干燥可涂润肤露保护皮肤；④皮肤脱皮时应让其自行脱落，不要强行撕脱，翘起的部分可用消毒剪刀剪去；⑤衣着应宽松，内衣裤应勤换洗。床褥应保持清洁、松软、平整、干燥。

（3）咽痛：注意口腔卫生，常规口腔护理，咽痛明显者可用硼砂液漱口，口含度米芬含片。

6. 药物治疗的护理　应用青霉素治疗时，注意观察疗效及过敏反应。

【健康教育】

1. 进行预防本病的健康教育（见本病预防）。

2. 近年来，猩红热以轻型多见，患者可在家中治疗及护理，应向家属讲述猩红热的临床表现、治疗药物、疗程及病情观察等，并对发热及皮疹的护理方法给予具体指导。

3. 在病程第2～3周易出现并发症，其中以急性肾小球肾炎多见，应注意每周查一次尿常规，以便及时发现、早期治疗。如有其他并发症表现及时就医。

 思考题

1. 猩红热的临床表现特点是什么？有哪些常见并发症？

2. 猩红热如何治疗？

3. 猩红热的传染源、传播途径是什么？如何预防？

4. 如何对猩红热患者实施整体护理？

5. 有一猩红热患儿在家中治疗，你应如何向其家长进行健康教育？

（陈志海　吴光煜）

第八节　白　喉

案例 3-8

患儿男性，5岁，因3日来高热、咽痛、呼吸困难急诊入院。

身体评估：T 39.4℃，R 32次/分，精神差，三凹征（+），面色较苍白，两侧颌下及颈部淋巴结明显肿大，有压痛，咽部充血、双侧扁桃体Ⅱ度肿大，咽喉部可见广泛的黄白色假膜，肺部正常，心率120次/分、律齐。

初步诊断：白喉。

问题：

1. 该患儿诊断白喉的依据是什么？为确诊还应作什么检查？

2. 对该患儿应如何治疗？

3. 对该患儿病情观察应注意什么？

4. 对患儿家中密切接触者应给予什么预防措施？

白喉（diphtheria）是由白喉棒状杆菌引起的急性呼吸道传染病，偶尔可见皮肤或黏膜感染。临床特征为咽、喉、鼻等处形成灰白色假膜和全身中毒症状。严重者可并发心肌炎和末

梢神经炎等。

【病原学】

白喉棒状杆菌革兰染色阳性，呈杆状或稍弯曲，一端或两端稍膨大，侵袭力较弱，但能产生强烈外毒素，是主要的致病因素。外毒素经 0.3% ～ 0.5% 甲醛处理后可制成无毒性但具有抗原性的类毒素，用于预防接种或制备抗毒素血清。

白喉杆菌在外界生活能力较强，耐寒、耐干燥，在各种物品、食品、衣服上可生存数月，对热及一般消毒剂抵抗力弱，58℃，10 分钟、直射阳光下数小时即可灭活。

【流行病学】

（一）传染源

患者和带菌者均为传染源。患者在潜伏期末即有传染性。

（二）传播途径

主要经飞沫传播，亦可经被污染的手、用具和玩具间接传播，或经污染的牛奶和食物引起爆发流行。

（三）人群易感性

人群普遍易感，2 ～ 10 岁儿童发病率最高，但近年因计划免疫的实施，使发病年龄推迟，成人发病明显增多。病后可获持久免疫力。

（四）流行特征

白喉为世界性分布，四季均可发生，以秋、冬季多发，尤其易在居住拥挤、卫生条件差的地区流行。我国目前白喉已少见。

知识链接

白喉发病情况

1826 年，白喉由法国物理学家比埃尔·布勒扎诺命名。白喉曾经是大规模、频繁暴发的恐怖疾病。在 19 世纪 20 年代，美国每年新发 10 万 ～ 20 万患者，死亡人数超过 1 万；最著名的一次暴发发生在阿拉斯加州的诺母镇。当年，抗毒剂以接力方式送至诺母，这一接力行动如今已演变为艾迪塔罗德狗拉雪橇比赛。

【发病机制与病理变化】

白喉杆菌侵入上呼吸道黏膜后，在局部黏膜表层组织内迅速繁殖，造成局部组织炎症，并分泌外毒素，加重了局部炎症。大量渗出的纤维蛋白与坏死组织、炎症细胞和白喉杆菌凝结在一起，形成本病特征性的假膜。假膜呈灰白色，与黏膜粘连较紧，不易脱落，用力剥脱时可发生出血。喉、气管、支气管形成的假膜可脱落引起窒息。假膜范围越大，毒素吸收越多，临床症状则越重。外毒素吸收引起全身毒血症症状，以心肌、周围神经及肾变化较为显著。

【临床表现】

潜伏期 1 ～ 7 日，一般 2 ～ 4 日。按病变部位分以下几种类型：

（一）咽白喉

最常见，占白喉患者 80%，又分为 4 型：

1. 轻型　症状较轻，可有微热与咽痛。假膜呈点状或小片状，且常局限于扁桃体上。

有时假膜不明显而白喉杆菌培养可阳性。

2. 普通型 缓慢起病，常有咽痛、乏力、食欲减退、低热等。咽部有轻度或中度红肿，扁桃体上有灰白色假膜，用力剥离可发生出血。假膜可延至腭弓、悬雍垂及咽后壁等处。常有颌下淋巴结肿大与压痛。

3. 重型 全身中毒症状重，有高热、面色苍白、极度乏力、恶心、呕吐等。假膜范围广且厚，常可扩大到鼻部及喉部，色灰或黄、污秽。颈淋巴结肿大、压痛，周围软组织可有水肿。常并发心肌炎和周围神经麻痹。

4. 极重型 起病急，假膜范围更广且呈污黑色。扁桃体和咽部高度肿胀，影响呼吸和吞咽。颈部软组织明显水肿，状似"牛颈"。全身中毒症状极为严重，表现有高热、烦躁不安、面色苍白、发绀、血压下降等中毒性休克症状，也可有中毒性心肌炎表现，出现心脏扩大、奔马律或心律失常等，不及时治疗常导致死亡。

（二）喉白喉

占白喉患者的 15% ～ 20%，其中 1/4 为原发性喉白喉，其余为咽白喉向下延续所致。其特征性表现为"犬吠样"咳嗽、声音嘶哑甚至失声、吸气性呼吸困难，严重者吸气时出现喉梗阻所致的"三凹征"，伴明显发绀、恐惧、冷汗。假膜延伸至气管、支气管或假膜脱落可因窒息而死亡。

（三）鼻白喉

较少见，可单独发生或与咽白喉、喉白喉并存。多发生于婴幼儿。主要症状为鼻塞、流浆液血性鼻涕，鼻孔周围皮肤受侵蚀而发红、糜烂或结痂，鼻前庭可有假膜。全身症状轻，可有张口呼吸、哺乳困难等。

【并发症】

以中毒性心肌炎和周围神经麻痹（以软腭麻痹为主）较多见，多发生在病程 2 ～ 4 周。

知识链接

中毒性心肌炎

中毒性心肌炎是白喉最常见的并发症。轻者可无明显症状，仅有心电图异常。重者可表现为心动过速、心律失常，甚至出现休克或心力衰竭，是引起死亡的主要原因。心肌炎的危险在于难以预料。即使患儿处于恢复期，家长也应注意看护，防止意外发生。

【实验室及其他检查】

（一）血常规

白细胞总数升高，多在 $(10 \sim 20) \times 10^9/L$，以中性粒细胞增加为主。

（二）细菌学检查

1. 咽拭子涂片 于假膜与黏膜交界处取分泌物涂片镜检，可查到白喉杆菌。

2. 细菌培养 取分泌物进行细菌培养，阳性可确诊。

3. 荧光抗体法 分泌物中的白喉杆菌可与用荧光素标记的特异性抗体相结合，在荧光显微镜下白喉杆菌呈现荧光染色。本法特异性强，阳性率高，可作为早期诊断手段。

【诊断要点】

1. 流行病学资料　患者年龄、季节、接触史及当地流行情况可协助诊断。

2. 临床表现　咽部有灰白色假膜，不易剥离，伴有全身中毒症状，应考虑咽白喉。声音嘶哑、犬吠样咳嗽或有进行性喉梗阻症状，通过喉镜检查可见假膜，提示喉白喉。

3. 实验室检查　如咽部取材培养出白喉杆菌，毒力试验阳性，即可确诊。

【治疗要点】

（一）一般治疗

卧床休息，注意补充足够的热量，保持水、电解质平衡等。

（二）病原治疗

联合应用白喉抗毒素与抗生素。

1. 白喉抗毒素　应尽早、足量给予，目的是中和局部或血液中的游离毒素。剂量应根据假膜大小、中毒症状轻重及治疗的早晚而定，与患者年龄无关。早期轻、中型可用 3 万～5 万 U，晚期重型可用 6 万～10 万 U，并常需静脉缓慢滴注。

2. 抗生素　抗生素的使用可以阻止毒素进一步产生。首选青霉素 G 80 万～160 万 U，每日 2～4 次，肌内注射，连续使用 7～10 日。青霉素过敏者可选用红霉素或头孢菌素治疗。

（三）对症治疗

中毒症状重或并发心肌炎者可给予肾上腺皮质激素。喉白喉有梗阻或假膜脱落阻塞气道者，应行气管切开术。

【预防】

（一）管理传染源

早期诊断并隔离治疗，患者假膜脱落后 2 次（隔日 1 次）咽培养阴性方可解除隔离。接触者检疫 7 日。带菌者可用青霉素或红霉素隔离治疗 7 日。

（二）切断传播途径

患者住所进行通风及紫外线消毒。患者的鼻咽分泌物及所用物品均应进行彻底消毒处理。

（三）保护易感人群

最主要的预防措施是"白百破"联合疫苗预防接种，该疫苗接种已列入计划免疫之中。7 岁以上首次免疫或保护流行时的易感人群时，可用吸附精制白喉和破伤风类毒素。密切接触的易感者应使用白喉抗毒素，成人 1000～2000U，儿童 1000U 肌注，行被动免疫，有效期 2～3 周，一个月后再行类毒素全程免疫。

【护理】

（一）主要护理诊断

1. 疼痛：咽痛：与白喉杆菌所致咽部炎症有关。

2. 有窒息的危险：与白喉假膜脱落有关。

3. 潜在并发症：中毒性休克、中毒性心肌炎、神经麻痹、窒息。

（二）主要护理措施

1. 呼吸道隔离。

2. 病情观察　①监测生命体征；②观察中毒症状的变化；③观察假膜的增减情况；④对喉白喉患者应严密观察有无喉梗阻的表现；⑤观察中毒性心肌炎的表现：主要通过脉搏、心律、心电图的监测，及时发现心肌炎，以便及时治疗。

3. 休息　轻者卧床休息 2～3 周，重者及合并心肌炎者应绝对卧床休息 4～6 周以上，病情好转后应逐渐恢复日常活动，避免劳累，因白喉局部病变好转后如不注意休息仍有猝死之可能。

4. 饮食　急性期给予高热量、易消化的流食、半流食，供给大量的维生素 B 和维生素 C。不能进食者给予鼻饲或静脉输液。恢复期应增加蛋白质和热量的供给。

5. 症状护理

（1）咽痛：可用蒸汽吸入或用中药喷咽。保持口腔清洁，每日用双氧水或生理盐水清洗口腔，但动作要轻，忌擦抹假膜，防止出血。

（2）喉梗阻：轻度梗阻者应保持安静，必要时给镇静剂、吸氧，严密观察病情进展，做好气管切开准备。严重喉梗阻应立即实行气管切开，切开后按气管切开常规护理。

6. 并发症的护理　心肌炎患者除绝对卧床休息外，还应注意进食不可过饱，保持大便通畅。有心功能不全者按心功能不全常规护理。对合并软腭麻痹有吞咽困难者，应给予鼻饲；及时清除呼吸道分泌物，防止吸入性肺炎。

7. 药物治疗的护理　白喉患者使用抗毒素治疗时，应注意以下事项：①因注射抗毒素后假膜很快脱落，有阻塞气道造成窒息的危险，故应密切观察用药后假膜脱落情况；②注射抗毒素前应询问过敏史，并必须做皮肤过敏试验，如过敏试验阳性应作脱敏试验；③备好抢救药品，如肾上腺素等；④注射抗毒素 2～3 周后注意观察有无血清病症状。

8. 标本采集　准确、及时采集咽拭子标本，一般清晨作咽拭子采集，沿假膜边缘取材阳性率高，采集的标本应及时送检。

【健康教育】

1. 进行预防教育，特别应说明接种"白百破"疫苗对预防白喉的重要作用。

2. 讲解白喉疾病知识，强调并发症与预后的关系，指导患者进行治疗及预防并发症。

3. 患者出院后，应对其营养及活动安排给予具体指导，并说明理由。对心肌炎患者要特别强调休息的重要性，严重心肌炎患者在一年内禁止剧烈活动，以防发生意外，并应定期复查。

 思考题

1. 白喉的致病因素是什么？

2. 白喉假膜的病理特征有哪些？

3. 不同部位白喉的临床表现有哪些？其最重要的并发症是什么？

4. 白喉如何治疗？如何预防？

5. 白喉护理应注意哪些问题？

（陈志海　李建菊）

第九节 百 日 咳

> 患儿女性，2岁，因发热8天，痉挛性咳嗽2天入院。
>
> 患儿发热8天，为低热，37.5左右，伴流涕、轻咳，近2天来体温正常，但咳嗽加重，呈阵发性、痉挛性咳嗽，时有吸气性"鸡鸣样"吼声。
>
> 实验室检查：
>
> 血常规：WBC 26.2×10^9/L，中性粒细胞27%、淋巴细胞73%。
>
> 初步诊断：百日咳。
>
> 问题：
>
> 1. 此患儿诊断百日咳的依据是什么？
> 2. 为了明确诊断，还需进一步做哪些检查？
> 3. 对患儿痉挛性咳嗽应如何护理？

百日咳（pertussis）是由百日咳杆菌引起的急性呼吸道传染病。临床表现为阵发性、痉挛性咳嗽，以及咳嗽终止时伴有吸气性"鸡鸣样"吼声。多见于儿童，病程可持续 2～3 个月，故名"百日咳"。

【病原学】

病原菌是鲍特杆菌属的百日咳鲍特菌，又称百日咳杆菌，为革兰染色阴性的短小杆菌，初次培养须使用含有新鲜血液、甘油、马铃薯的培养基。该菌具有多种抗原物质，如凝集原、丝状血凝素、黏附素等。此外，还产生多种具有抗原性质的毒素，如百日咳外毒素、内毒素、皮肤坏死毒素、腺苷酸环化酶毒素等，目前认为凝集原、丝状血凝素和外毒素等具有诱导机体产生保护性抗体的作用。

百日咳杆菌对理化因素的抵抗力很弱，干燥 3～5 小时或加热 56℃ 30 分钟均可将其灭活。对一般消毒剂及紫外线敏感。

【流行病学】

（一）传染源

百日咳患者是该病的唯一传染源。潜伏期末已从呼吸道排菌，传染期主要为病后 1～3 周，病程第 1 周卡他期传染性最强。

（二）传播途径

通过飞沫传播。

（三）人群易感性

人群普遍易感，尤以幼儿最易感，6 个月以下的婴儿发病率最高。病后不能获得持久性免疫。

（四）流行特征

全年均可发病，但以冬、春季节多见。

知识链接

"百白破"疫苗接种的作用

保持高水平的"百白破"疫苗免疫接种率对防止百日咳的重新流行至关重要。因经济衰退的影响，美国华盛顿州削减公共卫生人员，压缩预防保健计划，致使2012年华盛顿州爆发百日咳疫情，病例数创30年来最高。

【发病机制与病理变化】

百日咳杆菌侵入呼吸道以后，黏附于纤毛上皮，在局部繁殖并释放毒素和毒素性物质，引发呼吸道上皮细胞纤毛麻痹和细胞变性、坏死，并致使小气管中分泌物排出障碍，潴留的分泌物不断刺激气道壁的神经末梢，兴奋咳嗽中枢，产生反射性剧烈、连续、痉挛性咳嗽。剧烈、持续的咳嗽使吸气暂时中断，体内缺氧，随之出现深长的吸气，大量气体急速通过痉挛的声门，即发出一种特殊的、高音调的"鸡鸣样"吼声。长期刺激使咳嗽中枢形成兴奋灶，以致在疾病恢复期或病愈后一段时间内，受到一些刺激即可诱发痉咳。

【临床表现】

潜伏期 2 ~ 20 日，平均 7 ~ 10 日。临床经过分为三期：

（一）痉咳前期（卡他期）

从起病至阵发性痉咳的出现之前，持续 7 ~ 10 日。本期主要为上呼吸道感染表现，有低热、流涕、喷嚏、咳嗽等，3 ~ 4 日后上述症状好转，唯有咳嗽进一步加重，尤以夜间严重。如年龄较大并具有部分免疫功能，病情也可能不再进展。

（二）痉咳期

持续数周。此期已不发热，主要表现为日益加重的阵发性、痉挛性咳嗽，每日发作数次至 10 余次，夜间尤重，每次连续咳嗽十余声后有一次深长吸气，产生吸气性"鸡鸣样"吼声，如此反复多次，可持续数分钟，直到将黏稠痰液咳出。在严重病例，咳嗽发作后可能出现呕吐，也可能出现眼睑水肿、结膜下出血、鼻出血、舌系带溃疡（因咳时舌外伸与门齿摩擦所致）等。幼儿也可不出现喘鸣，而是在咳嗽发作后出现发绀和呼吸暂停。咳嗽可自发，也可因进食、受凉、劳累、情绪激动、吸入烟尘等诱发。无并发症者体温不高，肺部无阳性体征。

（三）恢复期

自痉咳减轻至完全不咳为至，一般经历 2 ~ 3 周。有并发症者可持续数周至数月。

【并发症】

常见并发症为支气管肺炎，多发生于痉咳期，为继发感染所致。其次为百日咳脑病，最为严重，常危及生命。

【实验室及其他检查】

（一）血常规

白细胞总数增高，可达（20 ~ 40）$\times 10^9$/L，淋巴细胞所占比例增高，可达 60% 以上。

（二）细菌学检查

咽拭子法培养细菌，阳性可确诊。目前已开展从鼻咽分泌物中检测百日咳杆菌 DNA，具有快速、敏感、特异性强的特点。

（三）免疫学检查

应用 ELISA 法检测百日咳患者血清中特异性抗体 IgM，可作早期诊断的参考。也有荧光抗体法，即用鼻咽拭分泌物涂片，或鼻腔黏膜压片，使用荧光抗体染色检测特异抗原，疾病早期阳性率达 75% ~ 85%，可协助诊断，但应注意排除假阳性。

【诊断要点】

1. 流行病学资料 有与百日咳患者接触史；既往未患过百日咳；未接种过百日咳疫苗等有助于百日咳的诊断。

2. 临床表现 典型痉咳伴有"鸡鸣样"吼声，夜间显著，咳嗽虽重但肺部无阳性体征。

3. 实验室检查 血白细胞总数及分类淋巴细胞增高，血清特异性 IgM 抗体阳性和细菌培养阳性可确立诊断。

【治疗要点】

早诊断、早治疗，卡他期早期治疗可以缩短疾病的临床过程。

（一）病原治疗

红霉素为首选药物，每日 30 ~ 50mg/kg，分次服用，疗程 14 ~ 21 天。其他如罗红霉素、阿奇霉素等亦可使用。

（二）对症治疗

咳嗽可用祛痰剂，痰液黏稠可加用雾化吸入。痉咳剧烈者可给镇静剂。

（三）肾上腺皮质激素与高效价免疫球蛋白治疗

重症患儿可加用肾上腺皮质激素。应用高效价免疫球蛋白可减少痉咳次数和缩短痉咳期。

（四）并发症治疗

有肺炎、百日咳脑病等并发症时给以相应治疗。

【预防】

（一）管理传染源

从痉咳开始隔离 30 天。接触者隔离 21 天，并服红霉素等 3 ~ 5 天。

（二）切断传播途径

流行期间避免前往公共场所，减少集会；房间通风换气；患者的痰、口鼻分泌物应消毒。

（三）保护易感人群

百日咳菌苗接种是预防该病的重要手段，目前国内多采用百日咳、白喉、破伤风三联制剂，每月 1 次，共注射 3 次。

知识链接

"百白破"疫苗接种程序

百白破疫苗是百日咳、白喉、破伤风三合一疫苗，适用于 3 月龄至 6 周岁的儿童，是我国国家免疫计划中的疫苗。3 月龄 ~ 12 月龄完成基础免疫。1.5 ~ 2 周岁再加强免疫 1 针，抗体至少可维持 2 ~ 3 年。

【护理】

（一）主要护理诊断

1. 清理呼吸道无效：与痰液黏稠不易咳出有关。

2. 有营养失调：低于机体需要量的危险：与痉咳引起呕吐或拒食有关。

（二）主要护理措施

1. 呼吸道隔离。

2. 病情观察　①痉咳次数、发作表现及严重程度；②观察发作诱因；③呕吐次数、量、性状；④体重变化；⑤观察并发症表现：如并发肺炎可有发热、呼吸困难、发绀等。并发百日咳脑病可有高热、惊厥或抽搐、昏迷等。

3. 休息　如痉咳次数不多、无并发症时，可不必严格限制活动。对痉咳频繁、体弱、年龄小及有并发症者应卧床休息。病室应清洁、温暖、空气流通。

4. 饮食　应选择浓稠、无需长时间咀嚼、不久留胃内的营养丰富、高维生素、易消化饮食，少量多餐。如入量不足、呕吐次数多者可给以静脉输液，并注意水、电解质平衡。因呕吐剧烈而拒食者，应鼓励患儿进食，并应少量多次喂食，以保证营养需要。各种治疗、护理操作应在餐前半小时进行。

5. 痉咳的护理　①避免痉咳诱发因素，如进食、寒冷、劳累、情绪激动、吸入烟尘等，使患儿保持精神愉快；②痰液黏稠者按医嘱应用祛痰剂、雾化吸入等，以稀释痰液，便于咳出；③必要时按医嘱给以镇静剂。

6. 有舌系带溃疡时常引起疼痛，注意饮食及饮水不宜过热。做好口腔护理，避免继发感染。

7. 药物治疗的护理　应向患者及家属说明药物名称、剂量、用法等。口服红霉素易产生胃肠道反应，应注意观察。服药应在痉咳后 10 ~ 20 分钟进行，以避免诱发痉咳及呕吐。

【健康教育】

1. 进行预防百日咳的健康教育，防止传播，并说明接种百日咳菌苗的重要意义。

2. 讲解痉咳发作的表现、发作诱因、治疗药物及疗程、本病对患儿的危害、饮食要求等，避免诱因，减少发作次数。

思考题

1. 结合百日咳的发病机制说明其典型临床表现是什么？

2. 百日咳的实验室检查包括哪几项？

3. 如何预防百日咳？

4. 对于百日咳患儿的痉咳应采取哪些护理措施？

（陈志海　吴光煜）

第十节 鼠 疫

案例 3-10

患者男性，47岁，四川甘孜牧民。因2天来寒战、高热，体温达39～40℃，并伴胸痛、咳嗽、咳血性泡沫痰而入院诊治。发病前1天捡拾死亡旱獭一只，剥皮食用。

X线胸片：显示支气管肺炎改变。

初步诊断：疑似"鼠疫"。

问题：

1．为进一步确诊，对此患者还需作哪些实验室检查？

2．此患者是如何感染的？

3．一旦出现疑似鼠疫病例应该如何上报？

4．对此患者应如何采取隔离、消毒措施？如何护理？

鼠疫（plague）是鼠疫耶尔森菌（亦称鼠疫杆菌）引起的自然疫源性疾病，主要通过染菌的鼠蚤传播。致病菌经皮肤侵入淋巴结引起腺鼠疫（adenoplague）；经呼吸道进入人体引发肺鼠疫（pulmonary plague）；严重者可出现败血症。临床表现为寒战、高热、出血倾向及休克等。本病传染性强、病死率高，属国际检疫传染病，我国将其列为法定甲类传染病之首。

【病原学】

鼠疫杆菌为革兰阴性杆菌，无鞭毛及芽孢，在动物体内或弱酸性含血的培养基中可形成荚膜。鼠疫杆菌含有多种抗原，主要有：①鼠毒素：其毒性可致使血压下降，甚至休克，以及局部出血、坏死性病变；②V抗原、W抗原和F1抗原：V和W抗原具有很强的抗吞噬作用；F1抗原具有高度的特异性和免疫原性，产生的相应抗体具有保护作用；③内毒素：其所致病理变化主要是末梢血管损伤等。

鼠疫杆菌对外界抵抗力较弱，特别是对热和干燥的抵抗力低，常用消毒剂即可迅速将其杀灭。但在潮湿、寒冷环境中及在有机物内生存较久，在脓液和痰液中可存活10～20日，在鼠蚤粪中可存活1个月，在冰冻尸体中可存活5～12个月。

【流行病学】

（一）传染源

主要是鼠类和其他啮齿类动物。肺鼠疫患者是人间鼠疫的重要传染源。主要储存宿主以黄鼠和旱獭最为重要，褐家鼠是次要储存宿主，但却是人间鼠疫的主要传染源。

（二）传播途径

1．经鼠蚤传播 是主要传播途径。鼠蚤吸入含有病菌的鼠血后，其中的鼠疫杆菌在其前胃内大量繁殖，形成菌栓阻塞消化道。当其再叮咬其他鼠或人时，吸入的血受阻反流，病菌随之侵入，而引起鼠或人的感染。

2．经皮肤传播 接触病鼠的皮、血、肉和患者的脓、血或痰等分泌物，细菌均可经破损的皮肤或黏膜进入，而引起感染。

3．经呼吸道飞沫传播 肺鼠疫患者痰中的鼠疫杆菌可通过飞沫，经呼吸道传播给他人，引起人间鼠疫的流行。

（三）人群易感性

人群普遍易感，可有隐性感染，病后可获得持久免疫力。

（四）流行特征

目前世界各地仍存在许多鼠疫自然疫源地，随时对人类构成威胁。我国人间鼠疫主要发生于青藏高原和云南省。鼠疫流行与鼠类和鼠蚤的繁殖活动有关，人间鼠疫多发生在鼠类及鼠蚤繁殖最旺盛的夏、秋季。人间鼠疫首发病例常与职业有关，如狩猎者等。

知识链接

鼠疫流行情况

鼠疫曾发生三次世界大流行，14世纪大流行时波及中国。现今的鼠疫大流行从19世纪60年代的中国开始，通过轮船上的老鼠传播至其他地区。1894年，中国华南暴发鼠疫，并传播至香港。法国细菌学家亚历山大·耶尔森在香港的患者身上分离出鼠疫的病原菌。为了纪念耶尔森，1967年，鼠疫杆菌改名为鼠疫耶尔森菌。

【发病机制与病理变化】

鼠疫杆菌经皮肤侵入人体后，经淋巴管侵入局部淋巴结，引起剧烈的出血、坏死性淋巴结炎，此即腺鼠疫。病菌经血流侵入肺组织引起继发性肺鼠疫。病菌通过空气飞沫，经呼吸道侵入他人体内，则可引起原发性肺鼠疫。各型鼠疫均可发生鼠疫败血症，并出现严重中毒症状。

【临床表现】

腺鼠疫潜伏期为2~5日（1~8日），原发性肺鼠疫为数小时~3日。曾接受鼠疫菌苗预防接种者可延长至9~12日。

（一）腺鼠疫

最常见，主要表现为严重的急性淋巴结炎，好发部位依次为腹股沟淋巴结、腋下淋巴结和颈部淋巴结，多为单侧。病初即有局部淋巴结肿大、变硬，且迅速加剧，淋巴结及其周围组织有显著的红、肿、热、痛。若未及时治疗，淋巴结迅速化脓、破溃，常可发展为败血症和肺鼠疫。可伴有高热及全身毒血症症状。

（二）肺鼠疫

可以是原发性，也可以是继发性。原发性肺鼠疫起病急骤，寒战、高热、胸痛、呼吸急促、发绀、咳嗽，痰为黏液或血性泡沫痰。肺部仅可闻及少量湿啰音及轻微胸膜摩擦音。肺部体征相对较少，与严重的全身症状不相称。X线检查呈支气管肺炎改变。常因心力衰竭、出血、休克而危及生命。

（三）败血症型鼠疫

也称鼠疫败血症，是鼠疫中最凶险的一型，多继发于肺鼠疫或腺鼠疫。表现为原有症状进一步加重，出现高热、寒战、谵妄、昏迷、脉搏细数、血压下降，进而发生感染中毒性休克、弥散性血管内凝血（DIC）、皮肤、黏膜广泛出血和坏死，还可出现严重的脏器和腔道出血。若不及时治疗，可于1~3日内死亡，病死率极高。

（四）其他类型鼠疫

如皮肤鼠疫、肠鼠疫、眼鼠疫等均少见。

知识链接

"黑死病"

败血症型鼠疫和肺鼠疫因皮肤发绀和广泛的出血、坏死，患者死后皮肤常呈黑紫色，故有"黑死病"之称。14世纪40年代，黑死病散布整个欧洲，致7500万人死亡。根据估计，黑死病爆发期间，中世纪欧洲约1/3的人口死于黑死病。

【实验室及其他检查】

（一）常规检查

1. 血常规　白细胞计数增高可高达 30×10^9/L 以上，中性粒细胞明显增高。
2. 尿常规　可有蛋白尿、血尿。尿沉渣中可见白细胞、红细胞及细胞管型。

（二）细菌学检查

是确诊的重要依据。可取淋巴结穿刺液、脓、血、痰、脑脊液等，通过涂片、细菌培养，甚至动物接种进行细菌学检查，可找到病原菌。

（三）血清学检查

采用反向间接血凝试验、免疫荧光等检测血液中 F_1 抗原，具有早期、快速、特异的诊断价值。检测血液中的 F_1 抗体，也有助于诊断。

（四）分子生物学检查

采用 DNA 探针或 PCR 方法检测病原体核酸。

【诊断要点】

1. 流行病学资料　10日内曾到过鼠疫流行区、与患病动物或患者有密切接触等有助于诊断。
2. 临床表现　起病突然，出现各型鼠疫典型的临床表现，如急性淋巴结炎伴毒血症；急性支气管肺炎伴咯血性痰、呼吸困难等；败血症有皮肤、黏膜甚至腔道出血及严重毒血症等，应考虑为疑似病例。
3. 实验室检查　细菌学和血清学检查阳性可确立诊断。

【治疗要点】

（一）病原治疗

早期应用抗生素是降低鼠疫病死率的关键。一般多采用联合疗法，早期、足量、注射给药。首选药物是链霉素，成人 2～4g/d，儿童 30mg/(kg·d)，分2次肌内注射，疗程10日。还可用氯霉素。近年来用头孢曲松或环丙沙星疗效更好。

（二）对症治疗

急性期应注意补液，休克者应及时抗休克治疗；高热者应予药物或物理降温；局部疼痛者给予止痛剂；肺鼠疫和鼠疫败血症应给予吸氧；中毒症状严重者可给予肾上腺皮质激素。

（三）局部处理

腺鼠疫淋巴结切忌挤压，以防导致败血症发生，可予以局部湿敷至确已软化后方可切开引流，或用 0.1% 依沙吖啶等外敷。

【预防】

（一）严格管理传染源

1．加强疫情监测，及时了解鼠间鼠疫和人间鼠疫的疫情变化。加强国境及交通检疫。对来自疫区的车、船、飞机等进行严格检疫，对可疑旅客应隔离检疫。

2．广泛开展灭鼠、灭蚤工作，以控制鼠间鼠疫。

3．对患者和疑似病例应分别进行严格的消毒、隔离，就地治疗，并立即向上级卫生防疫部门报告。腺鼠疫患者隔离至淋巴结肿大完全消散后，再观察7日。肺鼠疫患者隔离至痰培养6次阴性。接触者检疫9日，曾预防接种者应检疫12日。

4．患者的分泌物、排泄物和可能染菌的物品应彻底消毒或焚烧。病死者的尸体应用尸袋严密包裹后焚烧。死鼠和捕杀的可疑动物应焚毁。

（二）切断传播途径

大力开展灭鼠、灭蚤。

（三）保护易感人群

1．加强个人防护　疫区工作人员必须穿衣裤相连的防护衣帽，戴面罩、防护眼镜、厚口罩及橡皮手套等。

2．预防性服药　接触患者、病鼠者应预防服药，可口服环丙沙星、多西环素、磺胺等，连服7日。

3．预防接种　对疫区及其周围人群和进入疫区的工作人员，应进行鼠疫杆菌菌苗预防接种。通常于接种后10日产生抗体，1个月后达高峰，免疫有效期1年。非疫区人员应在预防接种10日后方可进入疫区。

【护理】

（一）主要护理诊断

1．体温过高：与鼠疫杆菌感染有关。

2．疼痛：淋巴结疼痛：与淋巴结急性出血、坏死性炎症有关。

3．气体交换受损：与鼠疫杆菌所致肺部病变有关。

4．潜在并发症：出血、感染中毒性休克、DIC。

（二）主要护理措施

1．严密隔离，并做到病区及病室无鼠、无蚤；对患者作好卫生处理；病区、病室内定期消毒；对患者分泌物和排泄物严格消毒。

2．病情观察　①监测生命体征及神志变化，每1～2小时一次，必要时随时监测；②密切观察局部淋巴结病变及其变化情况；③观察呼吸系统症状及肺部体征变化；④有无皮肤及黏膜、脏器和腔道出血表现；⑤记录24小时出入量。

3．绝对卧床休息。

4．饮食　给予高热量、易消化、营养丰富的流质或半流质饮食，并注意液体的补充。必要时给予鼻饲或静脉输液，以保证营养及液体的摄入。

5．发热的护理　详见本教材总论"发热"的护理。

6．肿大淋巴结的护理　①患者因局部淋巴结炎引起剧痛，而使肢体不能活动，应给予软垫或毛毯等适当衬垫，以缓解疼痛；②药物局部外敷，可缓解疼痛；③切忌挤压；④肿大淋巴结化脓时应切开引流，破溃者应及时清创，做好创口护理及消毒、隔离处理。

7．肺鼠疫患者的护理　应注意保持呼吸道通畅，及时清除口咽部的分泌物及痰液。有呼吸困难者可取半坐位或坐位，并给予吸氧。

8. 药物治疗的护理　熟悉鼠疫的治疗原则、常用药物及不良反应，如应用链霉素应观察有无耳鸣及听力下降，若出现耳鸣，则应立即停用，并通知医生。

【健康教育】

1. 宣传鼠疫的传染源、传播途径及预防措施，说明鼠疫传染性强、病死率高，目前虽已有所控制，但我国仍有人间鼠疫发生及流行，对鼠疫的预防必须给以充分的重视。

2. 做好疾病知识教育，鼠疫为甲类传染病，对患者必须采取严密隔离措施，以免疫情蔓延。应讲述各种消毒、隔离措施的重要性及要求，并讲述鼠疫的临床过程、治疗药物及不良反应等，使患者配合治疗。

思 考 题

1. 临床上鼠疫分几型？各型有哪些临床表现？
2. 对鼠疫有诊断价值的实验室检查是哪几项？
3. 鼠疫的传染源、传播途径是什么？如何预防？
4. 如何护理鼠疫患者？

（陈志海　孙玉梅）

立克次体感染性疾病

1．说出不同立克次体感染性疾病的病原。
2．复述不同立克次体感染性疾病的传染源、传播途径及预防措施。
3．描述不同立克次体感染性疾病的临床表现。
3．叙述不同立克次体感染性疾病的治疗要点。

案例 4-1

患者男性，32岁，因高热、头痛6天，谵妄、皮疹1天入院治疗。

身体评估：T 41℃，P 108次/分，BP 90/60mmHg，意识模糊、躁动不安、躯干、四肢满布充血性皮疹，并可见出血性皮疹，浅表淋巴结未触及，心、肺未见异常，腹软，肝肋下2cm，质软，轻触痛，脾肋下可及。

实验室检查：

血常规：血Hb 12g/L，WBC 3.9×10^9/L，PLT 45×10^9/L。

外斐反应 OX_{19}1：160，OX_K1：40。

初步诊断：流行性斑疹伤寒。

问题：

1．此患者诊断依据是什么？还应做哪些检查以明确诊断？

2．为了解该患者可能的感染途径，需进一步询问哪些信息？

3．对此患者应如何治疗及护理？

立克次体是一类严格细胞内寄生的原核细胞型微生物，人类可通过节肢动物的叮咬而感染。立克次体侵入人体后，常在小血管内皮细胞及单核吞噬细胞系统中繁殖，引起细胞肿胀、增生、坏死，微循环障碍及血栓形成，导致血管破裂与坏死，而引起血管炎，并引起血管周围炎性浸润。亦可在实质器官中的血管内皮细胞中繁殖，引起相应症状。

立克次体病（rickettsiosis）是一类威胁人类健康的人、兽共患病。绝大多数是自然疫源性疾病。目前我国至少存在10余种立克次体病，其中包括流行性斑疹伤寒、地方性斑疹伤寒、恙虫病、斑点热、Q热、人粒细胞无形体病以及巴尔通体病等疾病。近几年，恙虫病、人粒细胞无形体病等立克次体病在我国部分地区发病呈上升趋势。

知识链接

立克次体命名

立克次体是1909年美国病理学副教授立克次（Howard Taylor Ricketts）在研究落基山斑疹热时首先发现的。第二年，他不幸因感染斑疹伤寒而为科学献身。1916年罗恰·利马首先从斑疹伤寒患者的体虱中找到立克次体，并建议取名为普氏立克次体，以纪念从事斑疹伤寒研究而牺牲的立克次和捷克科学家普若瓦帅克。

一、流行性斑疹伤寒

流行性斑疹伤寒（epidemic typhus）又称虱传斑疹伤寒（louse-borne typhus），是普氏立克次体通过人虱引起的急性传染病。普氏立克次体为革兰染色阴性的微小球杆菌，（0.3～1）μm×0.3μm。

（一）流行病学

患者是唯一传染源，潜伏期末即有传染性，发病后第一周传染性最强。传播途径为体虱、头虱。虱粪污染人体皮肤破损处，立克次体进入人体，引起感染发病。虱粪中的立克次体偶可随尘埃经呼吸道、口腔或眼结膜感染。人群普遍易感，病后可获得持久免疫力。多在寒冷地区、冬春季节发生。

（二）临床表现

斑疹伤寒临床分为典型、轻型及复发型。

1. 典型　常急性发病，伴寒战，体温于1～2日内达39～40℃，并有严重毒血症症状，包括剧烈头痛、烦躁、头晕、耳鸣、听力减退、全身肌肉酸痛、失眠、言语含糊不清等症状，面部及球结膜高度充血。病程第4～6日，躯干、四肢皮肤出现鲜红色充血性斑丘疹（maculopapule rash），面部多无疹，皮疹持续1周消退，退后留有色素沉着。随着皮疹出现，中毒症状加重，神经、精神症状加剧，严重者可出现休克。部分中毒重者可发生中毒性心肌炎。多数患者有脾肿大，肝肿大较少。病程第13～14日开始退热，症状好转。

2. 轻型　全身中毒症状轻，但全身酸痛、头痛仍较明显。热程短，皮疹少，神经系统症状较轻。肝、脾大少见。

3. 复发型　部分患者因免疫因素或治疗不当，病原体潜伏在体内，在第一次发病后数年或数十年后再发病，称复发型斑疹伤寒。该型病程短，发热不规则，病情轻。外斐氏试验常为阴性或低效价，但补体结合试验阳性且效价很高。

（三）实验室检查

1. 血常规　白细胞计数多正常，嗜酸细胞减少或消失，血小板减少。

2. 肝功能　部分患者血清谷丙转氨酶轻度增高。

3. 血清学检查　①外斐氏试验中变形杆菌 OX_{19} 凝集效价1：160以上或双份血清效价递增4倍以上有意义；②立克次体凝集反应、补体结合试验、间接血凝试验、间接免疫荧光试验等检测抗原或抗体。

4. 病原体分离　可取发热期患者血液接种于雄性豚鼠腹腔分离病原体。

（四）治疗要点

1．多西环素、氯霉素、四环素族对本病有特效，可联合应用甲氧苄啶。

2．中毒症状严重者可注射肾上腺皮质激素。

3．输液补充血容量。

4．头痛剧烈、兴奋不安者可予镇静治疗。

5．心功能不全者可静脉注射强心剂。

（五）预防

灭虱是控制本病流行的关键，应采取以灭虱为中心的综合预防措施。

二、地方性斑疹伤寒

地方性斑疹伤寒（endemic typhus）又称鼠型斑疹伤寒（murine typhus），病原为莫氏立克次体，是由鼠蚤传播的急性传染病。家鼠是主要传染源，通过鼠蚤引起鼠发病死亡，鼠蚤再叮咬人而传播。其发病机制、临床表现、治疗与流行性斑疹伤寒相似，但病情轻，病程短。

三、恙虫病

恙虫病（tsutsugamushi disease）又名丛林斑疹伤寒（scrub typhus）是由恙虫病立克次体（又称东方立克次体）感染人体所引起的一种急性传染病。恙虫病立克次体呈双球或短杆状，多成对排列，大小不等，$(0.2 \sim 0.5) \mu m \times (0.3 \sim 1.5) \mu m$，寄生于细胞质内。

（一）流行病学

鼠类是主要传染源和贮存宿主。恙螨幼虫是本病传播媒介。在我国东南和西南等地区16个省、市、自治区发病率较高。夏秋季节发病。多数患者发病前3周内在流行地区有野外作业史。

（二）临床表现

潜伏期4～20天。起病急骤，先有畏寒或寒战，继而发热，伴有头痛、全身酸痛、乏力、食欲缺乏，颜面潮红、结膜充血。个别患者有眼眶疼痛。严重者出现谵语、烦躁、肌颤、听力下降等。发热多持续1～3周。焦痂（eschar）及溃疡为本病特征。多数患者只有1个焦痂或溃疡，个别多达10个以上，常见于腋窝，腹股沟、外阴、肛周、腰带压迫等处，也可见于颈、背、胸、足趾等部位。全身表浅淋巴结常肿大，近焦痂的局部淋巴结肿大尤为显著。部分患者在第4～6病日在躯干和四肢出现暗红色斑丘疹。也可有肝、脾肿大。心肌炎较常见。亦可发生间质性肺炎、睾丸炎、阴囊肿大等。

（三）实验室检查

1．血常规　白细胞总数多减少。

2．血清学检查　①外斐氏反应：变形杆菌OX_k凝集效价在1∶160以上或早、晚期双份血清效价呈4倍增长者，有诊断意义；②用补体结合试验、间接免疫荧光试验等检测特异性抗体。

3．病原体分离。

（四）治疗要点

1．多西环素、四环素、氯霉素对本病有特效，退热后剂量减半，再继续用7～10日，以免复发。

2．高热者可用解热镇痛剂。

3．重症患者可予皮质激素，以减轻毒血症症状。

4．有心衰者应绝对卧床休息，用强心药、利尿剂控制心衰。

（五）预防

应采取灭鼠、消灭恙螨滋生地及个人防护等措施预防恙虫病。

四、人粒细胞无形体病

人粒细胞无形体病（human granulocytic anaplasmasis，HGA）是由嗜吞噬细胞无形体浸染人中性粒细胞引起的，以发热伴白细胞、血小板减少和多脏器功能损害为主要临床表现的蜱传疾病。人粒细胞无形体为一种专性细胞内寄生的革兰阴性小球杆菌。

知识链接

人粒细胞无形体病的发现

1994 年，美国德州大学 Chen 等首次报告了人粒细胞无形体病。之后的研究发现，在美国的部分地区和欧洲大多数国家中，有蜱类存在的地区，无形体感染率较高。2006 年，我国安徽省一名疑似"流行性出血热"患者抢救无效死亡，与死亡患者有密切接触史的 5 名家属和 4 名医务人员先后出现与死者相似的症状。最终确认这是一例人粒细胞无形体病案例。

（一）流行病学

主要通过蜱 - 宿主动物在自然界循环传播。储存宿主包括白足鼠等野鼠类。主要通过蜱叮咬传播，有报道接触患者血液及分泌物可直接导致人传人感染。

（二）临床表现

潜伏期一般为 7 ~ 14 日。大部分人感染后临床表现轻微或无症状，主要症状为发热、全身不适、乏力、头痛、肌肉酸痛及恶心、呕吐等，部分患者伴有咳嗽、咽痛。体征可有表情淡漠、相对缓脉，少数患者可有浅表淋巴结肿大及皮疹；也可有心、肝、肾等多脏器功能损害及相应临床表现。老年人、合并慢性疾病者、免疫力低下者及诊断、治疗不及时者感染后病情多较危重。

（三）实验室检查

1．血常规 外周血白细胞、血小板降低，异型淋巴细胞增多。

2．尿常规 可见蛋白尿、血尿或管形尿。

3．血生化检查 可见肝、肾功能异常，心肌酶谱升高，少数患者出现血、尿淀粉酶和血糖升高。

4．血清学检查 检测嗜吞噬细胞无形体抗体 IgM 阳性，或双份血清 IgG 抗体有 4 倍以上升高可确诊。

（四）治疗要点

目前推荐的治疗方案是使用多西环素或四环素等药物，疗程 5 ~ 14 日。

思 考 题

1．比较4种立克次体病有何共同点？不同点？

2．典型流行性斑疹伤寒的主要临床表现有哪些？

3．如何预防流行性斑疹伤寒？

（陈志海）

第五章

钩端螺旋体感染性疾病

第一节　钩端螺旋体病

学习目标

1. 描述钩端螺旋体感染性疾病的临床表现。
2. 叙述钩端螺旋体感染性疾病的治疗要点。
3. 说出钩端螺旋体感染性疾病的传染源、传播途径及预防措施。
4. 应会对钩端螺旋体感染性疾病患者进行整体护理及健康教育。

案例 5-1

患者男性，35岁，四川农民。因近4日来发热、体温达39℃左右，伴头痛、全身痛、乏力、食欲减退、腿软而来诊。病前1个月一直在稻田里收割水稻。

身体评估：T 39.3℃，神志清，双侧腹股沟各触及3个蚕豆大淋巴结，有压痛，双眼结膜充血，咽充血，心、肺、腹无异常，腓肠肌明显压痛。

实验室检查：

血常规：白细胞11×10^9/L，中性粒细胞75%，淋巴细胞25%。

尿常规：尿蛋白（＋），RBC 3～5个/HP。

初步诊断：钩端螺旋体病。

问题：

1. 此患者诊断钩端螺旋体病的依据是什么？为确诊还应作什么检查？
2. 此患者属钩体病哪一期、哪一型？
3. 此患者应如何治疗？

钩端螺旋体病（leptospirosis）简称钩体病，是由各种致病性钩端螺旋体（简称钩体）所引起的一种急性传染病。早期以发热、结膜充血、腓肠肌压痛、全身淋巴结肿大为特征，继而可有出血、黄疸、肾衰竭或脑膜脑炎等内脏损害。若未能及时正确治疗，常可危及生命。

【病原学】

钩体为革兰阴性需氧菌，菌体细长，有 12 ～ 18 个螺旋，一端或两端弯成钩状。钩体的抗原结构复杂、多样，目前世界上已发现 20 多群，200 多个血清型，其中以黄疸出血群、波摩那群、犬群和七日热群分布最广。国内已发现 18 群和 75 个血清型，最常见的菌群亦为上述四种。其中以波摩那群分布最广，而以黄疸出血群毒力最强、致病最重。

钩体在含兔血清的柯氏（Korthof）培养基，28 ～ 30℃，约 1 周才能生长。耐湿，但不耐干燥，对化学消毒剂敏感。在水或湿土中可存活 1 ～ 3 个月，在干燥环境及漂白粉、肥皂水等一般消毒剂作用下很快被杀死。

【流行病学】

（一）传染源

最主要的传染源是野鼠中的黑线姬鼠和家畜中的猪、犬。患者带钩体者少，排出率低，且尿液为酸性而不适于钩体生存，故作为传染源的意义不大。

（二）传播途径

主要是通过直接接触病原体而传播。钩体随带钩体动物的尿排出，污染周围环境，人在生产或生活活动中接触被污染的水、土壤及植物等，钩体可经皮肤（特别是破损的皮肤）和黏膜侵入人体，引起人的感染。

（三）人群易感性

人群普遍易感，病后可获得较强的同型免疫力。疫区常住人群常有一定的免疫力，而新进入疫区的人员因缺乏免疫力而发病者多。

（四）流行特征

本病分布甚广，我国以长江流域及其以南地区多见。主要流行于夏、秋季。以青壮年农民、渔民与屠宰工人等发病较多，农村地区儿童发病亦不少见。

【发病机制与病理变化】

钩体经皮肤、黏膜侵入人体后，迅速经淋巴管和毛细血管进入血流而播散至全身，并在血液中繁殖产生毒素，形成钩体败血症，引起早期的感染中毒症状。起病约 3 ～ 14 天，钩体进入内脏器官，使其受到不同程度损害，造成中期多个器官损伤。多数患者为单纯败血症，内脏损害轻，仅少数患者有较重的脏器损害，出现肺出血、黄疸、肝功能及肾功能损害、脑膜脑炎等临床表现。在发病后一周左右，血中开始出现特异性抗体。随着抗体滴度的增加，钩体数量逐渐减少，最终消失。

钩体病的基本病理变化是全身毛细血管的感染中毒性损伤，严重的血管损伤可致相应的组织脏器发生出血、坏死及炎症反应。钩体病的突出特点是功能障碍严重，但组织结构损害轻微，故患者经治疗后均不留后遗症。

【临床表现】

潜伏期为 7 ～ 14 日（2 ～ 28 日）。依其临床表现的不同，分为以下三期和 4 型：

（一）早期（感染中毒期）

起病后 1 ～ 3 天，表现为发热及全身毒血症症状。

1. 发热　起病急骤、畏寒、发热，体温多稽留于 39℃，伴有明显头痛和全身乏力。

2. 疼痛　头痛及全身肌肉疼痛，尤以腓肠肌疼痛明显，局部压痛，重者拒按，因疼痛不能走路。

3. 结膜充血　眼结膜充血，甚至出血。

4. 淋巴结肿大　浅表淋巴结肿大、有压痛，以双侧腹股沟淋巴结为主，发病次日即可出现。

5. 其他　可有咽痛、咳嗽、纳差等。部分患者可有肝、脾肿大及触痛。

（二）中期（脏器损伤期）

起病 3 日后，部分病例出现明显脏器损害，分以下 5 型：

1. 流感伤寒型　此型无明显脏器损害，是早期临床表现的继续，经治疗热退或自然缓解，病程一般 5 ~ 10 天。此型最多见。

2. 肺出血型（lung haemorrahge type）　于病程 3 ~ 4 日开始，病情加重，出现不同程度的肺出血。轻者仅痰中带血或轻度咯血，肺部听诊有少量湿啰音。重者可致肺弥漫性大出血，表现为心悸、气急，血痰增多，甚至大量咯血，若抢救不及时，可因窒息、呼吸或循环衰竭而迅速死亡，是目前钩体病死亡的主要原因。

导致发生肺弥漫性大出血的因素可能有：①病原菌的毒力强；②患者的免疫力低；③病后未及时休息与治疗；④抗生素特别是青霉素治疗后出现赫氏反应。

3. 黄疸出血型（icterohaemorrhage type）　在病程 4 ~ 8 日后出现肝损害、出血倾向及肾损害。

（1）肝损害：表现为食欲减退、厌油、恶心、呕吐、黄疸进行性加重、肝大、ALT 升高等，重度黄疸者可出现肝性脑病，发展为肝、肾衰竭而死亡。

（2）出血：表现为皮肤黏膜出血点、瘀斑、鼻出血、咯血、便血、尿血等，患者可因消化道大出血或肺大出血而死亡。

（3）肾损害：轻重不一，轻者仅有少量蛋白尿，重者可有少尿、大量蛋白、管型以至肾衰竭。急性肾衰竭是本型常见的死亡原因。

4. 脑膜炎型（meningitis type）或脑膜脑炎型（meningoencephalitis type）

于起病后 2 ~ 3 日，患者出现头痛加重、呕吐、颈强直等脑膜炎表现，和（或）意识障碍、瘫痪、抽搐等脑炎的表现。严重者可出现脑水肿、脑疝。脑脊液压力增高，白细胞计数在 500×10^6/L 以下，蛋白增高、糖正常或稍低、氯化物正常。脑膜炎型病情较轻，预后较好。脑炎型或脑膜脑炎型病情较重，预后较差。

5. 肾衰竭型

以肾衰竭为突出表现，多与黄疸出血型同时存在，单独肾衰竭型者少见。

（三）后期（恢复期或后发症期）

患者一般在病程 10 日以后逐渐好转、痊愈，不留后遗症。少数患者可在发热及其他症状消失后数日或数月，再次出现症状，称为钩体后发症。常见的有：后发热、眼后发症、变态反应性脑膜炎等。

【实验室及其他检查】

（一）常规检查

1. 血常规　白细胞总数和中性粒细胞轻度增高或正常。

2. 尿常规　可有少量蛋白、红细胞、白细胞及管型。

（二）病原学检查

1. 钩体培养　发病 1 周内可采血液、脑脊液及尿液进行钩体培养。

2. 分子生物学检查　用 PCR 法检测血清、脑脊液、尿液中钩体 DNA。

（三）血清学检查

可采用显凝试验检测血清中特异性抗体，滴度≥1∶400或发病2周后血清效价4倍以上增高者，有诊断价值。也可采用ELISA法测定血清钩体IgM抗体。

（四）其他检查

还应进行心电图、肝功能、肾功能、脑脊液及X线胸片等检查。

【诊断要点】

1. 流行病学资料　在流行季节，近期内到过疫区、有疫水接触史等。

2. 临床表现　起病急，早期有三症状（即发热、全身疼痛、肢体软弱无力），三体征（即结膜充血、腓肠肌疼痛、浅表淋巴结肿大）。中期出现肺出血、黄疸出血、肝肾功能受损的表现等。

3. 实验室检查　血清学检查特异性抗体或病原体分离阳性即可确诊。

【治疗要点】

本病的治疗强调"三早一就地"的原则，即早发现、早诊断、早治疗、就地治疗。

（一）病原治疗

钩体对青霉素、庆大霉素等多种抗菌药物均敏感，早期抗生素治疗可以显著缩短病程，减轻内脏器官的损害。

青霉素G对钩体病疗效很好，有直接杀死病原体的作用，为国内首选药物。常用40万U肌注，每6～8小时一次，一般疗程为5～7日或退热后3日。

部分钩体病患者在青霉素首剂治疗后发生赫氏反应。一般在首剂青霉素治疗后0.5～4小时患者突起寒战、高热，甚至超高热，头痛、脉速等原有症状加重，或体温骤降，出现低血压或休克等，一般于0.5～1小时后消失。其发生原因与抗生素使螺旋体大量裂解，释放毒素有关。少数患者在此反应之后，病情加重，可迅速出现肺弥漫性出血，应予高度重视。为避免发生赫氏反应，首剂不宜过大，有人主张将青霉素首剂减为5万U肌注，4小时后10万U，以后再逐渐增至常量。一旦发生，立即给予氢化可的松静注或静滴，同时给予物理降温、补液、升压、强心等对症处理。

青霉素过敏者可改用庆大霉素，8万U肌注，每8小时1次，或用多西环素，疗程同青霉素。

（二）对症治疗

本病临床表现复杂多样，除及早进行病原治疗外，还要注意做好相应的对症治疗：

1. 降温　高热者，以物理降温为主。

2. 止血　可酌情选用维生素K等止血药物治疗，必要时输新鲜血。

3. 肺出血型的治疗　有肺出血表现者可给予镇静剂及止血药治疗；注意保持呼吸道通畅，并应给予吸氧；有大出血趋势时，应及早应用激素治疗。

4. 黄疸出血型的治疗　应加强护肝、解毒、止血等治疗（参考本教材"急性病毒性肝炎"治疗）。肾功能障碍者应注意维持水、电解质平衡，避免使用对肾有损害的药物。

5. 其他　出现心音减弱、奔马律等可给予毛花苷C等强心治疗；颅压增高者给予甘露醇、高渗葡萄糖等脱水治疗。

【预防】

（一）管理传染源

疫区内应大力灭鼠，加强对猪、犬等家畜的管理，给予活菌菌苗免疫，并应定期检疫。

（二）切断传播途径

消除死水、泥塘，加强疫水管理，做好环境卫生及消毒工作。兴修水利，防止洪水泛滥。减少不必要的疫水接触，流行季节避免在河塘涉水或洗澡。若需进行有水作业时，应加强个人防护，穿橡皮靴、戴橡皮手套等，以避免或减少接触机会。防止皮肤破损，减少感染机会。

（三）保护易感人群

1. 预防接种　可选用根据当地流行的主要菌群制备的多价钩体菌苗进行预防接种。接种对象主要包括：重点流行区的人群、一般流行区内与疫水接触较多者、新入疫区者以及老疫区的青少年。

钩体菌苗接种后 1 个月左右才产生免疫力，免疫力可持续 1 年左右。因此预防接种宜在流行前 1 个月进行，每年需皮下注射两次，两次间隔 7 ～ 10 日。14 岁以上注射普通菌苗，第一次 1ml，第二次 2ml。浓缩菌苗剂量为普通菌苗的一半。

2. 预防用药　可口服多西环素（强力霉素）预防，0.2g，每周 1 次，或肌注青霉素 2 ～ 3 天。

【护理】

（一）主要护理诊断

1. 体温过高：与钩端螺旋体感染有关。
2. 疼痛：肌肉酸痛：与钩端螺旋体感染引起肌肉毛细血血管损伤有关。
3. 躯体移动障碍：肌肉软弱无力：与钩端螺旋体感染引起肌肉毛细血血管损伤有关。
4. 气体交换受损：与肺毛细血管损伤有关。
5. 潜在并发症：出血；窒息；肾衰竭；呼吸衰竭；循环衰竭。

（二）主要护理措施

1. 病情观察　①生命体征与意识状态；②出血的表现：有无皮肤、黏膜出血及其特点；有无鼻出血、咯血、呕血、便血及血尿等腔道出血表现；发生频率及出血量等；③有无肺大出血先兆，如突发面色苍白、心悸、气急、烦躁不安等；④有无食欲减退、黄疸、氮质血症等肝、肾功能受损的表现；⑤记录 24 小时出入量；⑥及时了解血、尿、便常规、出凝血时间、肝功能、肾功能等检查结果。

2. 休息　急性期应严格卧床休息，恢复期逐渐增加活动量。

3. 饮食　给以高热量、低脂、适量蛋白、少渣易消化的流食或半流食，保证充足的营养。禁食粗糙及刺激性食物，以防加重胃肠道出血。鼓励多饮水，以补充足够的液体。

4. 皮肤、黏膜的护理　患者可有呕血、咯血及口腔黏膜出血，应加强口腔护理，及时清理口腔中残留的血液及呕吐物，保持口腔黏膜清洁、湿润。余参见总论"皮疹"的护理。

5. 肺出血的护理　①确保患者身心得到良好休息：保持病房环境安静，尽量集中操作、避免不必要的检查或搬动；做好患者及家属的心理护理，减轻紧张、焦虑情绪，以利于患者安静休息；②遵医嘱给予镇静剂、止血药及激素等；③给予氧气吸入，并做好相应的护理；④保持呼吸道通畅，防止窒息。当有大量血液或血块阻塞呼吸道时，应配合医生进行抢救；⑤患者可因肺大出血而出现出血性休克、呼吸或循环衰竭，或因大量咯血阻塞呼吸道而窒息，应事先做好急救准备，如备好抢救药品，以及吸引器、气管切开包、人工呼吸器等器械。

6. 肝、肾衰竭　给以相应护理。

7. 药物治疗的护理　患者在青霉素首剂治疗后有发生赫氏反应的可能，应做好预防与用药后的观察。①首次治疗从小剂量开始，逐渐增加至常规剂量；②同时静脉滴注氢化可的松；③用药后密切观察患者有无突起寒战、高热，心率和呼吸加快等表现；④一旦发生赫氏反应，及时遵医嘱给予大量氢化可的松和足量的镇静剂，同时给予物理降温等。

【健康教育】

1. 进行预防教育　疫区内应大力灭鼠；加强对各种家畜及疫水的管理；加强个人防护；宣传预防接种的重要性及督促群众按时进行预防接种。

2. 进行疾病知识教育　本病为一种急性传染病，主要因人体接触被钩体污染的水经皮肤和黏膜感染。其临床表现复杂、轻重悬殊，严重者病死率较高。本病发现后应尽早休息、尽早给予病原治疗及其他对症抢救处理。若能存活，一般不留后遗症。

思考题

1. 钩端螺旋体病的临床表现分几期？中期分几型？各期有何表现？
2. 钩端螺旋体病的治疗要点是什么？治疗中如何预防发生赫氏反应？
3. 钩端螺旋体病的传染源、传播途径是什么？如何预防？
4. 钩端螺旋体病的护理措施是什么？

（吴光煜　李建菊）

第二节　莱 姆 病

莱姆病（Lyme disease）是由伯氏疏螺旋体引起的自然疫源性疾病，临床表现是皮肤、心脏、神经及关节等多器官、多系统损害，病程长，致残率高。

【流行病学】

啮齿动物鼠为主要传染源。通过虫媒传播，硬蜱为传播媒介。人群普遍易感，在林区及农村居住和工作的人感染机会多，故本病发生常与旅游、野营或狩猎有关。全年均可发病，青壮年发病率高。

【临床表现】

1. 第Ⅰ期（皮肤损害期或早期）　于蜱叮咬后数日至数周，在蜱叮咬处出现斑疹或丘疹，数日后向周围扩散为一个大的圆形或椭圆形充血性皮损，外周为鲜红色，中央苍白并可有水疱或坏死，随着病程延长逐渐扩大，直径可达 8~52mm，有瘙痒、烧灼感，多见于大腿、腹股沟、腋窝等处，有的患者有多个，一般在 3~4 周消退。并伴有发热、头痛、全身肌肉关节痛及呕吐等流感样症状，浅层淋巴结及肝脾肿大。此期平均持续 1 周。

2. 第Ⅱ期（感染扩散期或中期）　多于第Ⅰ期后 2 周出现神经系统病变，主要有脑神经炎、脑膜脑炎和神经根炎三大症状，多出现面瘫和（或）动眼神经瘫痪及单或双侧运动或感觉障碍。上述症状可持续数周或数月。起病 3~5 周后，部分患者可出现心血管系统损害，表现为心音低钝、心动过速或房室传导阻滞。

3. 第Ⅲ期（持续感染期或晚期） 病程已数月以上。此期主要是关节损害，多发生在发病后 6 个月以内，以大关节如膝、踝或肘关节病变最常见，表现为关节肿痛或积液。多为反复发作的对称性多关节炎，呈慢性经过，病程可持续数年。此期神经系统病变继续加重。

【实验室检查】

1. 血常规 白细胞计数多正常，红细胞沉降率增快。

2. 病原学检查 ①取皮损、淋巴结或脑脊液等标本，作涂片染色，可检出伯氏包柔螺旋体；②病原体培养；③检测伯氏包柔螺旋体 DNA。

3. 免疫学检测 检测血清或脑脊液中特异性抗体，为目前确诊本病的依据。

【治疗要点】

1. 病原治疗 应尽早应用抗螺旋体治疗，可防止慢性化。早期常用多西环素或阿莫西林，疗程 10 ~ 20 日。中期用头孢曲松，疗程 3 ~ 4 周。晚期关节炎患者用多西环素、阿莫西林联合治疗，疗程 30 日。

2. 对症及支持治疗 高热及疼痛者，可用解热镇静剂。症状严重、心肌损害或治疗后出现赫氏反应，可用肾上腺皮质激素。

【预防】

主要预防措施是做好个人防护，防止蜱叮咬。

（吴光煜）

第六章

原虫感染性疾病

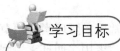

学习目标

1. 说出原虫感染性疾病的病原学特点。
2. 结合原虫感染性疾病的发病机制解释其临床表现。
3. 复述原虫感染性疾病的有诊断价值的实验室检查。
4. 解释原虫感染性疾病的治疗要点。
5. 结合原虫感染性疾病的流行病学制订预防措施。
6. 应会进行原虫感染性疾病患者的整体护理及健康教育。

第一节 阿米巴病

案例 6-1

患者男性，45岁，农民。因4个月来反复发作腹泻而入院。

患者近4个月来反复发作腹泻，发作时大便每日3～5次，呈果酱样，糊状，有腥臭味，不发热，但有轻度腹痛，食欲尚可。一般在受凉或饮食不当后发作，因而入院治疗。

身体评估：一般状况好，除右下腹有压痛外余无阳性体征。

实验室检查：

粪便常规：外观果酱样便，镜检：红细胞满视野，白细胞10～20/HP，可见夏-雷结晶。可找到溶组织内阿米巴滋养体。

粪便培养：三次均阴性。

初步诊断：慢性肠阿米巴病。

问题：

1. 你认为对此患者诊断慢性肠阿米巴病的依据是什么？
2. 对此患者进行护理评估还需要收集哪些资料？
3. 对此患者护理措施的重点是什么？

阿米巴病（amebiasis）是由溶组织内阿米巴感染人体所致，本病有多种类型的临床表现，常见的肠阿米巴感染为原发病变，通过血流可引起肝、肺、脑等脏器发生脓肿。

肠阿米巴病（intestinal amebiasis）又称阿米巴痢疾（ameobic dysentery），是溶组织内阿米巴侵入结肠所引起的病变。临床上以腹痛、腹泻、排出暗红色带有腥臭味的粪便为特征。本病易于复发成为慢性肠阿米巴病，也可并发肝脓肿等肠外阿米巴病（extraintestinal amoebiasis）。

【病原学】

溶组织内阿米巴有滋养体（trophozoite）和包囊（cyst）两期：

（一）滋养体

分为大滋养体和小滋养体两型：

1. 小滋养体（肠腔型滋养体）　直径为 10 ~ 20μm，伪足不明显，活动力不强，无侵袭力，不吞噬红细胞，寄生于结肠腔中，以宿主肠内容物为营养。小滋养体在一般情况下随食物下至横结肠后，由于成形粪便增加，水分被吸收，营养减少，滋养体逐渐停止活动，虫体团缩，并分泌出一层较硬的外壁形成包囊，随粪便排出体外。

2. 大滋养体（组织型滋养体）　当机体抵抗力下降或肠壁受损时，小滋养体凭借机械运动和分泌溶组织酶的水解作用侵入结肠肠壁组织，大量繁殖，体积增大，直径达 20 ~ 60μm，有明显伪足，活动力增强，称为大滋养体。大滋养体有致病力，从被破坏的组织中摄取营养，并有吞噬血中红细胞的能力。其抵抗力很弱，排出体外后，在室温下数小时内死亡。

（二）包囊

圆形，直径 5 ~ 20μm，碘液染色呈黄色，外周有透明囊壁，内含 1 ~ 4 个核，中央有核仁，成熟的包囊有 4 个核，具有感染性。包囊在外界中有较强的抵抗力，在粪便中能存活 2 周以上，在水中存活 5 周，普通饮水消毒的含氯浓度对其无杀灭作用。不耐热，50℃数分钟即可杀灭，在干燥的环境中也很快死亡，在 50% 乙醇中即刻死亡。

【流行病学】

（一）传染源

主要传染源为慢性肠阿米巴患者、恢复期患者和无症状包囊携带者。急性期患者和症状明显者的患者粪便中仅排出滋养体，滋养体抵抗力很弱，在外环境中可迅速死亡，故不是主要传染源。

（二）传播途径

主要通过被阿米巴包囊污染的水、食物、手等经口感染。苍蝇和蟑螂等可携带包囊，故也起到一定的传播作用。

（三）人群易感性

人群普遍易感，由于感染后不产生保护性抗体，故可重复感染。

（四）流行特征

本病为世界性疾病，以秋季为多，农村高于城市，成人多于儿童。

【发病机制与病理改变】

人摄入被阿米巴包囊污染的水、食物后，可不被胃酸杀灭而进入小肠下段，包囊囊壁被肠液消化，脱囊释放出小滋养体，随粪便下行到达盲肠、结肠等部位寄生，以肠腔内的细菌和上皮细胞为食饵。在条件适宜的时候，小滋养体开始侵袭结肠的肠壁组织，转变为大滋养体，黏附于结肠黏膜上皮细胞，借助于伪足及在各种水解酶的溶解破坏性作用下，损害结肠黏膜，并深入黏膜下层及肌层，使组织坏死，形成黏膜下小脓肿，脓肿破溃后形成大小不等的溃疡，临床上出现腹痛、腹泻及脓血便。

病变部位常见于回盲部、升结肠及直肠。主要病理改变是在黏膜下层至肌层形成口小底大的烧瓶状溃疡，溃疡腔内充满黄色的坏死组织，溃疡间的组织大多完好，病灶周围炎症反应较少。当溃疡累及肌层及浆膜层时，可并发肠穿孔。溃疡累及血管，可造成出血。

【临床表现】

潜伏期 1～2 周，最短 4 日，长者达 1 年以上。可有以下临床类型：

（一）无症状型肠阿米巴病（包囊携带者）

临床上无任何表现，但在粪便检查时多数能找到溶组织内阿米巴包囊。在人免疫功能低下时，此型可以转变为急性阿米巴痢疾。

（二）急性肠阿米巴病

起病缓慢，主要症状有腹痛、腹泻，每日大便 10 次左右，为黏液血便、呈暗红色或紫红色如果酱样、糊状、有腥臭味、内含大量阿米巴滋养体。如病变累及直肠时可有里急后重。右下腹常有压痛。全身症状轻，可有低热或不发热。本型持续数天后可自行缓解或转为慢性。

（三）暴发型肠阿米巴病

多见于体弱及营养不良者。起病急骤，中毒症状显著，有高热和极度衰竭。每日大便次数可达十几次至几十次不等，多为血水样便，有奇臭味，伴呕吐、里急后重及腹部明显压痛，及有不同程度的脱水、酸中毒、电解质紊乱。可出现循环衰竭，易并发肠出血、肠穿孔，如不及时抢救可于 1～2 周内因毒血症或并发症而死亡。

（四）慢性肠阿米巴病

常因急性肠阿米巴病未经彻底治疗迁延所致。腹泻反复发作与便秘交替，每日大便一般为 3～5 次，呈黄糊状，带少量的黏液和血，有腐臭味，常伴脐周及右下腹疼痛。症状可持续或间歇，间歇时间不等。常因疲劳、饮食不当、寒冷及情绪变化而复发。久病者可有贫血和营养不良，极易发生并发症。大便中可找到滋养体或包囊。

【并发症】

（一）肠道外并发症

以阿米巴肝脓肿最常见，其次还可有肺、脑等处阿米巴病。

阿米巴肝脓肿是肠阿米巴病最常见的重要并发症。肠壁上的阿米巴大滋养体借助其侵袭力进入门静脉到达肝，阿米巴的溶组织作用使组织液化，而形成肝脓肿。自原虫侵入至脓肿形成，平均约需 1 个月以上。脓肿所在部位深浅不一，以大的、单个的及位于肝右叶上部为多见。

肝脓肿起病多缓慢，以低热、盗汗等症状开始，体温逐渐升高，热型以间歇型或弛张型居多。肝区痛是主要症状，常呈持续性钝痛，深吸气及变动体位时疼痛加剧。因脓肿多数在右叶顶部，刺激右侧膈肌，还可产生右肩疼痛。有些患者右下胸或右上腹隆起，甚至局部皮肤呈现水肿，按之凹陷。当脓肿浅表时，可在肋间隙触到显著的压痛点。肝大，有压痛及叩击痛。

（二）肠道并发症

肠道并发症可有肠穿孔、肠出血、阑尾炎等。

案例 6-2

患者男性，33岁。因发热、右上腹痛20多天入院。

患者近20多天来发热，体温在38~39℃，伴右上腹胀痛、食欲减退、全身乏力、体重减轻。曾用左旋氧氟沙星治疗5天，不见效，而入院治疗。2年前曾有腹泻史。

身体评估：T 39.5℃，贫血貌，消瘦，无黄疸，心、肺无异常，右上腹隆起，局部皮肤轻度水肿，肝肋下5cm，质中，有明显压痛，脾未及。

实验室检查：血红蛋白9.6g/L，白细胞$14×10^9$/L，中性粒细胞86%，淋巴细胞14%。

问题：

1. 该患者可能是什么病？与肠阿米巴病有何关系？

2. 为进一步确诊还应作哪一项最重要检查？

【实验室及其他检查】

（一）血常规

白细胞总数可轻度增高，有细菌继发感染者可有中度增高，慢性患者可有贫血。

（二）粪便检查

为确诊的重要依据。肉眼可见暗红色果酱样便，含血和黏液，有特殊的臭味，粪质较多。镜下可见大量红细胞，少量白细胞和夏-雷结晶。如找到活动的、吞噬红细胞的阿米巴滋养体有确诊价值。慢性患者粪便镜检可见包囊。送检应及时，并注意保暖。

（三）血清学检查

1. 检测特异性抗体　用酶联免疫吸附试验等方法检测其抗体，也是特异和灵敏的诊断方法，有辅助诊断价值。

2. 检测特异性抗原　用单克隆抗体等检测患者粪便溶组织内阿米巴滋养体抗原，阳性可作为明确诊断的依据。

（四）乙状结肠镜或纤维结肠镜检查

必要时作肠镜检查，可见乙状结肠、直肠有大小不等的散在溃疡，表面覆盖有黄色脓液，边缘整齐、稍充血，溃疡间黏膜大多正常。从溃疡表面刮取的标本镜检发现滋养体的机会较多。

（五）B型超声波检查

可发现肝脓肿部位、大小、数目、与皮肤距离，也可指导穿刺抽脓的方向和深度，是最方便、有效的检查方法，对诊断阿米巴肝脓肿有重要价值。

（六）肝穿刺抽脓

如能抽到典型的棕褐色脓液即可确定阿米巴肝脓肿的诊断，有时脓液中还可找到阿米巴滋养体。

【诊断要点】

（一）肠阿米巴病

1. 临床表现　有腹痛、腹泻、典型果酱样大便，全身症状不明显。检查右下腹有压痛。

2. **实验室检查** 粪便镜检找到溶组织内阿米巴滋养体为确诊的重要依据。慢性患者粪便镜检可见包囊。

（二）阿米巴肝脓肿

1. **临床表现** 起病缓慢，有发热、肝区痛，是主要症状。体征有肝大及压痛。

2. **B 型超声波检查** 对诊断阿米巴肝脓肿有重要价值。

3. **肝穿刺抽脓** 如能抽到典型的棕褐色脓液即可确定阿米巴肝脓肿的诊断，有时脓液中还可找到溶组织内阿米巴滋养体。

【治疗要点】

（一）一般治疗

急性期注意休息、饮食及保持水、电解质平衡。

（二）病原治疗

1. **硝基咪唑类**

（1）甲硝唑（灭滴灵） 对阿米巴滋养体有很强的杀灭作用，为首选药物。成人 400mg/ 次，3 次 / 日，口服，10 日为一疗程。动物实验研究发现本药有致畸性，因而妊娠 3 个月以内和哺乳妇女忌用。

（2）其他硝基咪唑类药物 可选用替硝唑、奥硝唑等。

2. **二氯尼特（糠酯酰胺）** 是最有效的杀灭包囊药，每次 0.5g，3 次 / 日，口服，10 日为一疗程。

3. **抗生素** 主要通过抑制肠道共生菌而影响阿米巴的生长繁殖，可用巴龙霉素或喹诺酮类抗菌药。

（三）并发症的治疗

1. 阿米巴肝脓肿的治疗

（1）抗阿米巴的治疗：选用甲硝唑，剂量及疗程同肠阿米巴，必要时可酌情重复。

（2）肝穿刺抽脓 对阿米巴肝脓肿脓腔较大或表浅者，可进行肝穿刺抽脓。较大脓肿可在抽脓后注入甲硝唑 0.5g，有助于脓腔闭合。

2. 其他并发症的治疗 肠出血时及时输血、止血。肠穿孔时及时手术治疗，并用甲硝唑和广谱抗生素。有细菌混合感染时加用敏感的抗生素。

【预防】

（一）管理传染源

彻底治疗患者及排包囊者，特别应注意检查和治疗从事饮食业的慢性患者及排包囊者。实行消化道隔离至症状消失或大便连续 3 次找不到滋养体或包囊。

（二）切断传播途径

加强水源和粪便管理，注意饮食、饮水卫生，消灭苍蝇和蟑螂。

【护理】

（一）主要护理诊断

1. 肠阿米巴病

（1）腹泻：与阿米巴原虫所致肠道病变有关。

（2）疼痛：腹痛：与阿米巴原虫所致肠道病变有关。

（3）潜在并发症：休克、肠出血、肠穿孔。

2. 阿米巴肝脓肿

（1）体温过高：与阿米巴原虫引起肝组织坏死、脓肿形成有关。

（2）疼痛：肝区痛：与肝脓肿有关。

（二）护理措施

1. 消化道隔离。

2. 病情观察 ①观察大便的性状、次数；腹痛症状；②对暴发型患者还应密切观察生命体征及水、电解质紊乱表现；③观察并发症的表现，如肠出血、肠穿孔、肝脓肿肝区痛等表现，发现异常及时报告医生。

3. 腹泻、腹痛的护理 见本教材"细菌性痢疾"节。

4. 肝区痛 可采取左侧卧位或患者舒适体位以减轻疼痛；如疼痛剧烈可按医嘱给予止痛剂。

5. 药物治疗的护理 本病常用药物为甲硝唑，应告诉患者药物名称、用法、疗程及不良反应等。本药不良反应有一过性白细胞减少、神经系统障碍，如头昏、眩晕、共济失调等，应注意观察。

6. 粪便标本采集的注意事项 ①及时采集新鲜大便标本，挑选血、黏液部分，立即送检；②天冷时，让患者便于用温水冲洗过的便盆中，以防滋养体死亡；③如遇有镜检阴性时，需反复多次检查。

7. 肝穿刺抽脓的护理 协助医生进行穿刺抽脓，术前应向患者说明手术目的、方法及术中配合的注意事项，以取得患者的合作及减轻其紧张、焦虑。抽脓过程中应注意观察患者反应，并记录脓液性质、颜色、气味及数量。抽取脓液标本后应立即送检。术后 8 小时内应严密观察患者症状及血压、脉搏、呼吸等变化，发现异常及时报告医生；嘱患者术后卧床休息 24 小时。

【健康教育】

1. 进行预防教育，说明加强水源、粪便管理和注意个人卫生及饮食、饮水卫生对预防阿米巴病的重要意义。

2. 向患者讲解肠阿米巴病的疾病知识，如传播途径；主要症状；药物用法、疗程、不良反应；腹泻时的休息、饮食、饮水等自我护理知识及留取粪便标本的注意事项。

3. 对阿米巴肝脓肿患者，讲述此病的疾病过程、检查及治疗措施，特别是肝穿刺抽脓是本病的治疗措施之一，讲解此手术的有关事项（见肝穿刺抽脓的护理），以使患者配合治疗。

4. 告之患者出院后每月复查大便一次，连续留检 3 次，以决定是否需要重复治疗。

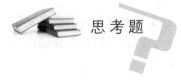 思考题

1. 各型肠阿米巴病的临床表现特点有哪些？

2. 阿米巴肝脓肿有哪些临床表现？

3. 肠阿米巴病如何治疗？阿米巴肝脓肿如何治疗？

4. 如何护理肠阿米巴病患者？

（吴光煜）

第二节 疟 疾

案例 6-3

男性，22岁。患者近2周来间日定时发作寒战，继以高热，4小时后热退伴大汗淋漓。发作后自觉乏力，但无其他不适，未经任何药物治疗。既往体健。

3周前出差至南方某地，该地气候炎热，蚊蝇较多。

身体评估：T 39.6℃，BP 120/80mmHg，P 100次/分，一般情况好，心率100次/分，心律规整，肺 (-)，肝、脾均于肋下1.0cm，质中等，余 (-)。

实验室检查：

血常规：血红蛋白90g/L，白细胞$4.0×10^9$/L，中性粒细胞76%，淋巴细胞24%。

血涂片检查：发现间日疟疟原虫滋养体。

初步诊断：疟疾（间日疟）。

问题：

1. 此患者诊断疟疾（间日疟）依据是什么？
2. 间日疟患者为何间日出现寒热发作？
3. 此患者应如何治疗？如何护理？

疟疾（malaria）是疟原虫经按蚊叮咬传播的急性传染病，临床特点为间歇性定时发作的寒战、高热、大汗，继之缓解，可有脾肿大及贫血等体征。

【病原学】

寄生于人体的疟原虫有四种，即间日疟原虫、三日疟原虫、恶性疟原虫和卵形疟原虫。疟原虫的发育过程分两个阶段，有两个宿主。蚊为终宿主（final host），人为中间宿主（intermediate host）。四种疟原虫的生活史（life cycle）相似。

（一）疟原虫在人体内的发育

1. 红细胞外期　当蚊叮咬人时，子孢子随按蚊唾液注入人体，30分钟后在肝细胞内进行裂体增殖而成为裂殖体（schizont），进一步分裂成裂殖子（merozoite），使被寄生的肝细胞肿胀破裂，释放出大量裂殖子，称为红细胞外期。一部分裂殖子被吞噬细胞吞噬而消灭，另一部分进入血流并侵入红细胞内，形成红细胞内期。

疟原虫子孢子多型性假说认为，子孢子在遗传上有速发型和迟发型两种表现型。速发型子孢子侵入肝细胞后迅速发育成熟并感染红细胞，潜伏期短（12～20日）。迟发型要经过一段"休眠状态"后才发育成熟，引起发作，其潜伏期长（6个月以上）。

2. 红细胞内期

（1）裂体增殖：裂殖子在红细胞内先后发育成小滋养体（环状体）、大滋养体、裂殖体、裂殖子，使被寄生的红细胞胀破后释放出裂殖子、疟色素和代谢产物，引起临床症状。大部分裂殖子被吞噬细胞消灭，小部分侵入其他红细胞重复上述裂体增殖，而引起临床上周期性发作症状。因疟原虫在红细胞内裂体增殖所需的时间不同，故发作周期不同，间日疟和卵形疟的周期为48小时，三日疟为72小时，恶性疟为36～48小时。

（2）配子体形成：裂殖体增殖 3 ～ 4 代后，部分裂殖子分别发育成雌、雄配子体，被雌性按蚊吸入胃内的配子体，则在蚊体内进行有性生殖，其余的配子体被吞噬细胞消灭或退变。

（二）疟原虫在蚊体内的发育

1. 有性生殖　雌、雄配子体被雌按蚊吸入胃内，进行交配后，发育成圆形合子，继之成为动合子，动合子穿过蚊胃壁发育成囊合子。

2. 孢子增殖　囊合子发育成孢子囊，内含成千上万个子孢子，子孢子从孢子囊逸出，进入蚊唾液腺内。当蚊叮咬人时，子孢子随唾液侵入人体。疟原虫生活史见（图 6-1）。

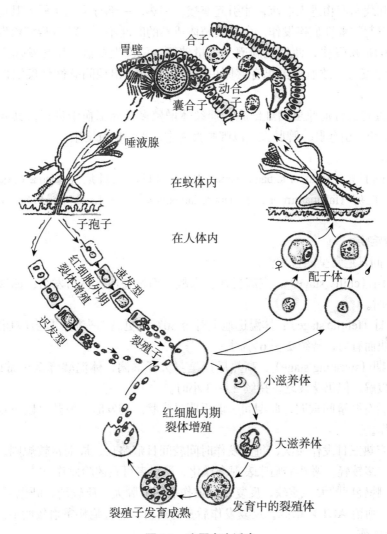

图 6-1　疟原虫生活史

【流行病学】

（一）传染源

疟疾患者和无症状带虫者。

（二）传播途径

疟疾的自然传播媒介是按蚊，我国主要为中华按蚊。

（三）人群易感性

人群普遍易感。感染后可产生一定的免疫力，但产生缓慢，维持时间不长，如再感染则症状较轻或无症状。在高度流行区，成人发病率较低，儿童和外来人口发病率较高。

（四）流行特征

我国除少数地区外，均有疟疾流行，自北向南渐趋严重。间日疟最多，恶性疟主要见于南方。一般夏、秋季发病较多。

【发病机制与病理变化】

疟原虫在肝细胞和红细胞内增殖时并不引起症状，当红细胞被裂殖体胀破后，大量裂殖子、疟色素和代谢产物进入血流，才引起寒战、高热。一部分裂殖子侵入其他红细胞再进行裂体增殖而引起间歇性疟疾发作。由于裂殖体成熟的时间不同，故各型疟疾发作时间也不同。反复多次的疟疾发作，使红细胞遭到大量破坏，可产生贫血。反复发作或重复感染使机体获得一定免疫力，故血中虽仍有疟原虫增殖，但可不出现间歇性疟疾发作而成为带疟原虫者。

间日疟原虫和三日疟原虫的红细胞内期裂体增殖多在周围血中进行，其病变主要在单核-巨噬细胞系统，引起肝、脾肿大，以脾肿大为主，骨髓也有增生。

【临床表现】

潜伏期：间日疟（vivax or tertian malaria）10～20日，三日疟（malariae or quartan malaria）24～30日，恶性疟（falciparum or malignant terianmalaria）7～12日，卵形疟（ovale malaria）13～15日。

（一）典型疟疾

1. 症状　间日疟常呈间日发作：

（1）寒战期（chilly stage）：突起畏寒、寒战、面色苍白、唇指发绀、四肢发凉，持续10分钟至2小时。

（2）高热期（febrile stage）：体温迅速上升至40℃或更高、头痛、周身酸痛、面色潮红、皮肤干热、脉快而有力，持续2～6小时。

（3）大汗期（sweating stage）：高热后期全身大汗淋漓，体温骤降至正常或正常以下，自觉症状明显缓解，但仍感疲乏，持续2～3小时。

寒热发作后有缓解间歇期，此期间一般无明显症状。初发时，发热可以不规则，数日后才呈典型的发作。

三日疟为寒热三日发作一次，每次发作时间较间日疟略长，周期常较规则。卵形疟与间日疟相似，症状多较轻。恶性疟临床表现多样化，严重者可致凶险发作。

2. 体征　脾轻度肿大、质软，反复多次发作后明显肿大，质较硬。肝也可有轻度肿大、质软、有压痛，血清ALT可增高。反复发作后常有贫血，恶性疟疾贫血较明显。

（二）凶险发作

由疟原虫引起的严重而危险的临床表现，主要见于恶性疟。

1. 脑型　急起高热、剧烈头痛、呕吐、谵妄和抽搐等。严重者可发生脑水肿、呼吸衰竭而死亡。

2. 过高热型　持续高热可达42℃，谵妄，继之昏迷、抽搐，可在数小时内死亡。

（三）疟疾复发

迟发型子孢子在体内经一阶段休眠后延迟发育成熟，由肝细胞释出裂殖子，再次侵入红细胞内引起的发作，称为复发或远期复发。其发作与初发相似，时间距初发后半年以上。三日疟与恶性疟无远期复发。

（四）输血疟疾

由输入带疟原虫的血液而引起，潜伏期 7 ~ 10 日，长者 1 个月左右。症状与蚊传疟疾相似，因只有红细胞内期疟原虫，故治疗后一般无复发。

【实验室及其他检查】

（一）血常规

白细胞正常或减少，大单核细胞增多，多次发作后红细胞和血红蛋白可下降。

（二）疟原虫检查

1. 血液涂片 血涂片染色查疟原虫是确诊的最可靠方法。应在寒战或发热初期采血。

2. 骨髓穿刺涂片 阳性率高于外周血涂片。

（三）血清学检查

检测血清特异性抗体，可对疟疾作回顾性诊断、献血员检查、流行病学调查、防治效果考核等。因在感染疟疾后需要一定时间才能产生抗体，所以血清抗体的检测没有重要的临床价值。

（四）PCR 检测

可检测到疟原虫的存在，对早期诊断具有重要价值。

【诊断要点】

1. 流行病学资料 有在疟疾流行地区生活或旅游史，近年来有疟疾发作史或近期接受过输血。

2. 临床表现 典型的周期性寒热发作，间日或三日发作一次，发作时有明显的寒战、高热和大汗，继之缓解，也可有不规则发热，并有脾肿大与贫血。脑型疟疾有急起高热、寒战、昏迷与抽搐。

3. 实验室检查

（1）血常规：白细胞正常或减少、大单核细胞增加、血红蛋白下降。

（2）疟原虫检查 是确定诊断的主要依据。如临床上高度疑似本病而血涂片检查阴性者，可做骨髓穿刺涂片染色检查疟原虫。

【治疗要点】

（一）一般及对症治疗

高热以物理降温为主；入量不足且不能进食者给静脉输液；贫血者应给铁剂治疗。

（二）病原治疗

根据疟原虫对抗疟药的敏感程度把疟疾分为氯喹敏感性疟疾和抗氯喹性疟疾两大类：

1. 氯喹敏感性疟疾的治疗 氯喹是最常用和最有效的控制临床发作的首选药物，对红细胞内滋养体和裂殖体有迅速杀灭作用。适用于间日疟、三日疟及无抗药性的恶性疟疾患者。常用治疗方法为 3 日 10 片疗法，即第 1、第 2 天 0.15g（基质）/ 每次，每日 4 次，第 3 天 0.15g（基质）/ 每次，每日 2 次，总剂量为 1.5g（基质）。服药后 24 ~ 48 小时退热，48 ~ 72 小时血中疟原虫消失。口服吸收快、排泄慢、作用持久。如 48 小时内体温不降，且血涂片中疟原虫不减少反而上升者表明已有抗药性，应考虑改用其他抗疟疾药物，如奎宁、哌喹等。

间日疟及卵形疟患者应同时或在氯喹治疗后服用伯氨喹，15mg/ 日（基质），连服 14 日，作用为杀灭肝细胞内速发型和迟发型的疟原虫，有病因预防和防止复发的作用。还能杀灭各种疟原虫的配子体,有防止传播的作用。

2. 抗氯喹性疟疾的治疗　目前首选的药物为青蒿素及其衍生物,其次为奎宁等。

(1) 青蒿素及其衍生物:对红细胞内期疟原虫有强大且快速的杀灭作用,因而可迅速控制疟疾的临床发作及症状。①双氢青蒿素片:从中药青蒿中提取,成人 60mg/ 日,首次加倍,1 次 / 日,连用 7 日;②其他:也可用青蒿琥酯、蒿甲醚。

(2) 奎宁及其他抗疟药:奎宁对抗氯喹的恶性疟疾有良好疗效。其他抗疟药如咯萘啶、哌喹等。

(三) 凶险疟疾的治疗

1. 一般治疗

(1) 发热:体温过高者给予物理降温,将体温控制在 38℃以下,此外可用肾上腺皮质激素,如地塞米松等。

(2) DIC 治疗与预防:应用低分子右旋糖酐,可防止血管内红细胞凝聚,有利于 DIC 治疗与预防。

(3) 抽搐:用镇静剂。

(4) 脑水肿:用 20% 甘露醇 250ml 快速静滴,每日 2 ~ 3 次。

2. 抗疟治疗　凶险型疟疾需快速、足量应用有效的抗疟药物,尽快给予静脉滴注,如可用二盐酸奎宁滴注或用青蒿琥酯。

【预防】

(一) 管理传染源

1. 根治疟疾现症患者,间日疟采用氯喹及伯氨喹联合疗法。急性期患者症状消失后可解除隔离。

2. 根治带疟原虫者　对在 1 ~ 2 年内有疟疾史者,常在流行高峰前 1 ~ 2 个月进行抗复发治疗,常采用乙胺嘧啶与伯氨喹联合治疗。

(二) 切断传播途径

消灭按蚊孳生地及杀灭蚊虫。

(三) 保护易感人群

1. 采取防蚊措施

2. 药物预防　对高疟区、暴发流行区的人群和流行地区的外来人群给予预防性服药,可用氯喹或乙胺嘧啶。

【护理】

(一) 主要护理诊断

1. 体温过高:与疟原虫感染有关。

2. 疼痛:头痛、全身痛:与高热有关。

3. 潜在并发症:颅内高压症;惊厥发作;呼吸衰竭。

(二) 主要护理措施

1. 虫媒隔离。

2. 病情观察　①对疟疾典型发作患者主要观察体温,随时记录体温的变化;观察面色,注意有无贫血表现;②对恶性疟患者应注意观察体温、意识状态、头痛、呕吐、抽搐等表现。

3. 休息　急性发作期应卧床休息,以减轻患者体力消耗。

4. 饮食　注意给予高营养饮食，发作期进流食、半流食，缓解后可进普食。贫血患者应给予高铁质、高维生素和高蛋白质饮食。

5. 典型疟疾各期的护理　典型发作寒战期，应注意保温，如加盖棉被、放热水袋等。发热期给予物理降温，温度过高可给阿司匹林类退热药。大汗期后给温水擦浴，及时更换衣服及床单，避免着凉，并应多饮水防止虚脱。缓解间歇期应保证患者安静休息，以恢复体力。

6. 凶险型疟疾的护理　对凶险发作有惊厥、昏迷时，应注意保持呼吸道通畅，并按惊厥、昏迷常规护理。

7. 药物治疗的护理　①使用氯喹者，可有食欲减退、恶心、呕吐、腹痛等胃肠道反应，另外，应特别注意观察循环系统的变化，因氯喹过量可引起心动过缓、心律失常及血压下降；②服用伯氨喹3～4日后可发生发绀或溶血反应，应注意观察，出现上述反应时需及时通知医生并停药；③凶险发作应用静脉点滴药物时，应掌握药物浓度与滴速，并密切观察毒性反应。

【健康教育】

1. 进行预防教育，宣传防蚊、灭蚊的作用，强调抗复发治疗及进行预防性服药的重要性。

2. 讲述本病的传染过程、主要症状、治疗方法、药物不良反应、疟疾容易复发的原因等，应特别强调除服用控制发作药物外，还应服用抗复发药，以彻底根治疟疾。

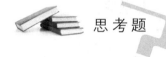 思 考 题

1. 疟原虫的生活史分几个阶段？

2. 典型间日疟临床表现分几期？各期有何特点？

3. 为何不同种类疟原虫引起的疟疾临床发作时间不同？

4. 对疟疾有诊断价值的实验室检查是什么？

5. 疟疾如何治疗？

6. 如何对疟疾患者进行整体护理？

（吴光煜）

第七章

蠕虫感染性疾病

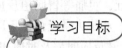

学习目标

1. 说出各种蠕虫感染性疾病的病原学特点及生活史。
2. 结合各种蠕虫感染性疾病的发病机制解释其临床表现。
3. 复述各种蠕虫感染性疾病有诊断价值的实验室检查。
4. 解释蠕虫感染性疾病的治疗要点。
5. 结合各种蠕虫感染性疾病的流行病学制订预防措施。
6. 应会进行各种蠕虫感染性疾病患者的整体护理及健康教育。

第一节 日本血吸虫病

案例 7-1

患者男性，35岁，江西人。因发热20多天，伴腹痛、腹泻入院。

患者近20多天来发热，体温最高39.6℃，伴腹痛、腹泻，大便3～5次/日，稀便。发病前2个月曾有下河捕鱼、虾史。

身体评估：T 39.2℃，P100次/分，BP110/80mmHg，急性病容，无黄疸，下肢皮肤可见较多荨麻疹，有搔抓痕，腋窝及腹股沟可触及如黄豆大淋巴结数个，腹软，肝肋下1cm，剑突下4cm，脾未触及。

实验室检查：血白细胞$15×10^9$/L，中性粒细胞50%，淋巴细胞20%，嗜酸性粒细胞30%。

初步诊断：急性血吸虫病。

问题：

1. 此患者诊断急性血吸虫病依据是什么？
2. 为确诊还需作什么检查？
3. 对此患者进行护理评估还需收集哪些资料？

158

日本血吸虫病（schistosomiasis japonica）是日本血吸虫寄生在门静脉系统所引起的寄生虫病。由皮肤接触含尾蚴的疫水而感染，主要病变位于肝与结肠，出现由虫卵引起的肉芽肿。急性期患者有发热、腹泻或脓血便、肝大与压痛、血中嗜酸性粒细胞显著增多。慢性期以肝、脾肿大为主。晚期则以门静脉周围纤维病变为主，可发展为肝硬化，伴明显门脉高压、巨脾与腹水。

【病原学】

日本血吸虫成虫雌雄异体，常合抱在一起，寄生于人体门静脉系统，主要在肠系膜静脉内。存活时间一般 2～5 年，长者可达 20 年以上。雌虫在肠系膜静脉内产卵，一条雌虫每天可产卵 1000 个左右。大部分虫卵滞留于宿主肝及肠壁内，部分虫卵从肠壁穿破血管，进入肠腔，随粪便排出体外。虫卵随粪便入水后，在 25～30℃时孵化成为毛蚴（miracidium），毛蚴在水面下作直线运动，钻入中间宿主钉螺，在螺体内发育成长，经母胞蚴和子胞蚴二代发育繁殖，7～8 周后逸出尾蚴（cercaria），每日数十条至百余条不等。尾蚴尾部分叉随水漂流，当人、畜接触疫水时，尾蚴很快（约 10 秒钟）从皮肤或黏膜钻入体内，尾部脱落，变成童虫（schistosomulae），在血管内随血流经心、肺达肝，约 1 个月在肝门静脉分支内发育为成虫，最后雌雄合抱，逆血流移行至肠系膜静脉内产卵，重复其生活史（图 7-1）。

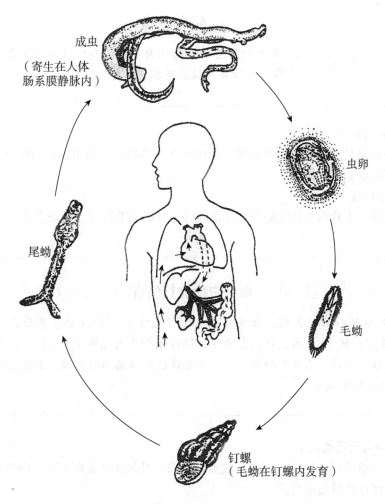

图 7-1 血吸虫生活史

日本血吸虫生活史中，人是终宿主，钉螺是唯一中间宿主。除人外，日本血吸虫病在自然界还有广泛的动物储存宿主，如家畜中的牛、羊、狗、猫、猪等，以及各种野生动物如鼠等，共40余种。

【流行病学】

（一）传染源

患者是主要传染源。在湖沼地区耕牛也是重要的传染源。其他家畜如羊、猪、狗、猫等被感染后也可传播本病。

（二）传播途径

造成传播必须具备以下三个环节：

1．虫卵随粪便入水　血吸虫病患者的粪便可通过各种方式污染水源，如在河、湖旁建造厕所、粪船渗漏、用新鲜粪便施肥等。

2．钉螺孳生　钉螺水陆两栖，滋生在土质肥沃、杂草丛生、潮湿环境中。

3．人、畜接触疫水　人可以通过各种生产或生活方式接触疫水，而导致感染。

> **知识链接**
>
> ### 疫水
>
> 当水中存在感染血吸虫的阳性钉螺时，便成为疫水。人可以通过捕鱼、种田等生产方式或游泳、洗漱、洗衣服等生活方式接触疫水，而导致感染。

（三）人群易感性

人对本病普遍易感，感染者以农民、渔民为多，感染后可获得一定免疫力，但免疫力不持久，故可多次重复感染。

（四）流行特征

血吸虫病流行于我国长江流域及其以南地区。发病季节以夏、秋季多发。

> **知识链接**
>
> ### 血吸虫病流行情况
>
> 据西汉古尸的研究表明，血吸虫病在我国大约已经有2100多年历史。在我国主要分布于长江流域12个省、市、自治区，经过几十年大规模综合防治，取得了很大成绩。截至2005年底，已有5个省、市、自治区达到传播阻断标准，其余7个省血吸虫流行范围也大幅度缩小。

【发病机制与病理变化】

血吸虫病的病变可由尾蚴、童虫、成虫、虫卵及其代谢产物所引起，但以虫卵尤其是成熟虫卵引起的肉芽肿最为重要。

1. **尾蚴引起的病变** 尾蚴侵入皮肤后，能引起毛细血管充血和细胞浸润，该处出现红色丘疹，称为尾蚴性皮炎。

2. **童虫引起的病变** 童虫移行经肺时，可导致肺组织点状出血、充血和白细胞浸润，而引起患者咳嗽、痰中带血等，在感染后 1～2 周内出现，很快消失。

3. **成虫引起的病变** 成虫及其代谢产物仅产生轻微的静脉内膜炎、轻度贫血与嗜酸性粒细胞增多，但对人体不足以引起重大损害。

4. **虫卵引起的病变** 日本血吸虫病早期的病理变化主要由虫卵引起，虫卵内毛蚴的头腺分泌可溶性虫卵抗原，通过卵壳缓慢释放，使 T 淋巴细胞致敏，当致敏的 T 淋巴细再遇到这些抗原时，释放出各种淋巴因子，因而吸引大量的嗜酸性粒细胞、巨噬细胞等到虫卵周围，形成以虫卵为中心的肉芽肿。随着虫卵内毛蚴的衰老、死亡及钙化等变化，形成慢性虫卵结节。晚期结节内纤维化加剧，最后为纤维瘢痕组织所取代。由于肝广泛纤维化引起门脉高压和脾功能亢进。

日本血吸虫主要寄生在肠系膜静脉和直肠静脉内，虫卵主要沉积在宿主结肠和肝。①结肠病变：主要在直肠、乙状结肠与降结肠。急性期有黏膜炎症、充血、水肿、黏膜下层有黄褐色的虫卵结节，破溃后形成溃疡，可排出脓血便；②肝病变：急性期肝大，表面可见粟粒状黄色虫卵结节。晚期由于门静脉分支的虫卵结节形成纤维组织，呈典型的血吸虫干线型纤维化，继而引起门静脉高压和巨脾，脾功能亢进。

【临床表现】

（一）急性血吸虫病

在接触疫水后数小时至 2～3 日内出现尾蚴性皮炎，即尾蚴侵入处皮肤可出现有痒感的红色点状丘疹，2～3 日内自行消退。从尾蚴侵入至出现临床症状的潜伏期长短不一，以 1 个月左右为最常见。起病急骤，可出现以下全身症状：

1. **发热** 患者均有发热，热度高低、期限与感染程度成正相关。体温一般在 38～40℃，热型以间歇热最常见，一般无明显毒血症症状。发热期限大多数为 1 个月左右，重型患者可长达数月，并伴有严重贫血、消瘦、水肿等。

2. **消化道症状** 患者可有食欲缺乏、腹痛、腹泻，大便每日 3～5 次，稀水便，少数患者可有脓血便。重型患者腹部有压痛与柔韧感，也可有腹水形成。

3. **过敏反应** 荨麻疹较常见，此外可出现血管神经性水肿、全身淋巴结轻度肿大等。血中嗜酸性粒细胞显著增多，具有重要诊断参考价值。

4. **肝脾肿大** 90% 以上患者肝大，伴有不同程度压痛，尤以肝左叶更显著，肝功能损害不明显，半数以上患者可有轻度脾肿大。

急性血吸虫病病程一般不超过 6 个月，经治疗迅速痊愈，如不治疗则可发展成慢性甚至晚期血吸虫病。

（二）慢性血吸虫病

流行区居民由于少量多次重复感染后形成。大部分患者无症状，仅在粪便普查或因其他疾病就诊时被发现。一部分患者表现为腹痛、腹泻，每日 2～3 次稀便，偶尔带血，重者可有脓血便，伴里急后重，极类似慢性细菌性痢疾。此外，还可有体力下降及消瘦等。常有肝、脾肿大，肝大以左叶为著。

（三）晚期血吸虫病

由于反复感染，肝受损较重，又未经治疗或治疗不彻底而进入晚期阶段。主要表现为血吸虫性肝硬化及门脉高压。根据主要临床表现，可分下列三种临床类型：

1. 巨脾型　最为常见，占晚期血吸虫病绝大多数。脾肿大可超过脐平线或腹中线，常有脾功能亢进表现。

2. 腹水型　腹水是晚期血吸虫病肝功能失代偿的表现。腹水程度轻重不等，病程长短不一，常反复发作。可因并发上消化道出血、肝性脑病或感染而死亡。

3. 侏儒型　自幼反复感染引起体内各内分泌腺出现不同程度萎缩，功能减退，以性腺功能不全最常见，引起发育障碍，表现为身材矮小，第二性征缺如，但智力发育正常。本型目前已少见。

【并发症】

血吸虫病的并发症多见于晚期患者。

（一）肝硬化的并发症

以肝硬化所致食道及胃底静脉曲张引起大出血最为常见，也可发生肝脑综合征。

（二）肠道并发症

以急性阑尾炎最常见。由于结肠病变引起肠腔狭窄，可引发肠梗阻。此外由于结肠的慢性炎症，可诱发结肠癌。

【实验室及其他检查】

（一）血常规

急性期白细胞总数增加，嗜酸性粒细胞显著增加，可达 20% ~ 40%。慢性期嗜酸性粒细胞仍有轻度或中度增加。晚期则因脾功能亢进，白细胞和血小板减少，并有不同程度贫血。

（二）粪便检查

一般采用粪便沉淀后毛蚴孵化法，每天送检 1 次，连续 3 日。从粪便中检出虫卵和孵出毛蚴是确诊血吸虫病的直接依据。

（三）直肠黏膜活组织检查

采用直肠镜检查，自病变处取米粒大小的肠黏膜置于两玻片之间，在显微镜下检查虫卵，此法阳性率高。

（四）肝功能检查

急性期患者血清球蛋白增高，ALT 轻度增高。晚期患者由于肝硬化血清白蛋白减少，可有白蛋白与球蛋白比例倒置。

（五）免疫学检查

1. 特异性抗体检测　可采用环卵沉淀试验、间接血凝试验、酶联免疫吸附试验等，测定体内特异性抗体，可作为诊断及考核疗效的依据。

2. 血清循环抗原检测　其结果阳性提示有活动性感染，对早期诊断有重要价值。

3. 皮内试验　以血吸虫成虫或虫卵作抗原进行皮内试验，阳性率达 98% ~ 100%，可作为临床初筛检查及流行病学调查手段。

（六）影像学检查

作 B 型超声波或 CT 检查，可判断肝纤维化程度。

【诊断要点】

1. 流行病学资料　在流行区与疫水接触史有参考价值。

2. 临床表现　急性血吸虫病主要为发热、荨麻疹、肝大、血中嗜酸性粒细胞显著增多。慢性血吸虫病有腹痛、腹泻或脓血便、肝脾肿大等。晚期血吸虫病有巨脾、腹水、侏儒症等。

3. 实验室检查　血吸虫病诊断主要依赖实验室检查。粪便检出虫卵及沉孵法孵出毛蚴是重要的诊断依据。肠黏膜活检压片检查虫卵有助诊断。血清学检测血清特异性抗体阳性，或检测循环抗原阳性有重要诊断价值。

【治疗要点】

（一）一般治疗

补充营养及加强支持疗法，改善全身情况。

（二）病原治疗

吡喹酮对血吸虫有很强的杀灭作用，它具有疗效好、毒性低、疗程短、使用方便等优点，是治疗血吸虫病理想的药物。

1. 急性血吸虫病　吡喹酮成人总剂量 120mg/kg，分 4 ～ 6 日服用，每日剂量可 2 ～ 3 次分服。

2. 慢性血吸虫病　吡喹酮成人总剂量为 60mg/kg，分 2 日服用，每日剂量可 2 ～ 3 次分服。

3. 晚期血吸虫病　应适当减少总剂量，延长疗程，以免引起中毒反应。

（三）对症治疗

急性血吸虫病患者高热、中毒症状严重，给予补液、保证水和电解质平衡，加强营养及全身支持疗法。晚期血吸虫病巨脾型者，可行手术治疗。上消化道出血、腹水、肝性脑病患者给以相应治疗。

【预防】

（一）管理传染源

在流行区每年对患者及病牛进行普查、普治，是防治工作中重要一环。

（二）切断传播途径

灭螺是预防措施中的关键。应采用物理及化学方法灭螺，反复进行。防止人、畜粪便污染水源，粪便应进行无害化处理。保护好水源，改善用水方式。

（三）保护易感人群

尽量避免接触疫水，尤其是要严禁儿童在疫水中游泳、洗澡、捕捉鱼虾等，也不要在早晨和雨后赤足在河边草地上行走，防止接触含有尾蚴的露珠或水滴。必须接触疫水时，应采取个人防护措施，如涂擦防护剂或用药物浸渍衣裤，防止尾蚴进入皮肤，避免感染血吸虫病。

在重疫区特定人员，如防洪、抢险人员可进行预防性服药，能有效预防血吸虫感染，可在接触疫水后 7 ～ 10 天服用青蒿琥酯。

【护理】

（一）主要护理诊断

1. 急性血吸虫病

（1）体温过高：与血吸虫感染有关。

（2）腹泻：与虫卵在肠道沉积引起急性结肠炎有关。

2. 晚期血吸虫病

（1）体液过多：腹水：与血吸虫性肝硬化有关。

（2）潜在并发症：上消化道出血、肝性脑病、感染。

（二）主要护理措施

1. 病情观察　①急性血吸虫病：应观察体温变化；每日腹泻次数、大便性状；皮疹形态、部位；肝脾大小等；②晚期血吸虫病：主要有肝硬化肝功能失代偿表现，出现腹水，应观察腹围；体重；下肢水肿表现；肝脾大小；肝功能变化；有无上消化道出血、肝性脑病及感染等并发症表现。

2. 休息　急性血吸虫病及晚期血吸虫病肝硬化伴有腹水患者均需卧床休息。慢性期病患者适当休息。

3. 饮食　急性血吸虫病患者应给以高热量、高蛋白、高维生素饮食。有腹泻者饮食要求同痢疾患者。晚期血吸虫病肝硬化有腹水者应给以低盐饮食，发生肝性脑病暂停蛋白质饮食。

4. 症状护理

（1）急性血吸虫病

1）发热、：参阅本教材总论"发热"的护理。

2）腹泻：参阅本教材"细菌性痢疾"的护理。

3）皮疹：对皮肤有过敏反应，反复出现皮疹者可按医嘱给抗组胺药口服，局部涂止痒剂。

（2）晚期血吸虫病　肝硬化伴有腹水、食道静脉曲张，并发上消化道出血或并发肝性脑病者给以相应护理。

5. 药物治疗的护理　治疗药物吡喹酮毒性小，个别患者服用后有头晕、头痛、轻度腹痛、恶心等，于服药后 0.5～1 小时出现，不需处理，数小时内便可消失。但晚期血吸虫病患者如服用剂量偏大或过量，也可引起严重心律失常。护士应指导患者按时、按量坚持服药，并观察可能出现的不良反应。

6. 协助医生进行特殊检查，如直肠镜取肠黏膜作压片检查，检查前应向患者讲述检查的目的、过程及注意事项，术后观察有无出血表现。

【健康教育】

1. 向流行区群众进行预防教育，讲解血吸虫病感染过程、对人体的危害及预防措施，如宣传普查、普治的意义，重点是消灭钉螺，避免接触疫水，做好个人防护（详见预访）。

2. 讲述疾病知识及预后，确立诊断后鼓励其积极治疗。对晚期血吸虫病患者，应指导和帮助患者、家属掌握肝硬化的有关知识，按医嘱进行治疗，提高自我护理能力，预防和减少肝硬化并发症的反复发作。

 思考题

1. 急性和晚期血吸虫病的临床表现有哪些？

2. 对血吸虫病的诊断有价值的实验室检查项目是什么？

3．治疗血吸虫病的首选药物是什么？

4．造成血吸虫病传播必须具备哪三个环节？如何预防血吸虫病？

5．如何护理急性血吸虫病患者？

（吴光煜）

第二节 钩 虫 病

案例 7-2

患者男性，43岁，农民。

患者自9个月前开始咳嗽，有少量痰，偶有痰中带血丝，并反复发作哮喘，曾到某医院就诊，诊为"急性支气管炎、可疑支气管哮喘"，给予抗感染治疗，效果不佳。近半年来逐渐出现头晕、气促、心悸、四肢无力、食欲缺乏，偶有黑便，去医院检查有"贫血"，以"贫血原因待查"收入院。

病前曾间断发现手指、足趾、小腿等处起红色小疹，有痒感，未经治疗，几天后自行缓解。患者经常赤足在菜地、花圃劳动。

身体评估：面色苍白，无皮疹，淋巴结无肿大，心、肺、腹未见异常，下肢凹陷性水肿。

实验室检查：

血常规：Hb 63g/L，WBC 4.24×10^9/L，N 65%，L 29%，E 6%。

MCV 68.0fl，MCH 18pg，MCHC 269g/L。

粪便检查：隐血试验(++)，钩虫虫卵(+++)。

诊断：钩虫病。

问题：

1．此患者诊断钩虫病的依据是什么？

2．此患者目前出现的主要症状是什么？出现的原因是什么？与钩虫病有何关系？

3．请为该患者制订正确的护理措施。

钩虫病（ancylostomiasis）是由钩虫寄生于人体小肠所致的疾病，俗称"黄肿病"、"懒黄病"。临床以贫血、营养不良、胃肠功能失调、劳动能力下降为主要表现，严重时致心功能不全或儿童发育障碍。

【病原学】

钩虫病的病原体有十二指肠钩虫和美洲钩虫两种，十二指肠钩虫呈 C 形，美洲钩虫呈 S 形。

钩虫成虫呈灰白色，大小如绣花针，雌雄异体。雌虫较雄虫长，寄生于小肠上段，其虫卵随粪便排出，在温暖、潮湿、疏松土壤中 1～2 日后孵出杆状蚴，杆状蚴在 1 周左右发育为感染性丝状蚴。丝状蚴生命力强，一般可生存数周，多存在于潮湿泥土中，亦可随雨水或露水爬至植物的茎、叶上，当人体皮肤或黏膜与之接触时，即可侵入人体，经微血管或淋巴管，随血流经右心至肺，穿破肺微血管进入肺泡，沿支气管上移至咽喉部，随宿主吞咽活动经食管进入小肠上部，3～4周后发育成为成虫，并附着于肠黏膜，成熟后产卵。自丝状蚴进入皮肤至成虫产卵需50日左右（图7-2）。成虫的寿命为2～5年，但大多数成虫在1～2年内被排出体外。

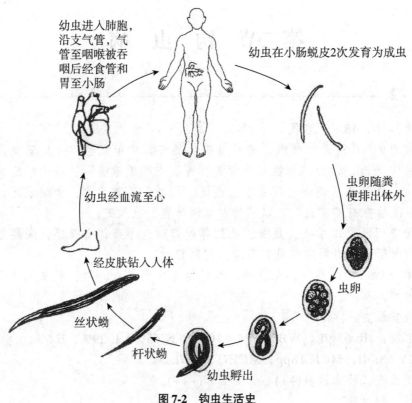

幼虫进入肺胞，沿支气管，气管至咽喉被吞咽后经食管和胃至小肠

幼虫在小肠蜕皮2次发育为成虫

幼虫经血流至心

虫卵随粪便排出体外

经皮肤钻入人体

虫卵

丝状蚴

杆状蚴

幼虫孵出

图7-2　钩虫生活史

【流行病学】

（一）传染源

患者与带虫者为传染源。含钩虫卵的粪便未经处理就当做肥料应用，使农田成为重要的感染场所。

（二）传播途径

以皮肤接触污染的土壤感染为主。手指间和足趾间皮肤薄嫩，是较常见的钩蚴入侵部位。此外，生食钩蚴污染的蔬菜可自口腔黏膜侵入。

（三）人群易感性

任何年龄与性别均可感染。在一般流行区，以青壮年农民感染率为高，而且可多次重复感染；在高流行区，儿童感染率高于成人。夏、秋季为感染季节。

（四）流行特征

钩虫感染遍及全球。我国广大的农村，除西藏等少数高寒地区外，几乎均有钩虫病流行。农村感染率为30%～40%。其中华东、华北地区以十二指肠钩虫为主，华南、西南地区以美洲钩虫为主。

【发病机制与病理变化】

（一）幼虫引起的损害

钩虫幼虫可引起皮肤和肺部损害。丝状蚴侵入皮肤数分钟～1小时内，局部皮肤可出现小的红色丘疹，1～2日内出现水疱，局部充血、水肿和细胞浸润等炎性反应表现。幼虫穿过肺血管到达肺泡时，引起肺间质和肺泡出血和炎症，有时诱发过敏性哮喘或发生支气管炎。

（二）成虫引起的损害

钩虫成虫以口囊和切齿吸附在小肠黏膜绒毛上，吸食血液，且不断更换吸附部位，并分泌抗凝血物质，故被钩虫吸附的黏膜不断渗血，引起慢性失血和血浆蛋白丢失。严重失血可引起低蛋白血症、缺铁性贫血和营养不良。长期严重贫血和缺氧可引起心肌脂肪变性，心脏扩大，甚至并发心功能不全。组织缺铁与其他营养素的缺乏可引起指甲扁平、反甲、毛发干燥、脱落及食管和胃黏膜萎缩。儿童严重感染可引起生长发育和智力发育障碍。

【临床表现】

钩虫病的症状主要由幼虫和成虫引起，成虫所致的症状较严重。粪便中有钩虫卵而无明显症状者，称为"钩虫感染（ancylostomatic infection）"，粪便中有钩虫卵又有明显症状者，称"钩虫病"。

（一）幼虫引起的症状

1. 皮炎　丝状蚴侵入部位的皮肤出现丘疹、小出血点，常见于手指或足趾间、足背、踝部等，有奇痒，于1～2日后变成水疱，俗称"粪毒"或"粪疙瘩"等。如无继发感染可于数日内消失。

2. 呼吸系统症状　感染后1周左右，患者可出现低热、咽喉发痒、声音嘶哑、咳嗽、小量咳痰等症状。严重者有剧烈干咳、哮喘、痰中带血丝等。也有的患者可出现哮喘发作。呼吸系统症状可持续数周至1个月。肺部检查可听到干啰音或哮鸣音。

（二）成虫引起的症状

1. 贫血症状　是钩虫病的主要症状。在重度感染后3～5个月逐渐出现进行性贫血，表现为头晕、面色苍白、心慌、气促、四肢乏力、精神不振、面部及下肢水肿和劳动力减退等。长期严重贫血可发生贫血性心脏病，表现为心脏扩大、心率增快、心前区收缩期杂音，甚至发生心功能不全。严重贫血常伴有低蛋白血症，出现下肢或全身水肿。

2. 消化系统症状　患者大多于感染后1～2个月逐渐出现上腹部疼痛或不适、食欲减退、腹泻、乏力、消瘦等。重度感染者，大便隐血试验可呈阳性。有些患者出现异嗜癖，如食生米、头发、指甲、泥土等。

【实验室及其他检查】

（一）血液检查

常有不同程度贫血，属小细胞低色素性贫血。网织红细胞正常或轻度增高，白细胞大多数正常，嗜酸性粒细胞可轻度增多。血清铁浓度显著降低，一般在9μmol/L以下。

（二）骨髓象

红细胞系统增生活跃，红细胞发育多停滞于幼红细胞阶段，中幼红细胞显著增多。

（三）粪便检查

粪便隐血试验可呈阳性。采用直接涂片或饱和盐水漂浮法可查见钩虫卵；用钩虫幼虫培养法可孵出丝状蚴，有确诊意义。

【诊断要点】

流行地区有赤足下田史，以及有贫血等临床症状，应疑为钩虫病，如粪便查及虫卵或用钩虫培养法培养出钩虫幼虫则可确诊。

【治疗要点】

（一）病原治疗

常应用苯咪唑类药物，该类药物为广谱驱虫药，对多种肠道线虫感染均有效。阿苯达唑（肠虫清），成人剂量为 400mg，一次顿服，连服 2～3 日。感染较重者需多次重复治疗。12 岁以下儿童减半量。

知识链接

苯咪唑类药物作用机制

苯咪唑类药物具有杀死成虫和虫卵的作用，其作用机制是选择性和不可逆性抑制其摄取葡萄糖的作用，使虫体糖源耗竭，并抑制延胡索酸脱氢酶，阻碍三磷腺苷的产生，导致虫体死亡。

（二）局部治疗

即治疗钩虫幼虫皮炎。在感染后 24 小时内可采用左旋咪唑涂擦剂或 15% 阿苯达唑软膏 1 日 3 次涂擦患处，重者连用 2 日。皮炎广泛者，口服阿苯达唑，有止痒、消炎及杀死皮内钩虫幼虫的作用，还能预防呼吸道症状的发生。

（三）对症治疗

补充铁剂以纠正贫血，可用硫酸亚铁加维生素 C。一般病例先驱虫治疗，后补充铁剂。严重钩虫病贫血患者常伴有营养不良，除补充铁剂外，还应补充蛋白质及维生素等营养物质。

【预防】

（一）管理传染源

在钩虫感染率高的地区开展大规模普查、普治患者及钩虫感染者，以控制传染源。

（二）切断传播途径

加强粪便无害化处理，改革施肥与耕作方法，尽量采用机械操作耕种，防止钩虫幼虫从皮肤侵入。

（三）保护易感人群

加强个人防护，尽量避免赤足与污染土壤密切接触，如下田劳动尽可能穿鞋或局部涂擦防护药物，防止钩虫幼虫从皮肤侵入。不食用不卫生的蔬菜、瓜果等。

【护理】

（一）主要护理诊断

1. 活动无耐力：与钩虫所致贫血有关。

2. 营养失调：低于机体需要量：贫血：与钩虫在肠道寄生引起慢性失血有关。

3. 皮肤完整性受损：与钩虫蚴虫引起皮肤损伤有关。

（二）主要护理措施

1. 病情观察　观察患者皮疹及皮肤瘙痒情况、消化系统症状、呼吸系统症状、贫血所引起的症状及体征、治疗效果如血红蛋白增长情况等。

2. 休息　根据贫血程度决定其活动量，严重贫血者需卧床休息。

3. 饮食　应给以高蛋白、高热量、高维生素、易消化及含铁丰富的饮食。驱虫期间给以半流质饮食，忌用油类及粗纤维食物。

4. 皮肤瘙痒的护理　可给以涂擦剂止痒，并应嘱患者避免搔抓，预防继发感染。

5. 生活护理　重度贫血患者生活不能自理，应加强生活护理，满足患者基本需要。因患者机体抵抗力差，特别应注意口腔、皮肤护理，以防感染。

6. 药物治疗的护理　应告知患者药物服用方法及不良反应。苯咪唑类药物不良反应轻微，少数患者可出现头晕、腹部不适、腹泻等症状，上述症状不影响治疗，可自行缓解。应用铁剂治疗患者，告之其铁剂治疗注意事项。

知识链接

铁剂治疗注意事项

应用铁剂治疗贫血时，应注意：①加服维生素C有利于铁剂吸收；②禁饮茶、咖啡和牛奶；③注意胃肠道反应，如饭后30～40分钟服用可避免铁剂对消化道刺激，减轻胃肠道反应；④如在服铁剂期间大便呈黑褐色为正常现象，不必惊慌；⑤贫血纠正后，仍需坚持服药2～3个月，以彻底治疗贫血。

【健康教育】

1. 宣传普查、普治及加强粪便管理的意义，进行钩虫感染过程及预防措施的知识教育，并做好个人防护，防止钩虫幼虫从皮肤侵入。

2. 介绍钩虫病的症状、贫血原因、服用抗钩虫药及铁剂剂量、疗程，嘱患者坚持服药，并请家属监督。

3. 驱虫后半个月左右应复查粪便虫卵，以判定疗效。如感染较重者应按医嘱进行重复治疗。本病纠正贫血后患者症状可减轻或消失，预后良好。

 思考题

1. 钩虫病有哪些临床表现？

2. 结合流行病学特点简述钩虫病的预防措施。

3. 钩虫病的健康教育包括哪些内容？

（王改霞）

第三节　并殖吸虫病

案例 7-3

患者男性，33岁。近3周来畏寒、发热，体温在38℃以下，伴腹痛、腹泻，大便每日3～5次，糊状，近2周来咳嗽、咳痰，有时痰中带血，有时痰呈铁锈色。半年前有生食溪蟹史。

身体评估：T 38.0℃，急性病容，右下肺可闻及少许湿啰音，肝在肋下1cm。

实验室检查：血白细胞$23×10^9$/L，中性粒细胞55%，淋巴细胞15%，嗜酸性粒细胞30%。

X线胸片：示右下肺有大小不等、边缘不清的片状阴影。

初步诊断：并殖吸虫病

问题：

1. 该患者的特征性症状是什么？
2. 请你说出该患者诊断并殖吸虫病的依据。
3. 为进一步确诊还应作哪些检查？

并殖吸虫病（paragonimiasis）是由并殖吸虫寄生于人体所引起的自然疫源性寄生虫病。临床表现主要有咳嗽、胸痛、咳铁锈色痰及皮下结节等。因病变主要在肺部，故又称肺吸虫病（lung fluke infection）。

【病原学】

目前世界上报告并殖吸虫近50种，在我国致病的主要有两种，即卫氏并殖吸虫和斯氏并殖吸虫，二者的生活史和形态基本相同。并殖吸虫成虫雌雄同体。卫氏并殖吸虫虫体肥厚，呈卵圆形，红褐色，有口、腹吸盘各一个。虫卵呈金黄色，椭圆形。斯氏并殖吸虫虫体呈长条形，两端较尖。

卫氏并殖吸虫成虫通常寄生在人或动物肺部，虫卵随终宿主的痰排出或被吞下后随粪便排出，入水后在适宜温度下约需3周左右发育成熟，孵出毛蚴，毛蚴钻入第一中间宿主淡水螺体内，经胞蚴、雷蚴的发育增殖，2～3个月形成尾蚴。尾蚴从螺体内逸出再侵入第二中间宿主淡水蟹或蝲蛄体内形成囊蚴，人或动物因食用含有活囊蚴的淡水蟹或蝲蛄而感染。囊蚴在小肠经过消化液作用，幼虫脱囊而出，穿过肠壁进入腹腔，在移行过程中虫体逐渐发育成为童虫。大部分童虫再穿过横膈，经过胸腔而进入肺，发育为成虫产卵（图7-3）。

幼虫还可侵入其他器官如脑等，引起异位寄生。自囊蚴进入人体至肺部成虫产卵需2～3个月。卫氏并殖吸虫成虫主要寄生于终宿主的肺组织，以宿主的血液及组织液为食物，能存活6～20年。斯氏并殖吸虫不能适应人体内环境，在人体内不能发育成熟及产卵，囊蚴进入人体后，只能以童虫形式在人体内移行，以形成游走性皮下结节与渗出性胸膜炎为主要表现。

【流行病学】

本病流行于世界各地，国内约有22个省、市、自治区发现有并殖吸虫和并殖吸虫病的存在，因此应引起重视。

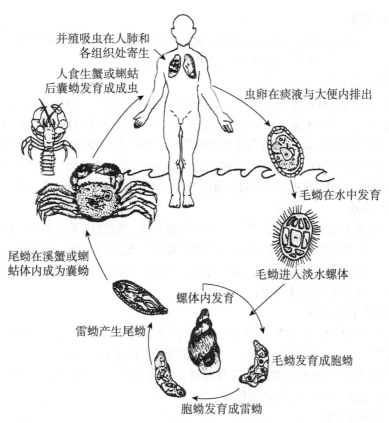

并殖吸虫在人肺和各组织处寄生

人食生蟹或蝲蛄后囊蚴发育成成虫

虫卵在痰液与大便内排出

毛蚴在水中发育

尾蚴在溪蟹或蝲蛄体内成为囊蚴

毛蚴进入淡水螺体

螺体内发育

雷蚴产生尾蚴

毛蚴发育成胞蚴

胞蚴发育成雷蚴

图 7-3 并殖吸虫生活史

（一）传染源

卫氏并殖吸虫病的主要传染源是患者，患者可通过痰、粪便将虫卵排入水中。斯氏并殖吸虫在人体内不能成熟产卵，故患者不是主要传染源，而猫、狗等是主要传染源。

（二）传播途径

人因生食、半生食或醉食（加酒）含囊蚴的蟹和蝲蛄或饮用含囊蚴的水而感染。

（三）人群易感性

人群对本病普遍易感，国内报告发病以儿童与青少年多见，尤其是多见于学龄儿童。

【发病机制与病理变化】

成虫与童虫主要依赖其收缩运动及其腺体所分泌的产物破坏人体组织。

1. 童虫所致病变　囊蚴被人食入后，在小肠内幼虫破囊而出，并可穿透肠壁进入腹腔，在腹腔内移行，损害腹腔内组织器官，产生广泛的腹腔炎症和粘连，多数童虫又可穿过膈面到达胸腔而引起胸腔炎症。童虫在移行过程中逐渐发育为成虫，最后进入肺脏形成囊肿。

2. 成虫所致病变　成虫常固定在一定部位，但也可游走移动，波及较多脏器，如可达皮下形成皮下结节。较为严重的是虫体从纵隔上移，沿颈内动脉上升，经破裂孔进入颅腔，侵入脑组织。但斯氏并殖吸虫的颅内损害为童虫侵入所致。虫体的代谢产物及其产生的异性蛋白，可使人体发生过敏反应。

3. 虫卵对人体组织仅有机械性或异物刺激作用，引起周围结缔组织增生和炎症反应。

【临床表现】

潜伏期 3～6 个月。

（一）全身症状

轻重不一，主要有低热、乏力、消瘦、食欲缺乏等症状。少数患者可有全身荨麻疹、哮喘等过敏症状。全身症状在斯氏并殖吸虫患者中多见。

（二）呼吸系统症状

肺是卫氏并殖吸虫最常寄生的部位。主要引起的症状有咳嗽、咳痰和咯血。先为干咳，随病程进展痰量渐增，并带有血液，每日痰量 50～100ml。以后转为铁锈色或棕褐色痰，烂桃样血痰为本病最典型的症状。铁锈色痰可持续数年。血痰中可找到虫卵。有时可有大量咯血，达数百毫升。部分患者尚有胸痛，并出现胸腔积液，胸水量一般不多，常呈草黄色或血性。斯氏并殖吸虫病以胸腔积液多见，仅少数患者偶见痰中带血丝，无铁锈色痰，痰中找不到虫卵。

（三）腹部症状

以腹痛、腹泻为最常见，或伴恶心、呕吐及血便等。腹痛以下腹多见，轻重不一，轻者仅感腹部不适，重者似急腹症，但腹肌紧张并不显著，偶可扪及结节或肿块。当囊肿向肠腔穿破时，可排出棕褐色黏稠脓血便，其中可找到虫卵。斯氏并殖吸虫常侵犯肝，导致肝大及肝功能异常，严重者可发生肝坏死。

（四）皮下结节或包块

卫氏并殖吸虫病约有 20% 的患者发现有皮下结节，以下腹部至大腿间为多，直径 1～6cm，位置较深，表面皮肤正常，大者质较软，不能移动，小者较硬，能移动，无明显压痛，结节内可发现成虫或虫卵。斯氏并殖吸虫病有 50%～80% 的患者发生皮下包块，呈游走性，以胸、腹部为多，可有轻微压痛。

（五）神经系统症状

多见于儿童和青壮年的严重感染者，可分为脑型及脊髓型两种。脑型可出现颅压增高的症状，如头痛、呕吐、视力模糊等。也可出现脑组织破坏性症状，如瘫痪、失语、偏盲等。脊髓型少见。

【实验室及其他检查】

（一）血常规

白细胞增高，嗜酸性粒细胞增加。

（二）痰液检查

痰液镜检可见嗜酸性粒细胞及夏-雷晶体。

（三）虫卵检查

自痰液、粪便、胸水或腹水中检查虫卵，如查到虫卵可确诊。

（四）脑脊液检查

脑脊髓型患者的脑脊液中白细胞数增加，并可见嗜酸性粒细胞，蛋白轻度增加，偶可找到虫卵。

（五）免疫学检查

皮内试验阳性率可达 95%，对诊断帮助很大，但与血吸虫病、华支睾吸虫病有交叉反应。酶联免疫吸附试验（ELISA）等血清免疫学试验敏感性高、特异性强，对临床诊断有重要意义。

（六）活体组织检查

皮下结节或包块病理检查可见到虫卵、成虫或嗜酸性肉芽肿。

（七）X 线检查

卫氏并殖吸虫患者肺部 X 线检查可见炎性浸润及囊肿阴影等，有重要的诊断价值。

【诊断要点】

1. 流行病学资料　居住或到过流行区，吃过生的或未煮熟的淡水蟹、蝲蛄，或有饮疫水史，都有感染本病的可能。

2. 临床表现　长期咳嗽、胸痛、咳铁锈色痰或伴胸腔积液；腹痛、腹泻；游走性皮下结节或包块均应考虑本病。如有头痛、癫痫或瘫痪等，应考虑脑型并殖吸虫病的可能。

3. 实验室检查　痰液、粪便及各种体液或对结节、包块做活体组织检查找到虫卵、成虫可确定诊断。免疫学检查如皮内试验、血清学检查均有辅助诊断价值。

【治疗要点】

（一）病原治疗

吡喹酮对卫氏及斯氏并殖吸虫病均具有良好疗效，并有不良反应轻、疗程短、服用方便等优点，是目前治疗并殖吸虫病最理想的药物。剂量为每日 75mg/kg，分 3 次口服，连服 2～3 日。脑型患者宜治疗 2 个疗程。也可用硫氯酚（别丁）。

（二）对症治疗

咳嗽、咯血者应镇咳、止血。颅压增高者应给予脱水治疗。

（三）手术治疗

有明显肠粘连、肠梗阻，或脑脊髓型的压迫症状经病原治疗及对症治疗不能奏效者，可考虑手术治疗。

【预防】

（一）管理传染源

彻底治疗患者及病畜，调查及管理动物传染源。

（二）切断传播途径

在流行区进行广泛宣传，不生食或半生食蟹、蝲蛄，不饮生水，厨房用具要生熟分开，是控制本病流行的最有效措施。勿随地吐痰与大便，防止痰、粪便污染水源，设法杀灭中间宿主也有利于切断传播途径。

【护理】

（一）主要护理诊断

1. 清理呼吸道无效：与呼吸道分泌物增多有关。

2. 有窒息的危险：与咯血有关。

3. 腹泻：与并殖吸虫侵犯肠道有关。

（二）主要护理措施

1. 病情观察　①观察咳嗽的严重程度、痰色、痰量，如有咯血时注意观察有无窒息表现，记录咯血量；②观察腹痛部位、性质，腹泻次数、量、大便性状；③神经系统症状，如颅压增高表现等。

2. 咳嗽、咳痰的护理　①做好祛痰工作，使痰液及肺坏死组织排出体外，如可采用翻身、拍背及雾化吸入方法将痰稀释，助痰排出；②给予充足水分，以保证呼吸道黏膜湿润，有利于排痰，并保证环境有适宜的湿度。

3. 咯血的护理　小量咯血时应嘱患者安静休息，避免紧张情绪，必要时给小剂量镇静剂或止咳剂，咯血常可自行停止。咯血较多时，患者应采取患侧卧位，轻轻将气管内积血咯出，并按医嘱给以静脉滴入垂体后叶素，以收缩小动脉和毛细血管，使肺血流量减少，促进止血。还应密切观察病情变化，防止窒息。咯血窒息是患者死亡的主要原因，需给以紧急处理，措施为：①保持呼吸道通畅，立即取头低脚高45°的俯卧位，轻拍背部迅速排出气道和口咽部的血块，也可用器械吸引；②高浓度氧气吸入；③必要时使用呼吸兴奋剂。

4. 腹泻的护理　见本教材"细菌性痢疾"的护理。

5. 神经系统症状的护理　如有颅压增高表现者进行脱水治疗，予以相应护理。

6. 药物治疗的护理　护士应向患者说明治疗药物名称、剂量、疗程及可能出现的不良反应等。吡喹酮的不良反应轻微。

【健康教育】

1. 广泛宣传并殖吸虫病的感染来源及预防措施，提高人民群众对本病的认识，改变其不良的饮食习惯，尤其应加强对儿童的教育，不生食或半生食蟹、蝲蛄，不饮生水。并教育群众不随地吐痰及大便，防止感染者痰及粪便污染水源。

2. 讲述本病的疾病知识，特别是咯血窒息的预防，并告之患者治疗药物、疗程及预后等。本病预后与患者所患虫种、寄生部位及感染程度有关，一般患者预后较好，但脑型及脊髓型预后较差，可致残疾。

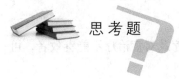

思考题

1. 卫氏并殖吸虫病的临床表现特点是什么？

2. 卫氏并殖吸虫病的病原治疗药物是什么？

3. 如何预防并殖吸虫病？

（吴光煜）

第四节　华支睾吸虫病

案例 7-4

患者女性，48岁。因近3个月来反复肝区痛、腹胀、食欲缺乏、乏力、腹泻，稀便，每日2～3次，近2周来低热而入院。

5个月前曾进食过生鱼片。

身体评估：T 37.6℃，一般状况尚可，肝肋下2.0cm，剑突下4.0cm，中等硬度，有轻度触痛，脾未触及。

实验室检查：

血常规：白细胞$13×10^9$/L，中性粒细胞46%，淋巴细胞16%，嗜酸性粒细胞38%。

粪便沉淀集卵法找华支睾吸虫虫卵（+）。

初步诊断：华支睾吸虫病。

问题：

1. 此患者发病与病史中提供的什么资料有关？

2. 此患者诊断华支睾吸虫病依据是什么？

3. 华支睾吸虫病健康教育的重点是什么？

华支睾吸虫病（clonorchiasis sinensis）是由华支睾吸虫寄生于人体肝内胆管引起的寄生虫病，亦称肝吸虫病。人因进食未煮熟的带囊蚴的淡水鱼、虾而被感染。临床表现主要有肝大、上腹隐痛、疲乏及精神不振等。严重感染可导致胆管炎、胆囊炎、胆石症及肝硬化。

【病原学】

华支睾吸虫成虫雌雄同体，虫体扁平，形似葵花子仁，褐红色，有吸盘。虫卵是人体寄生虫卵中最小的一种，略似电灯泡形，卵壳呈黄色，卵内有一成熟的毛蚴。

成虫主要寄生于肝内中、小胆管，产卵后虫卵随胆汁进入肠道，随粪便排出体外。含有虫卵的粪便在池塘或溪沟中被淡水螺（第一中间宿主）所吞食，虫卵在螺体内孵化为毛蚴，经胞蚴和雷蚴阶段发育成尾蚴，然后逸出螺体，侵入淡水鱼或虾（第二中间宿主）体内形成囊蚴。当人和猫、狗等哺乳动物进食含有囊蚴而未经煮熟的鱼或虾后，囊蚴外壳被胃酸及胰蛋白酶溶化，在十二指肠内幼虫脱囊逸出，经胆道进入肝，在肝内胆管中寄生，发育成成虫并产卵。从感染囊蚴至成虫成熟排卵约需1个月（图7-4）。成虫寿命可达 20～30 年。

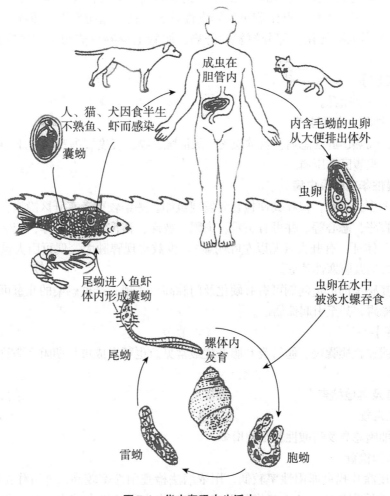

人、猫、犬因食半生不熟鱼、虾而感染

囊蚴

成虫在胆管内

内含毛蚴的虫卵从大便排出体外

虫卵

尾蚴进入鱼虾体内形成囊蚴

虫卵在水中被淡水螺吞食

尾蚴

螺体内发育

雷蚴

胞蚴

图7-4 华支睾吸虫生活史

【流行病学】

目前我国 24 个省、市、自治区均有本病的发生和流行。

（一）传染源

已感染华支睾吸虫的人和哺乳动物（猫、狗）为主要传染源。

（二）传播途径

由于进食未经煮熟含有华支睾吸虫囊蚴的淡水鱼或虾而感染。饮用被囊蚴污染的生水也可被感染。

（三）人群易感性

人群普遍易感，并可重复感染。各地感染率高低与生活习惯、饮食嗜好有密切关系。

【发病机制与病理变化】

发病与否及病变程度取决于感染的轻重和病程的长短。当胆管内有大量成虫寄生，且持续时间较长时，因成虫的机械刺激及代谢产物的作用，使胆管上皮细胞脱落，继而呈腺瘤样增生，胆管壁增厚，胆管周围淋巴细胞浸润和纤维组织增生。由于胆管上皮增生、管腔变窄和虫体阻塞胆管，可引起胆汁淤滞，胆管成圆柱状或囊状扩张。胆管阻塞可继发细菌性胆管炎，胆囊炎。虫卵、死亡的虫体、脱落的胆管上皮、炎性渗出物、细菌等可构成结石的核心，形成胆石症。肝细胞可呈继发性营养不良、脂肪变性及萎缩，由于肝细胞损害和纤维化而形成肝硬化。部分原发性肝癌、胆管上皮癌可能与华支睾吸虫感染有一定关系。

【临床表现】

潜伏期 1 ~ 2 个月。

（一）急性华支睾吸虫病

有寒战、高热、肝区隐痛、食欲缺乏、厌油腻食物、轻度腹泻等。体征：可有轻度黄疸、肝轻度肿大、胆囊区有压痛。

（二）慢性华支睾吸虫病

感染轻者多无症状，仅在粪便检查时发现虫卵。感染较重者有肝区隐痛、食欲缺乏、乏力、腹泻、腹胀、恶心等。并可有头晕、失眠、疲乏、精神不振、心悸、记忆力减退等神经衰弱的症状。体征：有肝大（尤以左叶明显），少数出现脾肿大。偶可因大量成虫堵塞胆总管而出现胆绞痛及阻塞性黄疸。

慢性反复感染的严重病例可有肝硬化及门脉高压表现。严重感染的儿童可出现营养不良和生长发育障碍，甚至引起侏儒症。

【并发症】

以急性或慢性胆囊炎、胆管炎和胆石症最常见。也可因成虫长期阻塞胆管而导致胆汁性肝硬化。

【实验室及其他检查】

（一）血常规

血中白细胞总数及嗜酸性粒细胞增多。

（二）虫卵检查

粪便直接涂片找虫卵阳性率较低，用浓缩法检查阳性率较高，并可作虫卵计数，以了解感染程度及治疗效果。从十二指肠引流液中检出虫卵的机会较大。查出华支睾吸虫卵即可确诊。

（三）皮肤试验

以成虫盐水冷浸液为抗原作皮内试验，仅有普查初筛和辅助诊断价值。

（四）免疫学检查

检测血清中特异性抗体，可协助诊断。

（五）影像学检查

B型超声波、CT检查可发现胆道系统改变。

【诊断要点】

1. 流行病学资料　居住或到过流行区，有进食未煮熟的淡水鱼或虾的病史。

2. 临床表现　有消化道症状及肝大（以左叶肿大明显）为主的表现，或伴有神经衰弱症状、胆道系统症状时应考虑本病的可能。

3. 实验室检查　粪便或胆汁中查到该虫卵即可确诊。

【治疗及护理要点】

（一）一般及支持治疗

重度感染伴营养不良者，应先予以支持疗法，如加强营养、纠正贫血等，待全身情况改善后再行驱虫治疗。

（二）病原治疗

吡喹酮为治疗本病的首选药物，用法为每次25mg/kg，每日3次，连服2日。3个月后能达到较高的虫卵阴转率（97%）。也可用阿苯达唑（肠虫清）。护士应向患者说明药物名称、剂量、疗程及不良反应等。

（三）并发症治疗

如并发胆囊炎、胆管炎、胆石症时，除驱虫外应加用抗菌药物，必要时手术治疗。护士应协助医生做好术前准备。

【预防】

（一）管理传染源

对流行居民进行普查、普治，如粪便虫卵阳性，可进行驱虫治疗。加强对动物传染源的管理，对猫、狗等家畜不喂食生鱼、虾，有条件者可进行驱虫治疗。

（二）切断传播途径

进行卫生宣传，不吃未经煮熟的鱼、虾，是最有效的措施；妥善处理粪便，防止粪便污染水源。

【健康教育】

1. 进行感染来源及预防措施教育，重点是教育群众不吃未经煮熟的鱼、虾，以防感染本病。流行区居民应接受普查、普治。对猫、狗等家畜也不应喂食生鱼、虾。

2. 发现感染本病后应及早进行治疗，向患者说明治疗方案及药物不良反应。轻症患者及并发胆道疾患患者经治疗后预后良好。

 思考题

1. 华支睾吸虫病的临床表现是什么？

2. 对华支睾吸虫病有确诊价值的实验室检查是哪项？

3．华支睾吸虫病如何治疗？

4．华支睾吸虫病的传染源、传播途径及预防措施是什么？

（吴光煜）

第五节　肠绦虫病

案例 7-5

患者女性，36岁，3天前无明显诱因开始出现恶心、腹部不适，偶有腹痛，无腹泻及便秘。既往体健。

实验室检查：

便常规：可见白色的肠绦虫节片。

诊断：肠绦虫病。

问题：

1．此患者诊断肠绦虫病的依据是什么？

2．该患者为什么会出现恶心、腹部不适及腹痛等消化道症状？

3．为了解该患者可能的感染途径，需进一步询问哪些信息？

4．对于此肠绦虫病患者应如何治疗？

肠绦虫病（intestinal taeniasis）是各种绦虫寄生于人体小肠所引起的肠道寄生虫病。常见者为猪肉绦虫病（taeniasis solium）和牛肉绦虫病（taeniasis saginata）。

【病原学】

在我国，肠绦虫病的病原体以猪带绦虫（又称猪肉绦虫）和牛带绦虫（又称牛肉绦虫）最常见。

猪带绦虫由头节、颈节和体节（链体）三部分组成，其链体的妊娠节片中充满虫卵。猪带绦虫的终宿主是人，中间宿主主要是猪，人也可成为其中间宿主。其成虫寄生于人的小肠，虫卵和妊娠节片可随粪便排出人体。虫卵被猪吞食后，经消化液的作用，在十二指肠内孵出六钩蚴，六钩蚴钻破肠壁，随血液及淋巴循环散布至全身，最后主要在骨骼肌内发育为囊尾蚴。成熟的囊尾蚴约米粒大小，外有乳白色、半透明的囊膜，内含液体及内陷的头节。含囊尾蚴的猪肉俗称"米猪肉"或"豆肉"。当人食入含有活囊尾蚴的猪肉后，经消化液的作用，囊壁被破坏，囊尾蚴伸出头节，吸附于肠壁，经10～12周发育为成虫。绦虫的生活史见图7-5。

牛带绦虫的形态、结构及生活史与猪带绦虫相似。不同的是牛带绦虫的中间宿主是牛，人只能成为其终宿主。

【流行病学】

（一）传染源

患者是猪带绦虫病和牛带绦虫病的唯一传染源。

（二）传播途径

经口传播。猪带绦虫病和牛带绦虫病主要因食入生或未煮熟的含有囊尾蚴的猪肉或牛肉而感染，亦可经被囊尾蚴污染的食物或手而传播。

（三）人群易感性

人群普遍易感。以青壮年为多，男多于女。

（四）流行特征

猪带绦虫病主要见于东北、华北等进食猪肉较多的地区，且多为散发。牛带绦虫病主要见于华北、西北、西南等少数民族地区，常可呈地方性流行。

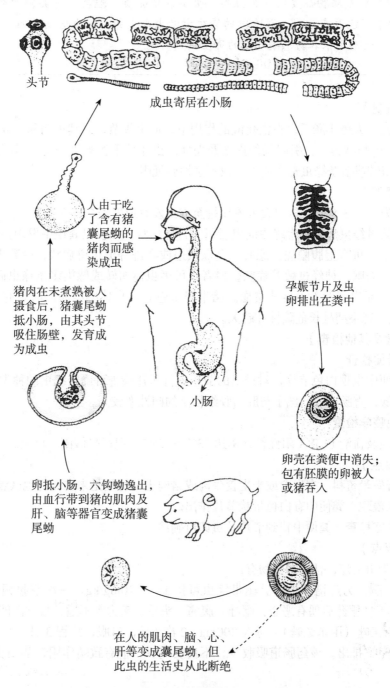

头节

成虫寄居在小肠

人由于吃了含有猪囊尾蚴的猪肉而感染成虫

猪肉在未煮熟被人摄食后，猪囊尾蚴抵小肠，由其头节吸住肠壁，发育成为成虫

孕娠节片及虫卵排出在粪中

卵壳在粪便中消失；包有胚膜的卵被人或猪吞入

小肠

卵抵小肠，六钩蚴逸出，由血行带到猪的肌肉及肝、脑等器官变成猪囊尾蚴

在人的肌肉、脑、心、肝等变成囊尾蚴，但此虫的生活史从此断绝

图7-5 绦虫生活史

知识链接

食源性寄生虫病

食源性寄生虫病（food born parasitic disease）是指由于摄入含有活的寄生虫幼虫或虫卵的食物而引起的一类疾病，包括食源性原虫病、线虫病、吸虫病、绦虫病等。其传播食物主要是动物性食物，如鱼类、贝类、甲壳类、蛙类、畜类、禽类等肉食品。这些食物中可能存在不同发育阶段的寄生虫幼虫或虫卵，如生吃或在加工过程中未能将其杀死，食后则很容易感染相应的寄生虫病。

【发病机制】

囊尾蚴进入人体小肠后，在消化液的作用下，伸出头节，以其小钩和（或）吸盘钩挂和（或）吸附在小肠黏膜上，引起局部损伤及炎症。虫体可干扰肠管运动，引起腹部不适、腹痛等。虫体扭转或多条绦虫寄生偶可导致不全性肠梗阻。

【临床表现】

潜伏期为2～3个月。因自食入囊尾蚴至成虫发育成熟需2～3个月。

大部分猪带绦虫病与牛带绦虫病患者可无自觉症状，而仅以粪便中发现白色带状节片而就诊。部分患者可有上腹隐痛、恶心、食欲减退或亢进等消化道症状，少数患者可有乏力、消瘦、磨牙、失眠、神经过敏等症状。患者也可因虫体扭转或感染多条绦虫而引起肠梗阻，或因虫体寄生而出现营养不良或贫血。猪带绦虫患者因自体感染而同时患有囊虫病者可占2.5%～25%。感染期越长危险性亦越大。

【实验室及其他检查】

（一）粪便检查

患者粪便中发现白色节片，对排出的节片进行压片检查可确定绦虫的种类。大便检查虫卵的阳性率低，直肠或肛门拭子与肛门胶纸粘拭的阳性率较高。

（二）免疫学检查

皮内试验及血清ELISA阳性符合率达73%～95%，但可呈假阳性反应。

【诊断要点】

1. 流行病学资料　有生食或半生食牛肉或猪肉史，特别是来自流行地区者。

2. 临床表现　粪便中有白色带状节片排出。

3. 实验室检查　粪便中找到节片及虫卵可确诊。

【治疗要点】

主要为驱虫治疗，常用的药物有：

1. 吡喹酮　为广谱驱虫药。驱带绦虫可按15～20mg/kg，一次空腹顿服即可，疗效可达95%以上。服药后偶有恶心、呕吐、腹痛、头昏、乏力等不适，数日内即可自行消失。

2. 甲苯咪唑（甲苯达唑）　每次300mg，2次/日，口服，疗程3日，疗效可达100%，多能使虫体完整排出。该药肠道吸收少，不良反应少，但有致畸作用，孕妇及幼儿禁用。

知识链接

南瓜子与槟榔合用治疗绦虫病

早在20世纪30年代国内有人提倡用南瓜子或槟榔煎剂治疗绦虫病，新中国成立初期著名寄生虫学家冯兰州教授提出南瓜子和槟榔合用，通过临床和实验研究显示，其疗效肯定，并一直沿用至今。具体用法：成人口服南瓜子仁粉50～90g（亦可直接嚼服生南瓜子），1～2小时后服槟榔煎剂，再过30分钟后服50%硫酸镁50～60ml，一般3小时内可排出虫体。用药后可有恶心、呕吐、腹痛等不适。

【预防】

（一）管理传染源

普查普治患者，加强粪便管理，防止猪与牛感染。

（二）切断传播途径

加强肉类检疫，禁止出售含囊尾蚴的肉类。加强个人饮食卫生，不吃未煮熟的猪肉和牛肉，生熟炊具要分开，生吃的蔬菜、水果等要洗净、消毒，饭前、便后要洗手等。

【主要护理措施】

1. 消化道隔离。

2. 病情观察 ①特别注意观察粪便中有无节片；或有无节片自肛门逸出；②有无恶心、呕吐、腹痛、腹泻等消化道症状；③有无剧烈头痛、癫痫、视力障碍、皮下结节等不同部位囊虫病的表现；④测量身高、体重、注意有无结膜苍白、皮肤弹性下降等营养不良或贫血的表现；⑤及时了解血常规、粪便检查等检查结果。

3. 饮食 鼓励患者多进高热量、高蛋白、营养丰富的饮食，以保证足够的营养摄入。

4. 驱虫治疗的护理 本病的主要治疗是驱虫治疗。在驱虫过程中，必须做好以下护理：

（1）熟悉不同品种驱绦虫药的作用、不良反应、服用方法，以及驱虫过程中的注意事项等，并向患者做好解释及做好药物疗效、不良反应的观察记录。

（2）驱猪肉绦虫前，应先给以氯丙嗪或多潘立酮，以防止患者恶心、呕吐时将虫卵反流入胃和十二指肠，产生自身感染而导致囊虫病。

（3）驱虫时应保持大便通畅，必要时可用泻药，以利于虫体或虫卵及时排出，当虫体部分排出时切忌拉断，可用温热水坐浴使全部虫体自然排出。

（4）驱虫后应留24小时全部大便，检查有无头节排出。如未找到头节也不一定表示失败，因为头节当天不一定排出，或头节已被破坏不易辨认。若治疗后半年内仍无节片排出，虫卵转阴，可确定已治愈，否则应复治。

【健康教育】

见囊虫病。

思考题

1. 肠绦虫病患者可出现哪些消化道以外的临床表现？为什么？
2. 当患者出现哪些表现时，应考虑肠绦虫病的可能？
3. 肠绦虫病最主要的预防措施是什么？
4. 肠绦虫病患者驱虫治疗过程中，应注意哪些问题？为什么？

（孙玉梅）

第六节　囊尾蚴病

案例 7-6

患者男性，45岁。1天前无明显诱因突然出现全身肌肉强直性抽搐，伴意识丧失，持续约1～2分钟后转为间断性抽搐，患者处于昏睡状态，数分钟后清醒，诉头痛、全身无力。

颅脑CT检查：显示右侧脑实质内可见一圆形囊性病灶，其内可见偏心结节。

初步诊断：脑囊虫病（脑实质型）。

问题：

1. 该患者诊断脑囊虫病依据是什么？
2. 脑囊虫病患者除了可以有抽搐等表现，还可能有哪些其他表现？
3. 该患者应如何治疗？
4. 在护理该患者过程中，应注意哪些问题？

囊尾蚴病（cysticercosis）又称囊虫病（cysticercosis），是猪肉绦虫的蚴虫（囊尾蚴）寄生于人体所致的疾病。囊虫主要寄生在皮下组织、肌肉和中枢神经系统，因寄生部位不同，导致其临床表现及病情轻重有明显差异，其中以脑囊虫病（cerebral cysticercosis）最为严重。

【病原学】

猪囊尾蚴在人体寄生引起囊尾蚴病，即囊虫病。人经口感染猪肉绦虫虫卵后，在胃与小肠经消化液作用，孵出六钩蚴，六钩蚴穿破肠壁，随血液和淋巴循环到达全身各组织器官，在组织内经3周可长出头节，再经9～10周发育为囊尾蚴。囊尾蚴结节因寄生部位不同而形态各异。在皮下和肌肉内，因受肌纤维挤压而呈椭圆形，脑实质内多呈圆形。

【流行病学】

（一）传染源

猪肉绦虫患者是囊虫病的唯一传染源。

（二）传播途径

主要由于含虫卵的粪便污染蔬菜、食物、水及手等而经口感染。亦可因体内有猪肉绦虫寄生，肠内虫卵反流入胃或十二指肠而发生自体内感染，或经污染的手食入自体排出的虫卵而发生自体外感染。

（三）人群易感性

人群普遍易感，男多于女，青壮年多见，农民及经常在外就餐者居多，可能与饮食卫生条件不佳、感染机会较多等有关。

（四）流行特征

本病为人畜共患的寄生虫病。以往本病以东北、华北、西北、河南等地较多。目前本病流行及分布的地区非常广泛，便及全国各地，感染率有上升的趋势。

> **知识链接**
>
> ### 我国囊虫病的流行趋势
>
> 2004年的全国人体重要寄生虫病调查报告显示，山西省成为全国囊虫病感染率最高的省份，福建省次之。某些省份的感染率急剧上升。全国平均感染率从1992年的0.011%，上升至2004年的0.58%。这可能与生活水平提高，在外就餐机会较多，以及养殖业的发展等有关。

【发病机制与病理变化】

囊尾蚴寄生于人体，引起局部组织的炎症反应，表现为炎症细胞浸润、纤维结缔组织增生，囊尾蚴被纤维组织包裹而形成包囊，囊尾蚴死亡后逐渐钙化。其临床表现和病理变化取决于囊虫寄生的部位、数目、囊虫的死活及组织反应性。

寄生于脑部的囊虫，以大脑皮质最多，多数病例脑内仅有 1～2 个囊虫。囊虫在脑内主要引起占位性病变及颅内压增高。若累及运动区，可引起癫痫发作；经脑络膜丛进入脑室系统及蛛网膜下腔，可引起脑脊液循环阻塞产生脑积水；脑内大量囊尾蚴寄生，可产生广泛脑组织破坏及炎症改变。颅内压增高明显者可引起脑疝。

寄生于皮下组织及肌肉者，主要表现为皮下结节。眼部的囊尾蚴常寄生于玻璃体、眼球肌肉、眼结膜下等处，引起视力障碍。

【临床表现】

自虫卵进入人体至囊尾蚴成熟约需 3 个月，临床症状多在此后出现。潜伏期约 3 个月至数年不等。

（一）脑囊虫病

约占囊虫病患者总数的 2/3，常同时伴有皮下及肌肉囊虫病。按囊虫寄生部位的不同可分为以下几型：

1. 脑实质型（parenchymal type） 最常见，占脑囊虫病的 80% 以上。囊虫常寄生于大脑皮质邻近运动中枢区，因而以癫痫最常见。约半数患者表现为单纯癫痫大发作，发作频率较低，多在 3 个月以上，部分患者甚至若干年才发作一次。

2. 脑室型 (encephalocelic type) 因囊虫常游离或带蒂附着于脑室壁，导致脑脊液循环受阻，而主要表现为颅内压增高的症状。亦可表现为活瓣综合征，当患者转头等体位改变时，颅内压突然升高，因而出现剧烈头痛、呕吐、甚至脑疝，患者被迫采取颈项强直位。

3. 软脑膜型〔meningeal type〕 主要为慢性脑膜炎及蛛网膜下腔粘连的表现，如头痛、呕吐、颈强直、共济失调等。因颅底粘连，可影响颅神经而出现视力、听力障碍，耳鸣、眩晕、面神经麻痹等表现。

4. 混合型 以上各型混合存在，以脑实质型与脑室型混合者多见。另外，还可因囊虫侵入椎管压迫脊髓而出现截瘫、感觉障碍、大小便潴留等表现。

（二）皮下组织及肌肉囊虫病

约 2/3 的囊虫患者有皮下或肌肉囊虫病，表现为皮下可扪及圆形或椭圆形的结节、质韧、有弹性、可自由移动，以躯干、头部多见，四肢较少，数目自数个至数百个不等。结节可陆续分批出现，亦可逐渐自动变小、变硬。囊虫数目少时可无症状，或仅有局部酸胀感。大量囊虫寄生于肌肉，可出现假性肌肥大，但却软弱无力。

（三）眼囊虫病

可寄生于眼的任何部位，以寄生于玻璃体和视网膜下最为常见，寄生于玻璃体者患者感觉眼前有黑点或黑影晃动，寄生于视网膜者可影响视力。

【实验室及其他检查】

（一）粪便检查

粪便中发现绦虫卵或妊娠节片，可作为诊断本病的重要参考。

（二）脑脊液

软脑膜型及弥漫性脑部病变者可见脑脊液压力增高，脑膜炎者可有细胞数及蛋白质轻度增加。

（三）免疫学检查

用 ELISA 法或间接血凝试验法等检测患者血清或脑脊液中特异性 IgG 抗体，有较高的特异性和敏感性。

（四）影像学检查

X 线检查可发现颅内及肢体软组织内的囊虫钙化阴影。颅脑 CT 扫描及 MRI 对脑囊虫病有重要的诊断价值。

（五）病原检查

取皮下结节做活检，对脑囊虫病是重要的确诊依据。

【诊断要点】

1. 流行病学资料 有绦虫病史或有与猪肉绦虫患者密切接触史。若当地有猪肉绦虫病存在而个人饮食卫生习惯差，有可能食入猪肉绦虫卵者应仔细检查。

2. 临床表现 皮下有可活动的实性结节，或出现无其他原因可解释的癫痫发作、颅内压增高者应考虑囊虫病的可能。

3. 实验室检查 对疑似病例应行免疫学、影像学、病原学等检查。其中皮下结节组织活检或脑手术病理组织检查可作为确诊的依据。

【治疗要点】

（一）病原治疗

1. 阿苯达唑（丙硫咪唑） 疗效确切、作用温和、不良反应轻，已成为目前治疗脑囊虫病的首选药物，每日 15 ~ 20mg/kg，分 2 次，10 日为一疗程。严重的脑型患者可改为每日 18mg/kg，14 日为一疗程，可重复 2 ~ 3 个疗程。

2. 吡喹酮 每日 40 ~ 60mg/kg，分 3 次口服，连服 3 日，必要时 2 ~ 3 个月后重复一疗程。

本药作用强、效果好，但杀灭囊虫时引起的组织反应大，适合于单纯皮下肌肉囊虫病患者。

（二）对症治疗

对有颅内压增高者，宜先每日静滴 20% 甘露醇 250ml，内加地塞米松 5mg，连续 3 日后，再开始病原治疗。疗程中可常规应用地塞米松和甘露醇，以防止颅内压增高的发生或加重。癫痫发作频繁者，可酌情选用安定、苯妥因钠或异戊巴比妥钠等药物。发生过敏性休克用 0.1% 肾上腺素 1mg 皮下注射（小儿酌减），同时用氢化可的松加入葡萄糖液中静滴。

（三）手术治疗

对疑有囊虫堵塞脑室孔者，药物治疗的局部反应大，可加重脑室孔的堵塞，宜选用手术治疗。眼囊虫病者禁止杀虫治疗，因活虫被杀死后引起的炎症反应会加重视力障碍，甚至失明，必须手术治疗。

【预防】

（一）管理传染源

彻底根治猪带绦虫病患者。加强粪便管理，提倡生猪圈养。做好猪肉的检疫工作，禁止出售"米猪肉"。

（二）切断传播途径

注意养成良好的饮食卫生习惯，如生吃的蔬菜、水果等要洗净、消毒、饭前便后要洗手等。

【主要护理措施】

1. 病情观察　①对脑囊虫患者应注意观察有无癫痫先兆及癫痫发作的情况；有无颅压增高的表现；②皮下及肌肉囊虫患者应观察皮下结节的部位、数目及其局部表现；有无肌肉软弱无力等；③了解有关的免疫学、影像学及病原学等辅助检查结果。

2. 休息　囊虫病患者需住院治疗，服药期间应绝对卧床休息。

3. 症状护理　①有癫痫发作者，可遵医嘱酌情给予镇静剂，并做好患者的安全护理（详见流行性乙型脑炎的护理）；②有颅压增高者，应按医嘱给以脱水治疗，并做好相应护理。

4. 药物治疗的护理

（1）病原治疗　用药前向患者说明病原治疗药物的用法、疗程及可能出现的不良反应。脑型患者首选药物为阿苯达唑，其不良反应有头痛、皮疹、低热、视力障碍及癫痫等，个别患者可出现过敏性休克及脑疝等严重反应，应加强监护，并做好抢救准备工作，及时发现病情变化，及时处理。

（2）脱水治疗　有颅压增高者，病原治疗前及治疗中均需进行脱水治疗，应注意脱水药治疗原则及不良反应。

5. 检查及手术治疗的护理　本病在治疗前常需做各种检查，如眼底、脑脊液、X 线、CT、MRI 等，以明确囊虫部位、数目、有无颅内压增高及其严重程度等，进行各种检查前，应向患者说明检查目的、过程及注意事项，以取得患者理解与合作，减轻焦虑及恐惧情绪。有脑室梗阻及眼囊虫者，应先行手术摘除囊尾蚴，然后再给以抗囊虫病药物，以避免病情加重，也需向患者说明手术目的。

【健康教育】

1. 宣传预防知识，主要宣传积极根治猪肉绦虫病患者、加强家畜及粪便管理、注意饮食卫生的重要性。

2. 进行疾病知识教育，如猪肉绦虫病患者彻底治疗的重要性、不同囊虫病的治疗原则、有关检查的必要性等。

思考题

1. 为什么食入猪带绦虫的虫卵可引起囊虫病，而食入牛带绦虫的虫卵不会引起囊虫病？
2. 脑囊虫病患者常见的护理诊断有哪些？
3. 眼囊虫病为什么禁止杀虫治疗？

（孙玉梅）

第七节　棘球蚴病

案例 7-7

患者女性，34岁，蒙古族牧民。因2个月来发现肝大、肝区不适而来就诊。

患者于2个月前因劳累后出现肝区不适、乏力，但食欲良好，乃去附近医院检查，作B超发现肝上有两个囊肿，肝功能正常，疑为"包虫病"，乃转来北京某医院进一步诊治。

患者家中养有牛、羊、犬，亲自放牧。

身体评估：发育正常，营养中等，巩膜无黄染，腹部稍胀，肝区稍隆起，肝在右肋缘下5cm，质软，无压痛，脾未触及。

肝B型超声波检查：肝右叶有2个液性暗区，分别为5cm×4.5cm及6cm×5.5cm，其内可见到移动性小光点。

初步诊断：肝包虫病。

问题：

1. 此患者诊断肝包虫病依据是什么？
2. 为明确诊断还应做哪些进一步检查？
3. 对此患者应如何进行治疗及护理？
4. 应如何向患者进行健康教育？

棘球蚴病（echinococcosis）又称包虫病（hydatid disease），是人体感染棘球绦虫的幼虫所致的人兽共患性寄生虫病。分布于全世界广大的畜牧地区，在人与动物之间传播。我国人体棘球蚴病主要有：细粒棘球蚴病（囊型包虫病）和泡型棘球蚴病（泡型包虫病）。

一、细粒棘球蚴病（囊型包虫病）

细粒棘球蚴病（echinococcosis granulosus）又称囊型包虫病，是人体感染细粒棘球绦虫的幼虫（棘球蚴）所致的疾病。棘球蚴主要寄生于肝，其次为肺脏。

【病原学】

细粒棘球绦虫成虫寄生在犬、狼等食肉动物的小肠内。体长3～6mm，由头节、颈节、未成熟节片、成熟节片与妊娠节片组成。头节呈梨形，有顶突及四个吸盘，顶突上有两圈小沟。妊娠节片内充满虫卵，虫卵呈圆形，棕黄色，有辐射纹，内含六钩蚴，对外界抵抗力较强，在蔬菜、水果中不易被化学消毒剂杀死，煮沸可杀死。

细粒棘球绦虫的终宿主与中间宿主的范围很广，在我国终宿主主要为犬，中间宿主主要是羊、牛、骆驼等，人因摄入其虫卵也可成为中间宿主。虫卵随狗的粪便排出体外，污染其皮毛、畜舍、牧场、蔬菜、水源等，被羊或人等中间宿主吞食后经消化液作用，在十二指肠内孵出六钩蚴。六钩蚴穿入肠壁末梢静脉，随血流经门静脉进入肝，约经5个月发育为棘球蚴，形成包虫囊。受感染羊的内脏被狗等终宿主吞食后，包虫囊中的头节在其小肠内经3～10周发育为成虫（图7-6）。

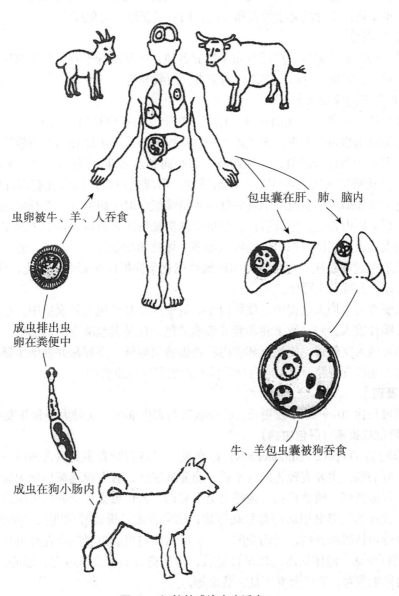

虫卵被牛、羊、人吞食

包虫囊在肝、肺、脑内

成虫排出虫卵在粪便中

成虫在狗小肠内

牛、羊包虫囊被狗吞食

图7-6　细粒棘球绦虫生活史

【流行病学】

（一）传染源

本病的主要传染源是感染细粒棘球绦虫的犬，在重感染地区，狗的感染率一般为30%～50%。其次是狼、狐狸。

（二）传播途径

主要因人与受染的犬密切接触，其皮毛上的虫卵污染手而经口感染。此外可因食入被虫卵污染的食物或水而感染。牧区犬、羊混居，犬粪便污染羊皮，通过挤奶、接羔、剪毛、加工羊皮等也可感染。在干燥多风地区虫卵随风飘扬，也有经呼吸道感染的可能。

（三）人群易感性

人群普遍易感，感染主要与环境卫生和不良饮食习惯有关。牧区感染率高，多在儿童期感染，青壮年发病。患者多见于牧民和农民。病后可获得一定免疫力。

（四）流行特征

本病是一种人畜共患病，广泛分布于世界各地，主要流行于牧区和半牧区。我国主要分布于新疆、甘肃、宁夏、青海、四川、内蒙古、西藏等地。

【发病机制与病理变化】

虫卵经口进入人体后，在消化液作用下，在十二指肠内孵出六钩蚴。六钩蚴钻入肠壁，部分被局部免疫细胞包围消灭，未被消灭的六钩蚴经肠系膜小静脉到达门静脉系统，大多数幼虫被阻于肝，少数经肝静脉、下腔静脉、右心而到达肺部。因此，棘球蚴主要寄生于肝，其次是肺。六钩蚴进入适当组织后，逐渐发育，形成包虫囊。包虫囊有内外两囊，内囊即包虫囊，包虫囊周围的宿主组织因炎症反应和结缔组织增生而形成一层纤维包膜，构成其外囊。包虫囊在人体内寄生，生长缓慢。包虫囊的机械挤压是造成人体危害的主要原因，随包囊的逐渐增大而压迫周围组织，引起组织萎缩、坏死和功能失常。此外，亦可因囊液外溢入血而引起强烈的过敏反应。包虫囊可因机械性或化学性损伤或衰老而退化，囊液逐渐吸收，外囊逐渐增厚，并可发生钙化。

肝包虫囊在逐渐增大过程中，使肝内小胆管受压，并被包入外囊壁中。小胆管可因受压坏死，导致胆汁破入囊腔，使子囊和囊液染成黄色，且易引起继发细菌感染。肺包虫囊多不含子囊，亦可破入支气管，使囊液和囊内容物被咳出体外，亦容易并发细菌感染。若大量囊液及头节破入腹腔或胸腔，可引起过敏性休克及继发性包虫囊肿。

【临床表现】

潜伏期可长达10～20年或更长。临床表现与寄生部位、囊肿大小和并发症有关。

（一）肝棘球蚴病（肝包虫病）

肝棘球蚴病（hepatic echinooccosis）最常见，以肝右叶者多见（占80%～85%）。包虫囊常接近于肝表面，主要表现为肝区不适，隐痛或胀痛，右上腹逐渐出现无痛性包块，触之表面光滑、界限清楚、质地较韧、随呼吸上下移动。若包虫囊位于肝门可压迫胆总管引起梗阻性黄疸，或压迫门静脉引起门静脉高压症，而致食道及胃底静脉曲张、脾肿大或腹水等。肝顶部包虫囊可使膈肌升高，运动受限。巨大肝右叶包虫囊患者的肝左叶可代偿性肿大。肝左叶包虫囊较少见，但体征出现较早且显著，常压迫胃而有食欲减退、恶心、呕吐等症状。儿童患病可影响发育，造成营养不良、贫血等。

肝棘球蚴病主要的并发症是肝包虫囊的破裂和继发感染，两者又常互为因果，使病情加重。肝包虫囊过大时，可因外伤或穿刺等引起囊壁破裂、囊液外溢，引起过敏反应甚至休克，且可造成头节播散移植。若破入胆管，可引起胆绞痛和梗阻性黄疸。破裂的囊肿易继发细菌感染，感染多来自胆管，临床上有发热、肝区疼痛及肝大、白细胞增高等酷似肝脓肿的表现。

（二）肺棘球蚴病（肺包虫病）

肺组织较松弛，故包虫囊生长较快。以右肺多见，下中叶较上叶居多。早期可无自觉症状，常于体检或胸部 X 线透视时发现。随着包虫囊的增大，逐渐出现胸痛、咳嗽、咯血等症状。查体可有患侧语音震颤减弱，叩诊浊音，听诊呼吸音减弱。约 1/3 患者包虫囊可穿破支气管，患者可突发阵发性呛咳、呼吸困难、咯血，并可咯出大量囊液及粉皮样囊壁，偶可因大量囊液溢出和堵塞而窒息。囊液被咯出后可逐渐自愈。若囊液引流不畅可继发细菌感染，出现发热、咳脓痰等。

【实验室及其他检查】

（一）血常规

白细胞计数多正常，嗜酸性粒细胞轻度升高。有继发感染时白细胞总数及中性粒细胞比例增高。

（二）免疫学检查

1. 皮内试验　用处理后的棘球蚴液为抗原作皮内试验，该试验操作简便、快捷，阳性率达 96% ～ 100%。可作为初筛及流行病学调查。

> **知识链接**
>
> ### 皮内试验方法
>
> 取棘球蚴液 0.1 ～ 0.2ml 于前臂内侧皮内注射，阳性者可于 15 ～ 30 分钟出现局部丘疹明显增大、周围红晕、可有伪足，为速发反应。丘疹于 2 小时后消退。12 ～ 24 小时后出现皮肤红肿及皮下硬结，为延迟反应。

2. 血清免疫学检查　可采用间接血凝、ELISA 等检测血清抗体，其中以 ELISA 的灵敏度和特异性较高。

（三）影像学检查

1. X 线检查　胸片对肺棘球蚴病诊断价值较大。可见大小不一，孤立或圆形、椭圆形，边缘清晰的均质阴影。

2. 肝 B 型超声波检查　对肝棘球蚴病具有重要诊断价值，可确定包囊的位置、大小、数目。

3. CT 扫描、MRI　对肺、肝棘球蚴病均有诊断价值，较 B 超更为清晰。

【诊断要点】

1. 流行病学资料　曾在疫区与犬有密切接触史。

2. 临床表现　起病缓慢，右上腹可触及逐渐增大的圆形囊肿；胸痛、咳嗽、咯血、咳出粉皮样物质等。

3. 实验室及其他检查　包虫皮内试验及血清学检查阳性提示有包虫感染。胸部 X 线检查可发现囊性病变；CT 及 MRI 对肝、肺棘球蚴病可协助诊断。肝 B 型检查对肝棘球蚴病具有重要诊断价值。

【治疗要点】

（一）外科治疗

肝、肺等棘球蚴病目前仍采用手术摘除为主，尤其是巨大包虫囊的患者。手术前后服用阿苯达唑，以减低囊内压力，便于手术，同时可杀死原头蚴，防止播散与复发。术中注意防止囊液外溢，以免引起过敏反应。

（二）药物治疗

对有手术禁忌证或术后复发而无法进行手术的患者，可采用药物治疗。药物治疗对早期小的薄壁包虫囊效果较好，因此早期应用可减少或避免手术治疗。

阿苯达唑为首选药物，它在肠道内吸收好，可杀死原头蚴、破坏生发层，且不良反应少而轻。剂量为每日 14 ~ 15mg/kg，分 2 次口服，4 周为一疗程，间歇 2 周后再服一疗程，共 6 ~ 10 个疗程。孕妇禁用。

【预防】

（一）管理传染源

广泛宣传养犬的危害性，捕杀野犬。对牧羊犬、警犬等应予登记，定期检疫。流行区的犬应定期预防服药，可用吡喹酮 15 ~ 25mg/kg，1 次顿服。病畜的尸体应深埋或焚毁。

（二）切断传播途径

注意饮食、饮水卫生，不喝生水、生奶，不吃生菜，做到饭前洗手。重视饲料卫生与畜舍清洁。

（三）保护易感人群

避免与犬密切接触，尤其是儿童。

【护理】

（一）主要护理诊断

潜在并发症：继发感染、过敏性休克、窒息。

（二）主要护理措施

1. 病情观察　①应注意观察腹部包块的部位、大小、有无触痛、质地及表面情况等；②有无发热、肝区疼痛等继发感染的表现；③肺棘球蚴病的表现，如胸痛、咳嗽、咯血、咳痰，痰中含有粉皮样物质，以及肺部体征的变化等；④有无呼吸困难、血压下降等过敏性休克表现。

2. 症状护理　根据各型棘球蚴病所出现的症状给予相应的症状护理。

3. 做好抢救准备　患者可因包囊破裂而出现过敏性休克、窒息等严重并发症，必须事先做好抢救准备，如床边备有肾上腺素、吸氧、吸痰装置等。

4. 药物治疗的护理　告知患者阿苯达唑的用法、用量及疗程，做好药物疗效及不良反应的观察。向患者说明早期、足量、足疗程服药的重要性，并指导其按时服药。

5. 手术前后的护理　术前主要是药物治疗的护理及术前准备。术后除做好手术切口的护理外，应注意观察有无感染及过敏性休克的表现。

【健康教育】

1. 宣传本病的传染源及传播途径，加强预防教育，关键是预防犬类感染；加强个人饮食卫生教育。

2. 做好细粒棘球蚴病的发生、病情进展、治疗及预后等知识教育，早期发现、及早药物治疗，可避免手术。对无法手术的患者，应嘱其按疗程坚持服药。

二、泡型棘球蚴病（泡型包虫病）

泡型棘球蚴病（alveolar echinococcosis）又称泡型包虫病，是泡状棘球绦虫的幼虫（泡球蚴）寄生于人体而引起的疾病。幼虫主要寄生于肝，产生浸润增殖性病变，肺、脑等其他组织器官也可受累。泡型棘球蚴病与细粒棘球蚴病在生物学、流行病学、发病机制等方面有相似之处，但又有自己的特点。

传染源主要为狐狸和犬。人通过接触狐或犬的皮毛、误食被虫卵污染的食物和水而感染。本病流行地区比较局限，多见于海拔高的寒冷地区。

泡型棘球蚴病潜伏期长，可达 10 ~ 20 年以上。早期无自觉症状，病情呈缓慢进行性发展。晚期患者可出现右上腹隐痛或肿块，肝显著肿大，质地坚硬、表面可扪及结节。若病变广泛累及肝，出现肝功能异常，病程末期可引起肝功能衰竭。肺转移者以两肺中下部粟粒或结节型病灶多见，可有咯血。脑转移者可表现为癫痫和偏瘫。肝功能衰竭和脑转移是本病死亡的主要原因。肝 B 超和 CT 扫描对诊断有重要价值。

泡型棘球蚴病如未及时治疗，病死率很高。大多数患者出现症状就医往往已是晚期，不能手术切除。如果采取姑息手术，术后应继续应用药物治疗。药物治疗多采用阿苯达唑，疗程根据病变范围大小而定，一般为 2 ~ 4 年或更长。

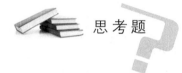 思考题

1. 肝棘球蚴病的临床表现是什么？
2. 如何结合细粒棘球蚴病的流行病学制订预防措施？
3. 肝棘球蚴病如何治疗？

（王改霞）

附　录

附录 1　主要传染病潜伏期、隔离期及接触者观察期

病名	最短、最长潜伏期及常见潜伏期	隔离期限	接触者检疫观察时间
病毒性肝炎			
甲型	15～45d，一般 30d 左右	自发病之日起 3 周	密切接触者检疫 45 天，每周检查 ALT 一次，以便早期发现，观察期间可用丙种球蛋白注射，接触后 1 周内应用有效
乙型	30～180d，一般 60～90d	急性期最好隔离至 HBsAg 阴转。恢复期不阴转者按 HBsAg 携带者处理。有 HBV 复制标志的患者，应调离接触食品、自来水或托幼工作，不能献血	急性肝炎密切接触者应医学观察 45d 并进行乙肝疫苗注射，托幼机构发现患者后的观察期间，不办理入托、转托手续。疑诊肝炎的托幼和饮食行业人员，应暂停原工作。
丙型	15～180d，一般 40d 左右	急性期隔离至病情稳定。饮食行业与托幼人员病愈后需 HCV RNA 阴转方能恢复工作。	同乙型肝炎
丁型	重叠感染 3～4 周，混合感染 6～12 周	同乙型肝炎	同乙型肝炎
戊型	10～75d，一般 40d 左右	自发病之日起 3 周	密切接触者应医学观察 60d。丙种球蛋白注射无预防效果
脊髓灰质炎	3～35d，一般 5～14d	不少于发病后 40d，第 1 周为呼吸道及消化道隔离，第 2 周以后为消化道隔离	密切接触者医学观察 20d，观察期可用活疫苗进行快速免疫
流行性出血热	4～46d，一般 7～14d	隔离期 10d	不检疫
流行性感冒	数小时～4d，一般 1～3d	退热后 2d	在大流行发生时，集体单位应检疫，出现发热等症状时应早期隔离
严重急性呼吸综合征（SARS）	2～21d，一般 4～7d	隔离期 3～4 周（待定）	接触者隔离 3 周。流行期来自疫区人员医学观察 2 周
麻疹	6～18d，一般 8～12d	隔离期自发病之日起至退疹时或出疹后 5d 解除隔离	医学观察 21d，被动免疫者延长至 28d
水痘	10～24d，一般 14～16d	至完全结痂为止，但不得少于发病后 2 周	医学观察 3 周，免疫力低者可应用丙种球蛋白
流行性腮腺炎	8～30d，一般 14～21d	从发病开始至临床症状消失为止	成人一般不检疫；集体儿童检疫 21d

病名	最短、最长潜伏期及常见潜伏期	隔离期限	接触者检疫观察时间
流行性乙型脑炎	4 ~ 21d，一般 10 ~ 14d	体温退至正常为止	接触者不检疫
狂犬病	5d ~ 10 年以上，一般 1 ~ 2 个月	病程中隔离、治疗	被狂犬或猫咬伤者应进行医学观察，观察期间应注射免疫血清及狂犬疫苗
艾滋病	9d ~ 10 年以上，一般 15 ~ 60d	HIV 感染者及患者均应隔离至病毒或 P24 核心蛋白从血液中消失。不能献血	密切接触者或性伴侣应医学观察 2 年
白喉	1 ~ 7 天，一般 2 ~ 4d	症状消失后，2 次鼻咽分泌物连续培养阴性	医学观察 7d
百日咳	2 ~ 20d，一般 7 ~ 10d	发病后 40d 或出现痉咳后 30d	医学观察 21d，观察期间幼儿可用红霉素等预防
猩红热	1 ~ 12d，一般 2 ~ 5d	发病后 6d	医学观察 7 ~ 12d，可作咽培养
流行性脑脊髓膜炎	1 ~ 10d，一般 2 ~ 3d	症状消失后 3d，但不少于发病后 7d	医学观察 7d，可咽培养，密切接触的儿童服磺胺或利福平预防
伤寒	3 ~ 60d，一般 8 ~ 14d	症状消失后 5d 起大便培养 2 次阴性或症状消失后 15d	医学观察 23d
副伤寒甲、乙	2 ~ 15d，一般 6 ~ 10d		医学观察 15d
副伤寒丙	2 ~ 15d，一般 1 ~ 3d		医学观察 15d
流行性斑疹伤寒	5 ~ 23d，一般 10 ~ 12d	彻底灭虱后隔离至体温正常后 12d	灭虱后医学观察 15d

附录2 常用生物制品预防接种参考表

品名及性质	接种对象	接种剂量与方法	免疫期与复种	保存和有效期
麻疹疫苗（活/自/病毒）	8个月以上的麻疹易感者	上臂外侧三角肌附着处，皮下注射0.2ml	免疫期4~6年，7岁加强一次	2~10℃暗处保存。冻干疫苗有效期1年。液体疫苗2个月，开封后1h内用完
国产麻疹、腮腺炎、风疹三联减毒活疫苗（活/自/病毒）	8个月以上的麻疹、腮腺炎和风疹易感者	上臂外侧三角肌附着处皮下注射0.5ml		8℃以下避光保存，有效期1年6个月，开封后1h内用完
进口麻疹、腮腺炎、风疹三联减毒活疫苗（活/自/病毒）	12月龄及以上儿童和成人的主动免疫	皮下或肌内注射0.5ml，对血小板减少症或出血性疾病患者应皮下注射。		2~8℃保存，有效期2年
双价肾综合征出血热疫苗（死/自/病毒）	疫区居民及进入该地区的人员	上臂外侧三角肌肌内注射，0、14日各注射1针，1ml/针。	半年后加强1针	2~8℃避光保存，有效期1年6个月
脊髓灰质炎减毒疫苗糖丸（活/自/病毒）	2月龄以上的儿童	口服，不能注射，亦不能加在热开水或热的食物内服用	首次免疫从2月龄开始，第1年连续口服3次，每次间隔4~6周。4岁再加强免疫1次	-20℃以下保存有效期2年，4~8℃保存有效期5个月
冻干水痘减毒活疫苗（活/自/病毒）	12月龄以上的水痘易感者	上臂外侧三角肌附着处，皮下注射0.5ml		8℃以下避光保存，有效期1年6个月
吸附白喉、破伤风联合疫苗（自/类毒素）	用于经白喉、破伤风疫苗基础免疫的12岁以上人群作加强免疫及预防白喉的应急接种	上臂三角肌肌内注射1次，剂量0.5ml		2~8℃以下避光保存，不可冻结
吸附白喉疫苗（自/类毒素）	12岁以上的人群	上臂三角肌肌内注射1次，剂量为0.5ml		2~8℃避光保存，不可冻结。有效期为3年
国产吸附无细胞百日咳、白喉、破伤风联合疫苗（死/自/细菌和类毒素）	3个月~6周岁儿童	臀部外上方1/4处或上臂外侧三角肌附着处肌内注射。基础免疫和加强均为每次0.5ml	基础免疫自3月龄开始，至12月龄完成3针免疫，每针间隔4~6周；基础免疫后18~24月龄内加强	2~8℃避光保存，不可冻结。自吸附之日起有效期为2年

品名及性质	接种对象	接种剂量与方法	免疫期与复种	保存和有效期
进口吸附无细胞百日咳、白喉、破伤风联合疫苗（死/自/细菌和类毒素）	2个月以上的儿童和成年人	深部肌内注射	初免程序包括接种3剂，并于第2年和6岁时分别加强	2～8℃保存，严防冻结。有效期为36月
流行性乙型脑炎减毒活疫苗（活/自/病毒）	8月龄以上健康儿童和由非疫区进入疫区的儿童和成人	上臂外侧三角肌附着处皮下注射。初免和加强每次均为0.5ml	8月龄儿童接受初次免疫，2岁、7岁时各加强一次，以后不再免疫	8℃以下避光保存
人用VERO细胞狂犬病疫苗（死/自/病毒）	用于高危人群的暴露前预防以及被狂犬或可疑疯动物咬伤抓伤	成人为上臂三角肌，婴幼儿为大腿前外侧肌，严禁臀部注射	根据被接种者对狂犬病病毒的免疫状态、致伤动物的情况以及伤口损伤情况确定免疫接种程序	2～8℃保存
人用狂犬病疫苗（地鼠肾组织培养人用疫苗）（死/自/病毒）	被狂犬或其他患狂犬病动物咬、抓伤及被患者唾液污染伤口者	咬伤当日和3、7、14、30日各注射2ml，5岁以下1ml，2岁以下0.5ml，严重咬伤者可在注射疫苗前先注射抗狂犬病血清	免疫期3个月，全程免疫后3～6个月，再次被咬伤需加强注射2次，间隔1周，剂量同左，若超过6个月再被咬伤则需全程免疫	2～10℃暗处保存，有效期液体疫苗6个月，冻干疫苗1年
A群脑膜炎球菌多糖疫苗（死/自/菌多糖）	6个月～15周岁儿童	上臂外侧三角肌附着处皮下注射0.5ml	初次免疫儿童年龄从6月龄开始，基础免疫接种2针，每针间隔3个月。3岁以上接种1针，接种应于流脑流行季节前完成。据需要每3年复种1次	2～8℃以下避光保存，自冻干之日起有效期为2年
A＋C群脑膜炎球菌多糖疫苗（死/自/菌多糖）	2岁以上儿童及成人，在流行区的2岁以下儿童可进行应急接种	上臂外侧三角肌附着处皮下注射0.5ml	接种1次。接种应于流脑流行季节前完成，三年内避免重复接种	2～8℃以下避光保存，有效期2年

品名及性质	接种对象	接种剂量与方法	免疫期与复种	保存和有效期
b型流感嗜血杆菌多糖结合疫苗（死/自/菌多糖）	2个月以上的婴幼儿	肌肉或深度皮下注射，剂量据不同年龄段而定。加强剂量为0.5ml	第18月龄加强接种1剂	2～8℃保存，有效期3年
流行性感冒病毒裂解疫苗（死/自/病毒）	6个月以上儿童及成人	肌肉或皮下注射，对血小板减少症或出血性疾病患者应皮下注射。3岁以上注射0.5ml，6个月至3岁注射0.25ml	对以前没有接种过的儿童应接种2次，间隔4周。每年应按年龄重复注射适当的剂量或更新的抗原组份	2～8℃避光保存，有效期1年。严防冻结
腮腺炎减毒活疫苗（活/自/病毒）	8月龄以上易感者	上臂外侧三角肌皮下注射0.5ml	免疫期10年	2～10℃或0℃以下保存，有效期1年6个月
进口甲型肝炎纯化灭活疫苗（死/自/病毒）	甲肝易感者	三角肌肌内注射	基础免疫后6个月加强	2～8℃保存，有效期3年。严防冻结
国产冻干甲型肝炎减毒活疫苗（活/自/病毒）	1周岁以上的甲肝易感者	上臂外侧三角肌附着处皮下注射1ml		8℃以下避光保存，有效期1年6个月
国产重组（酵母）乙型肝炎疫苗（死/自/病毒）	≥19岁的乙肝易感者，尤其是从事医疗工作的医护人员以及其他职业高危人群	上臂外侧三角肌附着处肌内注射1ml	免疫程序为第0、1、6个月	2～8℃下避光保存，有效期2年。严防冻结
国产重组（汉逊酵母）乙型肝炎疫苗（死/自/病毒）	新生儿及从事医疗工作的医护人员及接触血液的实验人员	上臂外侧三角肌肌内注射。每针剂量均为0.5ml	新生儿在出生后24小时内注射第1针，1个月及6个月后注射第2、3针。其他人群免疫程序为0、1、6个月	2～8℃下避光保存，有效期2年。严防冻结
进口甲、乙型肝炎联合疫苗（死/自/病毒）	没有免疫过和有感染甲型肝炎和乙型肝炎危险的16岁及以上青少年	上臂三角肌肌内注射。剂量均为1ml	初免首剂于选定日期接种，1、6个月分别接种第2、3针。免疫期大于60个月	2～8℃下避光保存，有效期3年。严防冻结

品名及性质	接种对象	接种剂量与方法	免疫期与复种	保存和有效期
霍乱菌苗（死/自/细菌）	重点为水陆、口岸、环境卫生、饮食服务行业及医护人员	皮下注射2次，相隔7～10d，6岁以下分别注射0.2、0.4ml；7～14岁0.3、0.6ml；15岁以上0.5、1ml。应在流行前4周完成	免疫期3～6个月，每年加强注射1次，剂量同第2针	2～10℃避光保存，有效期1年
布氏杆菌菌苗（活/自/细菌）	畜牧、兽医、屠宰、皮毛加工、疫区防疫及有关实验人员	儿童：上臂外侧皮肤上滴1滴菌苗，其上皮肤划成"#"，划痕长1cm。成人划2个"#"，间距2～3cm。严禁注射	免疫期1年，需每年接种1次	2～10℃保存，有效期1年
卡介苗（活/自/细菌）	初生儿及结核菌素试验阴性的儿童	出生后24～48h内皮内注射0.1ml	免疫期5～10年	2～10℃保存，液体疫苗有效期6个月，冻干疫苗有效期1年
鼠疫菌苗（活/自/细菌）	重点用于流行区的人群，非流行区人群接种10d后才可进入疫区	皮下法：一次注射，15岁以上1ml，6岁以下0.3ml；划痕法：15岁以上3滴，7～14岁2滴，6岁以下1滴，在每滴处各划一个"#"，两滴间隔2～3cm	免疫期1年，需每年接种1次	2～10℃保存，有效期1年
钩端螺旋体菌苗（死/自/螺旋体）	流行区人群	隔7～10d三角肌皮下注射2次，14～60岁0.5、lml，7～13岁减半，1年后加强1针，剂量同第2针	接种后1个月产生免疫，维持1年	2～8℃保存，有效期1年
流行性斑疹伤寒疫苗（死/自/立克次体）	流行地区的人群	皮下注射3次，每次间隔5～10日，14岁以下分别为0.3～0.4、0.6～0.8、0.6～0.8ml，15岁以上分别为0.5ml、1ml、1ml	免疫期1年，以后每年加强免疫1次，剂量同第3次	2～10℃避光保存，有效期1年，不得冻结

品名及性质	接种对象	接种剂量与方法	免疫期与复种	保存和有效期
伤寒、副伤寒甲、乙三联菌苗（死/自/细菌）	用于水陆口岸及沿线的人员及部队、环卫、饮食行业人员	皮下注射3次，间隔7～10d，1～6岁0.2ml、0.3ml、0.3ml，7～14岁0.3ml、0.5ml、0.5ml，15岁以上0.5ml、1ml、1ml	免疫期1年，以后每年加强注射1次，剂量同第3针	2～10℃避光保存，有效期1年
霍乱、伤寒、副伤寒甲、乙四联菌苗（死/自/细菌）	用于水陆口岸及沿线的人员及部队、环卫、饮食行业人员	皮下注射3次，间隔7～10d，1～6岁0.2、0.3、0.3ml，7～14岁0.3、0.5、0.5ml，15岁以上0.5、1、1ml	免疫期1年，以后每年加强注射1次，剂量同第3针	2～10℃避光保存，有效期1年
吸附精制破伤风血清（自/类毒素）	发生创伤机会较多的人群	全程免疫：第一年间隔4～8周肌内注射2次，第二年1次，剂量均为0.5ml	免疫期5～10年，每10年加强注射1次	25℃避光保存，有效期3.5年。不可冻结
炭疽菌苗（活/自/细菌）	牧民、屠宰、兽医和皮毛加工人员	皮肤划痕法：滴2滴菌苗于上臂外侧，间距3～4cm，于其上划"#"，划痕长1～1.5cm。严禁注射	免疫期1年，需每年接种1次	2～10℃暗处保存，有效期2年。25℃以下有效期1年
人丙种球蛋白（被/球蛋白）	丙种球蛋白缺乏症患者，麻疹或甲型肝炎密切接触者	治疗丙种球蛋白缺乏症每次肌注0.5ml/kg；预防麻疹0.05～0.15ml/kg1次肌注（不超过6ml）；预防甲肝时儿童0.05～0.1ml/kg1次肌注，成人为3ml	免疫期3周	2～10℃保存，有效期2年
精制抗狂犬病血清（被/免疫血清）	被可疑动物严重咬伤者	40IU/kg，先在受伤部位进行浸润注射，余下的血清进行肌内注射，当日或3天内与狂犬疫苗合用		2～8℃暗处保存
乙型肝炎免疫球蛋白（HBIG）（被/免疫球蛋白）	HBsAg阳性母亲（尤其HBeAg阳性）所产新生儿，医源性或意外受HBsAg阳性血污染者	新生儿生后24h内和2月龄各肌注1次，每次1ml。医源性污染后立即肌注5ml	免疫期2个月	2～10℃保存，有效期2年

品名及性质	接种对象	接种剂量与方法	免疫期与复种	保存和有效期
精制肉毒抗毒素（被／抗毒素）	肉毒中毒或可疑有肉毒中毒者	治疗：1万～2万U肌内或静脉注射，以后视病情决定；预防：1000～2000U皮下或肌内注射1次	免疫期3周	2～10℃暗处保存，液状制品有效期3～4年，冻干制品有效期5年

注：活：活疫（菌）苗；死：灭活疫（菌）苗；自：自动免疫；被：被动免疫。

附录 3　扩大国家免疫规划疫苗免疫程序

疫苗	接种对象月（年）龄	接种剂次	接种部位	接种途径	接种剂量/剂次	备注
乙肝疫苗	0、1、6月龄	3	上臂三角肌	肌内注射	酵母苗5μg/0.5ml，CHO苗10μg/1ml、20μg/1ml	出生后24小时内接种第1剂次，第1、2剂次间隔≥28天
卡介苗	出生时	1	上臂三角肌中部略下处	皮内注射	0.1ml	
脊灰疫苗	2、3、4月龄，4周岁	4		口服	1粒	第1、2剂次，第2、3剂次间隔均≥28天
百白破疫苗	3、4、5月龄，18～24月龄	4	上臂外侧三角肌	肌内注射	0.5ml	第1、2剂次，第2、3剂次间隔均≥28天
白破疫苗	6周岁	1	上臂三角肌	肌内注射	0.5ml	
麻风疫苗（麻疹疫苗）	8月龄	1	上臂外侧三角肌下缘附着处	皮下注射	0.5ml	
麻腮风疫苗（麻腮疫苗、麻疹疫苗）	18～24月龄	1	上臂外侧三角肌下缘附着处	皮下注射	0.5ml	
乙脑减毒活疫苗	8月龄，2周岁	2	上臂外侧三角肌下缘附着处	皮下注射	0.5ml	
A群流脑疫苗	6～18月龄	2	上臂外侧三角肌附着处	皮下注射	30μg/0.5ml	第1、2剂次间隔3个月
A+C流脑疫苗	3周岁，6周岁	2	上臂外侧三角肌附着处	皮下注射	100μg/0.5ml	2剂次间隔≥3年；第1剂次与A群流脑疫苗第2剂次间隔≥12个月
甲肝减毒活疫苗	18月龄	1	上臂外侧三角肌附着处	皮下注射	1ml	
出血热疫苗（双价）	16～60周岁	3	上臂外侧三角肌	肌内注射	1ml	接种第1剂次后14天接种第2剂次，第3剂次在第1剂次接种后6个月接种
炭疽疫苗	炭疽疫情发生时，病例或病畜间接接触者及疫点周围高危人群	1	上臂外侧三角肌附着处	皮上划痕	0.05ml（2滴）	病例或病畜的直接接触者不能接种

疫苗	接种对象月（年）龄	接种剂次	接种部位	接种途径	接种剂量/剂次	备注
钩体疫苗	流行地区可能接触疫水的7～60岁高危人群	2	上臂外侧三角肌附着处	皮下注射	成人第1剂0.5ml，第2剂1.0ml 7～13岁剂量减半，必要时7岁以下儿童依据年龄、体重酌量注射，不超过成人剂量1/4	接种第1剂次后7～10天接种第2剂次
乙脑灭活疫苗	8月龄（2剂次），2周岁，6周岁	4	上臂外侧三角肌下缘附着处	皮下注射	0.5ml	第1、2剂次间隔7～10天
甲肝灭活疫苗	18月龄，24～30月龄	2	上臂三角肌附着处	肌内注射	0.5ml	2剂次间隔≥6个月

注：1. CHO疫苗用于新生儿母婴阻断的剂量为20μg/ml。

2. 未收入药典的疫苗，其接种部位、途径和剂量参见疫苗使用说明书。

3. 该表摘自中国疾病预防控制中心网

中英文专业词汇索引

参考文献

1．李兰娟，任红．传染病学．8 版．北京：人民卫生出版社．2013．

2．吴光煜．传染病护理学．2 版．北京：北京大学医学出版社．2008．

3．徐小元，于岩岩，魏来．传染病学．2 版．北京：北京大学医学出版社．2011．

4．宋诗铎．传染病学．2 版．北京：北京大学医学出版社．2010．

5．申正义，田德英．医院感染病学．1 版．北京：中国医药科技出版社．2007：1398-1399．1421-1424．

6．谷鸿喜，陈锦英．医学微生物学．2 版．北京：北京大学医学出版社．2009．

7．李六亿，邵丽丽等．2009 年医院隔离技术规范．// 中华人民共和国卫生部行业标准．7.1.3

8．王鸣，相智聪．医院感染控制技术．北京：中国中医药出版社，2008:175-191．